失能老年人照护

Care for Elderly with Functional Disability

主　编　诸葛毅　王小同　俎德玲

副主编　金奇志　吴建军　寿　棘

浙江大学出版社

·杭州·

图书在版编目（CIP）数据

失能老年人照护 / 诸葛毅，王小同，俎德玲主编
. —杭州：浙江大学出版社，2024.9
ISBN 978-7-308-19685-7

Ⅰ.①失… Ⅱ.①诸… ②王… ③俎… Ⅲ.①老年人
—护理学 Ⅳ.①R473.59

中国版本图书馆 CIP 数据核字(2019)第 249714 号

失能老年人照护

主　编　诸葛毅　王小同　俎德玲
副主编　金奇志　吴建军　寿　棘

责任编辑　冯其华(zupfqh@zju.edu.cn)
责任校对　沈国明
封面设计　周　灵
出版发行　浙江大学出版社
　　　　　（杭州市天目山路 148 号　邮政编码 310007）
　　　　　（网址：http://www.zjupress.com）
排　　版　杭州青翊图文设计有限公司
印　　刷　浙江省邮电印刷股份有限公司
开　　本　787mm×1092mm　1/16
印　　张　16.25
字　　数　406 千
版 印 次　2024 年 9 月第 1 版　2024 年 9 月第 1 次印刷
书　　号　ISBN 978-7-308-19685-7
定　　价　78.00 元

《失能老年人照护》
编委会

主　编　诸葛毅　王小同　俎德玲

副主编　金奇志　吴建军　寿　棘

编　委　（按姓氏笔画排序）

丰丽莉　衢州市中心医院

王小同　温州医科大学附属第二医院

毛青英　衢州市第三医院

毛春英　衢州市中心医院

朱美香　衢州职业技术学院医学院

寿　棘　衢州市第三医院

杨　健　衢州市第三医院

吴建军　衢州职业技术学院医学院

汪新华　开化县音坑乡卫生院

张沛情　衢州职业技术学院医学院

金奇志　衢州市中心医院

周　敏　衢州职业技术学院医学院

孟庆玲　衢州市中心医院

俎德玲　衢州市中心医院

徐　难　衢州职业技术学院医学院

徐淑芬　衢州市中心医院

诸葛毅　衢州职业技术学院医学院

前　　言

失能老年人是指丧失了生活自理能力，即不能独立完成进食、穿脱衣、上下床、大小便、室内走动、洗浴等日常活动，需要他人照护的老年人。目前，我国是世界上唯一一个老年人口超过2亿的国家，而失能（半失能）老年人总数已达4063万，故所面临的养老问题十分严峻。当前，失能老年人照护问题已演变成为一个重大的公共问题，它不仅影响个人幸福与家庭和睦，而且关系着我国能否成功应对人口老龄化挑战。

本书编委们通过梳理现有文献资料，全面阐述了失能老年人照护的理论与技术，形成了系统化的照护知识体系。全书共分22章，内容包括绪论，健康照护基础，居住环境的适宜性，清洁卫生照护，休息与睡眠照护，营养照护，吞咽障碍老年人进食与饮水照护，排泄照护，安全移动与失明、失聪照护，失语症老年人照护，失智症老年人照护，失能老年人心理照护，家庭支持与社会支持，预防与控制养老机构感染，生命体征评估及异常时的照护，给药，失能老年人照护常用专项技术，重症失能老年人照护，临终关怀，健康教育，失能老年人康复照护，失能老年人照护管理等。我们期望本书可以帮助失能老年人照护者提高照护水平，并且有助于失能老年人获得优质照护，提升他们的生活质量和满意度。

本书编者来自高等医学院校、三级甲等医院以及社区（乡镇）卫生服务机构，他们中有多年从事老年医学、康复医学、临床护理、老年护理及临床营养专业教学工作的教授，也有在临床一线工作的专家和中青年骨干。相信本书可以为读者提供失能老年人照护的相关知识和技术，或为他们学习和掌握照护相关知识和技术提供一些帮助。此外，读者还可登录浙江省高等学校在线开放课程共享平台（https://www.zjooc.cn/），学习与本书配套的在线开放课程《失能老年人护理》。

本书可作为社区健康教育的专业图书，以及相关专业医学生、社区医护人员和老年人照护者的参考用书，也可作为大众科学知识普及性读本。

在编写本书的过程中，我们得到了各编写单位与出版单位的大力支持，全体编者付出了宝贵时间、精力，在此一并由衷地表示感谢。

限于编者的学识、能力和时间，本书难免存在疏漏和不足之处，敬请读者指正，以便再版时修正、完善。

本书编委会

2024年1月

目　　录

第一章　绪　论

随着社会的不断进步和经济的持续发展,人们的生活水平不断提高,人的平均寿命普遍延长,老年人在人口总数中所占的比例也越来越高。银色浪潮席卷全球,1999 年我国就进入了老龄化社会。当前我国的人口老龄化程度日趋严重,第七次全国人口普查资料显示我国老年人口已超过 2.6 亿,所面临的养老问题十分严峻。

在老年人口规模不断增加的同时,老年人群体的异质性也日益突出。"失独""失能"家庭的养老问题更加突出,尤其是失能老年人作为老年人群体中的一个特殊人群,其照护服务正成为一个急需解决的公共问题。

本书的目的是全面梳理失能老年人照护的理论与技术,形成系统的失能老年人照护知识体系,为培训失能老年人的照护者,缓解其照护压力,提高其照护水平,使失能老年人能够得到优质照护,提升老年人的生活质量和对照护的满意度而尽绵薄之力。

第一节　人口老龄化现状与发展趋势

一、老年人的年龄划分标准

由于国情不同,世界各国关于老年的年龄界限也不同。联合国在进行人口统计时,常将 65 岁作为老年的起点;而发展中国家在研究老龄问题时,常将 60 岁作为老年的起点。国家统计局为了兼顾国内问题研究和与国外统计数据相匹配的需要,常以 60 岁和 65 岁两种标准同时公布相关统计数据。

二、全球人口老龄化的发展趋势

人口老龄化是科学与经济不断发展以及社会持续进步的标志之一,是世界人口发展的普遍趋势,也是所有发达国家共同存在的一种现象。21 世纪人口发展的特点是发达国家的高龄老年人口(年龄在 80 岁及以上)比例明显上升,而发展中国家的老年人口增长速度加快。

(一)全球人口老龄化的速度加快

1950 年全球大约有 2 亿老年人,2011 年上升至 7.43 亿,2015 年增至 9.01 亿,占世界人口的 12.3%；预计到 2030 年，全球老年人口将达到 14 亿，占世界人口的 16.5%；而到 2050 年，全球老年人口将增加到 20 亿，占世界人口的 20.0%。

(二)发展中国家老年人口增长速度快

目前全球老年人口约以每月 80 万的速度不断增长。2000 年，发展中国家的老年人口数已占世界老年人口总数的 60%，发展中国家的老年人口增长率约为发达国家的 2 倍，约为全球总人口增长率的 2 倍。

(三)全球人口老龄化的区域分布不均衡

世界各大洲之间生活条件差异很大，人口老龄化的进展程度也不均衡。欧洲一直是老年人口比例最高的地区，其次是北美洲和大洋洲；而在撒哈拉沙漠以南的非洲地区，老年人口增长非常缓慢。全世界 65 岁及以上老年人口比例，各大洲排列顺序依次为：欧洲占 14%，北美洲占 13%，大洋洲占 10%，亚洲占 6%，拉丁美洲和加勒比海地区占 5%，非洲占 3%。

目前，意大利是全球老龄化问题最严重的国家，其老年人口达到 1400 万，约占其总人口数的 25%；而日本为 3100 万，德国为 2000 万，各占其总人口数的 24%；西班牙为 900 万，约占其总人口数的 22%；法国为 1200 万，英国为 1200 万，澳大利亚为 200 万，各占其总人口数的 21%。全球老龄化问题最轻的国家是赤道几内亚、洪都拉斯、玻利维亚和巴拉圭等。

据预测，到 2030 年，亚洲、拉丁美洲及加勒比海地区的老年人口将增长 2 倍多。

(四)人口平均预期寿命延长

《2020 年世界卫生统计》报告显示，2000 年至 2016 年，人类的平均预期寿命和健康预期寿命均增长了 8% 以上。2019 年全球人口平均预期寿命为 72.7 岁，我国居民平均预期寿命为 76.9 岁，比世界平均水平高 4.2 岁。健康预期寿命是个人在良好状态下的平均生存年数，也就是老年人能够维持良好的日常生活活动功能的年限。《2020 年世界卫生统计》报告显示，全球人口平均健康预期寿命为 63.12 岁，日本以 73.16 岁居世界之首，我国为 67.85 岁，超过美国的 67.69 岁。

(五)女性老年人增长速度较快

相关统计资料表明，男性老年人的死亡率高于女性。由于男、女性之间死亡率存在差异，因此女性老年人在老年人口中的构成比高。例如，法国女性老年人的平均预期寿命高于男性 8.4 岁，美国为 6.9 岁，日本为 5.9 岁，中国为 3.4 岁。

(六)高龄老年人口快速增长

全球 80 岁及以上的高龄老年人口约占老年人口总数的 16%。值得注意的是，我国高龄老年人口增长速度也十分显著：从 1953 年到 1998 年，我国 80 岁及以上高龄老年人口年平均增长率为 3.97%；特别是从 1982 年到 1998 年，高龄老年人口年平均增长率达 4.79%；预计到 21 世纪四五十年代，其增长速度将会更快。

(七)我国的人口老龄化进程加快

根据 2020 年第七次全国人口普查结果:全国总人口为 1443497378 人,其中 60 岁及以上人口为 264018766 人,占 18.70％;65 岁及以上人口为 190635280 人,占 13.50％。与 2010 年第六次全国人口普查结果相比,60 岁及以上人口的比重上升 5.44 个百分点,65 岁及以上人口的比重上升 4.63 个百分点。我国人口老龄化的速度非常快,以每年 3％以上的速度不断增长,平均每年净增长 800 万~1200 万老年人,其中高龄老年人口的增长速度尤为明显。

(八)失能老年人的数量将继续增长

随着生活条件的改善、人的寿命的延长,我国人口老龄化和高龄化趋势加快,失能(半失能)老年人的数量也将继续增长。

第二节　失能老年人照护的问题

一、失能老年人的概念

从医学角度来讲,失能是指"在心理、生理、人体结构上,某种组织、功能丧失或者不正常,全部或者部分丧失以正常方式从事某种活动的能力的状态"。这一定义强调了身心状态对个体功能丧失的影响,而没有考虑社会因素,因此不够全面。现在更多的是从社会模式将失能老年人定义为生活不能自理、部分或全面依赖他人照料的老年人。老年人发生失能状况的原因既可能是残疾或疾病等非年龄因素,也可能是增龄因素,还可能是以上两种因素相互作用的结果。失能状况是考虑老年人照护服务需求的重要参考因素之一,最常用的两个评估指标就是日常生活活动能力(activities of daily living,ADL)和工具性日常生活活动能力(instrumental activities of daily living,IADL)。日常生活活动能力量表由进食、穿脱衣、上下床、如厕、室内走动和洗澡六个指标构成,可以评估老年人的日常生活自理能力。而工具性日常生活活动能力量表由扫地、买菜、购物、做饭和洗衣服等指标构成,可以评估老年人在日常生活环境中使用工具的能力。根据老年人完成上述指标的情况,判断他们处于正常、部分失能、严重失能,或完全失能状态。

二、我国城乡失能老年人的现状

全国老龄工作委员会办公室发布的《第四次中国城乡老年人生活状况抽样调查》显示,我国老年人健康状况不容乐观,失能、半失能老年人口数量较大,全国失能、半失能老年人约 4063 万人,占老年人口数的 18.3％。老年人带病生存现象普遍存在,近半数 60 岁及以上老年人患有慢性疾病。

三、失能老年人的照护需求

失能老年人最迫切的需求就是长期照护。人口老龄化、高龄化带来的是庞大的养老需求,使得我国失能老年人的长期照护面临巨大挑战。作为世界上失能老年人口最多的国家,我国面临的照护服务压力远远超过其他国家。就家庭式长期照护来说,它虽符合我国传统的伦理道德要求,但在家庭规模、结构和功能都发生明显变化的背景下,老年人无法得到足够的照护。而在提供老年人长期护理方面,家庭也难以承受负担。此外,照护人员不仅在数量上有很大的缺口,而且其技能素质也急需提升。据统计,4063万失能、半失能老年人约需要423万护理人员;若换成以床位计算,则需要约240万护理人员。无论哪种方式,目前100万护理人员的规模都难以满足照护需求。

我国举办的长期照护机构兴起于20世纪50年代后期,以收养"三无"(无劳动能力、无生活来源、无赡养人和扶养人)老年人,以"五保"形式(保吃、保穿、保医、保住、保葬)为主,属于非营利性福利机构。近年来,多种形式的长期照护机构虽有所发展,但在服务对象、服务内容、服务层次等方面仍有较大的提升空间。

第三节　失能老年人照护研究动态

一、国外失能老年人照护研究动态

发达国家的养老机构建设和管理相对完善,对"护理之家""老年之家"等养老机构的建设投入较大、较早。1963年,日本制定《社会福利法》,明确规定要设立专门的老年长期照护服务机构。1965年,美国通过制定《社会福利法案》和《老年人法》大力发展机构照护服务。瑞典在20世纪60年代就已经着手建立"护理之家"、护理院等养老机构,并在医疗机构内设立老年人专用的长期照护床位,为入住的老年人提供生活照料、医疗护理等。同时,老年照护服务内容也较为齐全,如临终关怀成为养老机构的主要服务内容之一。2004年,美国有半数以上的养老机构能够提供医疗服务、足部治疗、口腔护理、紧急救助和临终关怀等失能老年人急需的服务。

但是,国外的养老机构照护服务也存在一些问题,如Putten认为国外照护机构虽然重视失能老年人的医护服务,但其服务质量较差。在对失能老年人的护理服务方面,Briggs认为缺乏明确的成文的护理服务标准。在最受失能老年人青睐的精神慰藉服务方面,Kathryn指出养老机构的这些服务项目缺乏对种族、个体差异性的考虑,服务质量不高,尤其是临终关怀。在机构服务人员管理方面,John和Robert指出,虽然国外制定了严格的机构服务人员任职资格和服务标准,他们在老年政策制定中积极有为,但仍存在养老机构服务人员短缺的问题,尤其是专业的医疗服务人员短缺。Ana等通过调查发现,国外养老机构甚至存在一线服务人员虐待或伤害失能老年人的问题。国外养老机构在预防新冠病毒感染方面也暴露了许多缺陷。这些教训值得我们吸取。

目前,大多数发达国家已经形成一套完整的机构服务人员培训考核机制,普遍建立了国家资格考试机制。机构服务人员只有通过国家资格考试才能获得机构服务的资格,如日本的介护福祉士,德国的护理服务人员,美国的全科医生、临床护理专家等。在机构服务人员的培训开发方面,大多数发达国家建立了专门的服务人员培训机制,比较有代表性的是日本的介护福祉士培训制度。自该项制度实施以来，截至 2021 年 3 月，日本获得介护、社会和精神保健福祉士这三类国家专业资格的总人数超过 210 万。在培养专业人员方面，德国通过开设老年护理教育等课程，培训了大批老年护士与护理员。美国通过提供老年专业护理学位教育，进一步提升了机构护理人员的专业能力。

随着全球人口老龄化问题的日趋严重，老年人的护理及护理费用问题也越来越受到关注，很多国家制定了长期护理保险制度。德国、日本和美国已经初步建立起以长期照护保险为核心、服务机构为主体、服务标准和规范为准绳，辅之以家庭成员、社会工作者和志愿者积极参与的长期照料服务体系，从而有效保障失能老年人的晚年生活。

二、国内失能老年人照护研究动态

在我国，失能老年人照护问题的研究方兴未艾，一方面是介绍其他国家和地区的研究成果及经验，另一方面是聚焦于国内失能老年人长期照护问题，对其严重性、影响及应对措施等进行了有益的探讨。有学者指出，随着高龄老年人的增多，老年人的失能率趋势可能发生较大变化。有研究指出，失能老年人增多可能引发家庭内部的矛盾与冲突，子代照料者往往难以平衡照料自己家庭与父母之间的关系，尤其是部分高龄老年人的子女也逐渐步入老年，在自身体能下降的同时，照护父母成为沉重的负担。这种巨大的身心和经济压力会影响照护者的身心健康、生活质量和工作效率。因此，在强调提高照护者自身应对能力的同时，还应构建照护者社会支持系统，给予照护者正式或非正式的社会支持，以缓解照护者的压力。借鉴目前国外常用的家庭照护者评估工具，应开发适合我国国情的家庭照护者负担量表，评估家庭照护者的负担，并尽早进行有效干预。

有学者认为，必须建立完善的社会支持系统，政府和社会要调动一切可以调动的经济、社会资源等，为失能老年人提供基本的照护服务，保障失能老年人的正常生活。也有学者认为，要完善失能老年人，尤其是低收入失能老年人的基本养老服务，要解决农村失能老年人的养老和照护问题。农村失能老年人面临着更大的困境，其具有人口多、贫困家庭多、对家庭依赖多、护理服务需求多等特征。目前我国保障农村失能老年人生活照料的福利体系建设仍然不足，大部分地区针对农村失能老年人的管理还处于薄弱的状态，因此加快农村失能老年人生活照料福利体系建设迫在眉睫。

不少失能老年人常伴有智力减退，或精神症状，给照护带来更多的困难和挑战。因此，如何照护失智老年人也成为学者们关心的问题之一。他们建议在日常生活中，要根据失能、失智老年人的病情发展、健康状态、残存能力，做好照护。

2014 年 9 月 6 日，由全国老龄工作委员会办公室事业发展部、全国老龄工作委员会办公室信息中心主办的"《建立失能老年人护理保障制度》研究成果发布暨首届中国失能老年人护理事业发展论坛"在北京香山饭店召开，论坛以"探索老年护理服务发展新模式"为主题，侧重对我国人口老龄化国情下的失能老年人的现状进行分析和探讨。该论坛启动"全国失能老年人长期照护服务联盟"（China Disabled Seniors Long-term Care Services Union，CDSLTCSU）。CDSLTCSU 在全国老龄工作委员会办公室事业发展部和信息中心的领导下，是我国第一个由积极投身于失能或失智老年人长期照料护理服务事业，从事失能老年人专业护理服务、课题研究、设备供应、信息传播等的专业养老服务机构、高等院校、科研机构、生产经营单位等相关机构自愿组成的非营利性社会团体。

2021 年 11 月,中共中央、国务院下发《关于加强新时代老龄工作的意见》,强调将老龄事业发展纳入统筹,加强失能老年人长期照护服务和保障,走出一条中国特色积极应对人口老龄化道路。2022 年 2 月,国家卫生健康委会同教育部、科技部、工业和信息化部、财政部、人力资源社会保障部、住房城乡建设部、退役军人事务部、国家市场监督管理总局、国家广电总局、国家体育总局、国家医保局、中国银保监会、国家中医药管理局、中国残联等 15 部门联合印发《"十四五"健康老龄化规划》,明确主要任务,提供保障措施,积极应对人口老龄化,促进健康老龄化进入新发展阶段,使老年健康服务资源配置更加合理,建立综合连续、覆盖城乡的老年健康服务体系,健全老年健康保障制度,完善老年人健康生活的社会环境,不断满足老年人健康需求,提升老年人健康水平,延长健康预期寿命。

综上所述,失能老年人照护是一个系统工程,研究内容丰富,具有很大的创新空间。要全面分析失能老年人日益增长的长期照护需求,进而在此基础上构建一个相对完整、系统、科学的失能老年人长期照护体系。

三、失能老年人照护研究启示

丧失生活自理能力的老年人更多需要的是日常照料服务和医疗护理服务,这些服务完全可以由具备医疗护理和康复保健功能的养老机构提供,医院则更多的是提供短期的治疗服务。随着人口老龄化的日趋加剧,长期照护服务的需求也在不断增加,而坚持发展以居家、社区照护为主的照护体系,可以有效地缓解社会压力;同时,要大力发展养老服务机构,尤其要加强护理型养老机构的发展。失能老年人照护服务体系的构建需要建立需求评估机制、优化资源配置、丰富机构服务项目、提高老年人满意度、完善资金筹集机制、建立人员培训机制、提高人员素质、完善法律法规、规范服务等。

探索构建长期照护的法律体系,建立适合我国国情的长期照护保险制度,建设多元化的养老服务体系,逐步形成长期照护服务网络;同时,建立相应的长期照护的监督管理机构,确立长期照护服务的标准和规范。根据实际情况建立相应的筹资机制,要确立多元化的长期照护保险筹资机制。我国部分经济发达地区已经开始推行老年人长期护理保险,但目前仍以商业保险的形式为主,如 2005 年国泰人寿在上海推出的"康宁长期护理健康保险"。2006 年 6 月,中国人民健康保险股份有限公司在全国范围内推出"全无忧长期护理个人健康保险",这是国内首个全国性的具有全面保障功能的长期护理保险项目。

要改变"养老服务"观念。在我国,人们普遍认为"养老服务"就是年轻人照顾老年人。而在日本,日式"介护"以尽可能发挥高龄老年人自身的基本日常生活能力,帮助并支援其他老年人,实现高品质生活的"自立支援"为基本理念,鼓励老年人从被动的"照顾型"转向老有所为的"自立支援型"。这种理念值得肯定和提倡。

关注失能老年人照护,是顺应经济不断发展、社会不断进步的必然要求,是积极应对人口老龄化的必然要求,有着重大的现实意义。目前,我国有关老年服务、老年医疗、老年人权益保障等内容的法律法规、规章、政策、规范性文件有近 100 部,养老服务的各类标准也在不断完善,基本构成养老保障的制度体系。

第四节　失能老年人照护者素质要求

"素质"又称"能力""资质""才干"等,是驱动员工创造工作绩效的各种个性特征的集合,是通过不同方式表现出来的员工的知识、技能、个性与驱动力等。鉴于失能老年人照护服务的时间密集、劳动密集和知识密集等工作性质要求,照护者需具备相应的伦理素养,如高度的责任心、丰富的理论知识、扎实的照护技能、敏锐的预见性和感同身受的同情心等,这对消除照护服务行为中的道德风险、提高照护服务质量和效率具有重要意义。失能老年人照护者的素质可分为外显素质和内隐素质两个方面,其中外显素质包括基本知识和技能,内隐素质包括角色定位、价值观、自我认知、品质、动机等。

失能老年人照护者除应具备相关的专业知识和技能外,还应重视对职业道德、个人品质等的良性塑造,树立正确的世界观、人生观和价值观。只有外显素质和内隐素质共同提高,照护者的素质才能得到真正意义上的提升。

一、伦理道德素养

护理工作者应遵循老年护理的伦理道德原则。养老服务人员的职业道德要求包括热心为老年人服务,规范与自律,责任与良心,素质与能力,爱心与公正。对广大护理工作者而言,无论在医院还是在社区或家庭工作,都是为老年人解除病痛,使之恢复健康,是一项平凡而伟大的事业。在传统的护理理论、护理实践的基础上,实施"以人为本"的全面护理,是老年护理应遵循的伦理道德基础。

二、文化素养

失能老年人照护服务需要专业性和高素质的人才,加强专业人才培养势在必行。全日制学历教育、订单式学历教育与资格证培训、大众传媒辅导等构成了失能老年人照护服务人才培养的基本模式。伦理学范畴的职业责任、互助合作、敬业精业、关怀照顾与忍让精神等是提升失能老年人照护服务人才综合素质的内在基础。

三、专业技术

要满足失能老年人照护的专业化、差异化需求,照护工作者不仅需要具有老年人生理、心理、机构养老等方面的知识,而且应具备老年人生活照护、沟通交流与心理疏导、文娱活动指导策划等方面的能力。当老年人身体出现突发状况时,照护工作者应能及时、有效、妥善地处理。要全面、客观地评价失能老年人照护服务人才,重视失能老年人照护服务人才的培养,提高其社会地位。

(王小同　俎德玲)

第二章　健康照护基础

　　健康评估,即从身体健康、精神健康、功能状态、社会适应能力、环境状况等方面综合评估老年人的整体健康水平,已成为当前老年人健康管理的一个重要手段和主要内容,是养老服务机构入院、转介、出院以及制订老年人照护计划的依据,是老年人生活照料服务和医疗护理服务定性、定量的依据,也是评估老年人在照护中发生意外的风险,采取规避风险措施的重要依据。

　　健康评估结果是对老年人现有健康状况的说明,而非对疾病的诊断。健康评估结果提示老年人的健康状况和健康等级。健康状况是指老年人身体健康、精神健康、社会适应能力等状况。健康等级是指根据健康评估结果对老年人的健康状况做出等级划分。健康评估有助于判断老年人的健康状况,提供个性化的健康照护,以及提高失能老年人的照护质量。

第一节　身体健康评估

　　身体健康评估包括健康史、体格检查和功能状态评估,参照《老年人健康管理技术规范》(WS/T 484—2015)、《老年人能力评估》(MZ/T 039—2013)、《老年人能力评估规范》(GB/T 42195—2022)对老年人进行评估。由临床医生、康复治疗师、护士、高级护理员和社会工作专业人员等组成评估小组,共同负责健康评估工作,每次评估至少有 2 名评估人员参与。全面评估老年人的健康状况是做好老年人照护工作非常重要的前提。健康评估是预测老年人疾病发生风险、判断其健康状况,并进行身体功能评估的基本方法。健康评估可以了解老年人的需求,进而提供有效的照护措施,维持及提升老年人的健康和生活质量。

一、健康信息采集

　　评估人员应遵守职业道德,保证评估资料真实、有效和可靠,还应着装规范,态度和蔼,使用礼貌用语。评估前应先说明自己的身份,出示评估师(员)证,然后向老年人及其信息提供者说明评估目的、程序,并征得其同意。语言应通俗易懂,对老年人提出的疑问,评估者应给予简明解释。评估结束后,整理、记录结果并签字;对同一被评估者的分阶段评估,不同的评估人员也应分别记录并签字;同时,要及时将评估结果告知被评估者及其信息提供者,说明其意义。老年人健康评估总分是躯体健康、心理健康、社会健康三个维度的评分之和(总和满分为 100 分),即:躯体健康 0~50 分,心理健康 0~30 分,社会健康 0~20 分。老年人健康各维度状态评估标准见表 2-1,老年人健康状态评估标准见表 2-2。

表 2-1　老年人健康各维度状态评估标准

健康状态	躯体健康	心理健康	社会健康
健康	40～50 分,且该项三级指标中任一项评分不为 0	24～30 分,且该项二级指标中任一项评分不为 0	16～20 分
基本健康	30～39 分,且该项三级指标中任一项评分不为 0	18～23 分,且该项二级指标中任一项评分不为 0	12～15 分
不健康	29 分及以下,或该项三级指标中任一项评分为 0	17 分及以下,或该项二级指标中任一项评分为 0	11 分及以下

表 2-2　老年人健康状态评估标准

健康状态	评估标准
健康	80～100 分,且健康评估中三个维度均为"健康"
基本健康	不满足"健康"和"不健康"评估标准
不健康	59 分及以下,或躯体健康维度为"不健康",或心理健康维度为"不健康",或社会健康维度得分为 0

(1)基本资料:老年人的姓名、性别、年龄、籍贯、出生地、民族、职业、工作单位、文化程度、宗教信仰、婚姻状况、家庭地址及居住情况、联系电话,资料来源及可靠程度,收集资料的时间等个人基本信息,还包括经济来源、主要照顾者等社会信息。

(2)健康史:指由老年人家属或照护者提供的有关老年人目前、既往健康状况及生活方式的资料。健康史应包括现病史和既往史、家族史、外伤史、药物过敏史、目前接受的治疗护理方案等信息,还包括饮食要求、营养和皮肤状况等需要特别注意的健康方面的信息。

(3)精神状况:认知、情感和意志行为等,包括自杀、伤人等需要特别注意的心理和行为问题的信息。有条件的,可以有选择地使用精神卫生评定量表进行评估。

(4)功能活动:言语、视力、听力等,包括完成进食、个人卫生等日常功能活动的信息,同时应注明眼镜、助听器、拐杖等辅助器具的使用情况。

(5)社会功能:社会活动的参与程度、自身感受等,应包括社会支持、社会评价等信息。

(6)其他专门项目的评估:对压疮(压力性损伤)、跌倒、自杀等需要特别注意的健康问题进行专项评估。

二、身体评估

评估人员采用视、触、叩、听等方法了解老年人的身体健康状况。

三、辅助检查

根据老年人身体健康检查的需要,到当地有资质的健康管理中心进行相关辅助项目检查。

（一）实验室检查

血常规、尿常规、大便常规、隐血试验、血电解质、空腹血糖、糖化血红蛋白、血尿酸、血脂、肝肾功能、肿瘤标志物测定等。

（二）影像学检查

B型超声检查、骨密度测定、胸部X线平片或胸部CT、纤维支气管镜检查、支气管造影检查、胆道造影检查、泌尿系统造影检查、头颅CT或磁共振检查等，根据具体情况选择相应的项目。

（三）特殊检查项目

必要时进行骨髓穿刺涂片、培养，淋巴结活检，体腔穿刺液检查，病理活检等，有助于明确病因。

四、评估记录

各项评估以表格汇总并记录。老年人健康状态评估表见表2-3。

表2-3　老年人健康状态评估表

一、基本信息

姓名		性别		出生年月	
证件号码		联系电话			
民族		宗教信仰	□有：_____　　□无		
婚姻状况	□未婚　□已婚　□离婚 □丧偶	文化程度	□文盲　□小学　□初中　□高中/技校/中专　□大专　□本科及以上		
居住地址	_____省（区、市）_____市_____区/县_____街道/乡（镇）				
居住情况（可多选）	□独居　□与配偶/伴侣居住　□与子女居住　□与父母居住　□与兄弟姐妹居住 □与其他亲属居住　□与非亲属关系的人居住　□养老机构　□其他：_____				
经济来源（可多选）	□养老金　□子女补贴　□亲友资助　□其他：_____				
医疗费用支付	□城镇职工基本医疗保险　□城乡居民基本医疗保险　□商业医疗保险　□公费医疗　□全自费　□其他：_____				
联系人姓名		与评估对象关系		联系人电话	
联系人地址	_____省（区、市）_____市_____区/县_____街道/乡（镇）				

二、评估项目

一级指标	二级指标	三级指标	具体评估标准及分值	得分
躯体健康	一般状况	营养状态	4分:良好,微型营养评价量表评分≥12分	( )分
			2分:一般,8分≤量表评分≤11分或25<体重指数<30	
			0分:差,量表评分<8分或体重指数≥30	
		睡眠状况	4分:良好,无睡眠障碍	( )分
			2分:一般,有睡眠障碍,不影响日常生活,不引起焦虑、抑郁	
			0分:差,有睡眠障碍,影响日常生活,或引起焦虑、抑郁	
		视力(若日常佩戴老花镜或近视镜,则应在佩戴眼镜的情况下进行评估)	4分:良好,能看清书报上的标准字体	( )分
			2分:一般,视力有限,看不清书报上的标准字体	
			0分:差,视力无,眼睛不能跟随物体移动	
		听力(若日常佩戴助听器,则应在佩戴助听器的情况下进行评估)	4分:良好,可正常交谈,能听到电视、电话、门铃的声音	( )分
			2分:一般,正常交流有些困难,需在安静的环境下或大声说话才能听到	
			0分:差,完全听不见	
		进食情况	4分:良好,正常饮食	( )分
			2分:一般,半流质饮食	
			0分:差,流质饮食	
	日常生活活动能力	基本的日常生活活动	10分(80岁及以上者此项为20分):能力完好,ADL量表评分96~100分	( )分
			6分(80岁及以上者此项为12分):轻度失能,ADL量表评分61~95分	
			0分:中重度失能,ADL量表评分≤60分	

续表

一级指标	二级指标	三级指标	具体评估标准及分值	得分
躯体健康	日常生活活动能力	工具性日常生活活动(80岁及以上者不必填写)	10分:能力完好,工具性日常生活活动量表评分20～24分	( )分
			6分:轻度失能,工具性日常生活活动量表评分12～19分	
			0分:中重度失能,工具性日常生活活动量表评分0～11分	
	疾病状态	影响健康的危险因素	5分:良好,血压、血糖、血脂等指标都控制在达标范围内	( )分
			3分:一般,血压、血糖、血脂等指标部分控制在达标范围内	
			0分:差,血压、血糖、血脂等指标控制均不达标	
		慢性疾病	5分:无或控制良好,不影响日常生活活动	( )分
			3分:控制一般,轻微影响日常生活活动	
			0分:控制差,严重影响日常生活活动	
心理健康	认知功能		10分:正常。按照简易精神状态量表评估标准,老年人受教育程度:文盲(未受教育),评分＞17;小学(受教育年限≤6年),评分＞20分;中学(包括中专),评分＞22分;大学(包括大专),评分＞23分	( )分
			6分:下降。按照简易精神状态量表评估标准,老年人受教育程度:文盲(未受教育),评分≤17;小学(受教育年限≤6年),评分≤20分;中学(包括中专),评分≤22分;大学(包括大专),评分≤23分	
			0分:无法配合(听觉障碍、视觉障碍、精神疾病等的评分仅作参考)	
	焦虑		5分:正常,广泛性焦虑量表评分0～9分	( )分
			3分:中度,广泛性焦虑量表评分10～14分	
			0分:重度,广泛性焦虑量表评分15～21分	

一级指标	二级指标	三级指标	具体评估标准及分值	得分
心理健康	抑郁		5分:正常,简版老年抑郁量表评分0～8分	（　）分
			3分:中度,简版老年抑郁量表评分9～11分	
			0分:重度,简版老年抑郁量表评分12～15分	
	生活满意度		5分:满意	（　）分
			3分:基本满意	
			0分:不满意	
	健康素养	理解衰老	1分:理解	（　）分
			0分:不理解	
		合理膳食(一日三餐所提供的营养必须满足人体各项生理、体力活动的需要)	1分:合理	（　）分
			0分:不合理	
		规律、适度运动	1分:是	（　）分
			0分:否	
		戒烟戒酒	1分:是	（　）分
			0分:否	
		遵医嘱用药,定期体检	1分:是	（　）分
			0分:否	
社会健康	社会参与	过去一年内,参与社会和家庭活动的频率	5分:经常参加,每月至少一次	（　）分
			3分:偶尔参加,平均每月不到一次	
			0分:从不参加	
	社会适应	适应社会环境的程度	5分:适应良好,老年人社会发展适应和精神文化适应两维度量表评分≥28分	（　）分
			3分:适应一般,量表评分20～27分	
			0分:适应差,量表评分<20分	

续表

一级指标	二级指标	三级指标	具体评估标准及分值	得分
社会健康	社会支持	获得社会支持的情况	10分:良好,Lubben 社会网络量表评分 24~30 分	( )分
			6分:一般,Lubben 社会网络量表评分 12~23 分	
			0分:差,Lubben 社会网络量表评分＜12 分	

三、各维度评估结果

躯体健康	( )分:□健康　□基本健康　□不健康
心理健康	( )分:□健康　□基本健康　□不健康
社会健康	( )分:□健康　□基本健康　□不健康

四、健康评估结果

老年人健康状态	( )分:□健康　□基本健康　□不健康

评估人签字:　　　　　　　　　　　　　　　　　年　　月　　日

评估机构意见:□健康　□基本健康　□不健康

签名(盖章):　　　　　　　　　　　　　　　　　年　　月　　日

第二节　生活自理能力评估

老年人功能状况评估可从两个方面进行,一是基本的日常生活活动能力(ADL)。ADL 是老年人自己照顾自己、进行每天必需的日常生活的能力,如进食、穿脱衣、洗漱、上下床、如厕、控制大小便等,老年人若丧失这方面的功能,则意味着失去基本的生活自理的能力,常需要他人帮助。二是工具性日常生活活动能力(IADL)。IADL 反映了老年人的社会适应能力,包括做家务、服药、购物、打电话、旅游等。老年人若丧失这方面的功能,则不能正常参与社会活动,只能在家庭狭小的范围内活动。

一、日常生活活动能力

老年人的日常生活活动能力评估非常重要,我们常使用日常生活活动能力量表来评估老年人的日常生活活动能力,以判断老年人能否在家生活,是否需要家庭照护。日常生活活动能力量表见表 2-4。

表 2-4 日常生活活动能力量表

项目	评分			
	0 分	5 分	10 分	15 分
大便	失禁	偶尔失禁(每周少于 1 次),或需他人提示	能控制	
小便	失禁,或留置导尿管	偶尔失禁(每月少于 1 次,每周多于 1 次),或需他人提示	能控制	
修饰	需帮助	独立洗脸、刷牙、梳头、剃须等		
如厕	依赖他人	需部分帮助	自理	
进食	完全依赖	需部分帮助	自理	
转移	完全依赖,不能坐	能坐;转移需 2 人帮助	需 1 人帮助或指导	自理
活动(步行)	不能活动	在轮椅上独立活动,需体力帮助或语言指导	需 1 人帮助步行	独自步行(可借助辅助器)
穿脱衣	完全依赖	需部分帮助	自理	
上下楼梯	不能	需体力帮助或语言指导	自理	
洗澡	完全依赖	需部分帮助	自理	

评分标准:量表总分 100 分,96～100 分为正常,其中高龄老年人达到 95 分即为正常(转化登记表分数 10 分);评分 61～95 分,轻度失能(转化登记表分数 6 分);评分≤60 分,中重度失能(转化登记表分数 0 分)。

二、工具性日常生活活动能力

使用工具性日常生活活动能力量表来评估老年人的工具性日常生活活动能力,主要判断老年人户外活动能力和社会活动能力,以及是否需要家庭照护。工具性日常生活活动能力量表见表 2-5。

表 2-5 工具性日常生活活动能力量表

项目	评估内容	评分
使用电话	能独立使用电话,查电话号码、拨号等	3分
	仅能拨打熟悉的电话号码	2分
	仅会接电话,不会拨打电话	1分
	不能使用电话	0分
购物	能独立进行所有需要的购物活动	3分
	能独立购买日常生活用品	2分
	任何购物活动均需要陪同	1分
	完全不能进行购物活动	0分
备餐	能独立准备、烹制和取食足量食物	3分
	如果准备好原料,那么能烹制适当的食物	2分
	能加热和取食预加工的食物或能准备食物	1分
	需要他人帮助备餐和用餐	0分
做家务	能单独持家,或偶尔需要帮助(如重体力家务需要家政服务)	4分
	能做一些轻松的家务,如洗碗、整理床铺	3分
	能做一些轻松的家务,但不能做到干净、整齐	2分
	所有家务均需在他人帮助下完成	1分
	不能做任何家务	0分
洗衣服	能清洗自己所有的衣服	2分
	能清洗小件衣服,如漂洗袜子等	1分
	所有衣服均由他人清洗	0分
使用交通工具	能独立乘坐公共交通工具或独自驾车	4分
	能独立乘坐出租车并安排自己的行车路线,但不会乘坐公共交通工具	3分
	在他人帮助或陪伴下能乘坐公共交通工具	2分
	仅能在他人陪伴下乘坐出租车或私家车	1分
	不能乘坐任何交通工具	0分
服药	能在正确的时间服用正确剂量的药物	3分
	服药时需要提醒或少许协助	2分
	他人提前把药物按单次剂量分好后,自己可以正确服用	1分
	不能自己服药	0分

项目	评估内容	评分
理财	能独立处理财务相关事情(如做预算、填写支票、支付账单等)	2分
	需要他人协助处理与银行的账务往来或投资交易	1分
	无理财能力	0分

得分：

注：每个项目的评分以最近1个月的表现为准，得分为选择相应选项后的评分总和。

评分标准：总得分20~24分，能力完好(转化登记表分数10分)；12~19分，轻度失能(转化登记表分数6分)；0~11分，中重度失能(转化登记表分数0分)。

第三节　老年人健康及健康照护认知

一、国家卫生行业健康老年人的标准

健康老年人指60岁及以上生活能自理或基本自理的老年人，且躯体、心理、社会、道德四个方面都处于相互协调与和谐状态。

健康老年人标准的确立是不断演变和完善的，并建立在躯体健康、认知功能、精神心理、社会参与度以及自我感受等多个维度上，且受到社会、文化等因素的影响。《中国健康老年人标准》由中华医学会老年医学分会于1982年首次发布，1995年第1次修订，2013年第2次修订。国家卫生健康委员会于2022年9月发布了《中国健康老年人标准》(WS/T 802—2022)，自2023年3月起在全国实施，这一指导性文件对积极保障老年人健康起到了重要作用。

关于中国健康老年人的标准如下：
(1)生活自理或基本自理；
(2)重要脏器的增龄性改变未导致明显的功能异常；
(3)影响健康的危险因素控制在与其年龄相适应的范围内；
(4)营养状况良好；
(5)认知功能基本正常；
(6)乐观积极，自我满意；
(7)具有一定的健康素养，保持良好的生活方式；
(8)积极参与家庭和社会活动；
(9)社会适应能力良好。

二、老年人饮食选择与营养摄入注意事项

中国营养学会于2022年11月21日发布《中国老年人膳食指南(2022)》。《中国老年人

膳食指南（2022）》对老年人和高龄老年人的膳食搭配做了核心推荐：食物品种要丰富，合理搭配，努力做到餐餐有蔬菜，特别注意多选深色叶菜（如油菜、青菜、菠菜、紫甘蓝等）；尽可能选择不同种类的水果，每种吃得量少些，但种类多一些，不应用蔬菜替代水果；动物性食物换着吃，尽可能换着吃畜肉（如猪肉、羊肉、牛肉等）、禽肉（如鸡肉、鸭肉等）、鱼虾类以及蛋类食物，动物性食物摄入总量应争取达到平均每日 120～150g，其中鱼 40～50g，畜禽肉 40～50g；蛋类 40～50g；推荐每日饮用 300～400ml 牛奶或蛋白质含量相当的奶制品；保证摄入充足的大豆类制品，达到平均每日吃相当于 15g 大豆的推荐水平。一般情况下，老年人每日蛋白质摄入量应在每千克体重 1.0～1.2g，日常进行抗阻训练的老年人每日蛋白质摄入量在每千克体重 1.2～1.5g。对于 80 岁及以上的老年人，膳食指南建议多吃鱼、畜禽肉、蛋类、奶制品及大豆类等营养价值和生物利用率高的食物，同时配以适量的蔬菜和水果；保证每日摄入足量的鱼、畜禽肉、蛋类食物，畜禽肉 40～50g，水产品 40～50g，蛋类 40～50g；建议每日饮用 300～500ml 液态奶，也可以选用酸奶、奶粉或其他奶制品；根据具体情况，采取多种措施鼓励进食，减少不必要的食物限制；鼓励家人、亲友共同进餐，保持良好食欲，享受食物美味。

老年人应当保持适宜的体重，建议体重指数（body mass index，BMI）保持在 20.0～26.9。老年人在合理营养的基础上，要积极主动参加户外活动，接受阳光照射，促进体内维生素 D 合成，同时能增强骨质，提高脊柱及全身关节的柔韧性、灵活性，延缓肌肉衰退的发生与发展。另外，可以进行多种方式的身体活动，如散步、快走、打太极拳等动作柔和的活动，能够有效避免机体损伤、跌倒等不良事件发生。一般情况下，老年人每年可以到有资质的医疗机构参加 1～2 次健康体检，开展老年人营养状况测评，以便能及时发现营养问题和危险因素，并采取相应的改善措施，以延缓疾病的发生发展。

三、老年人疾病的四级预防

根据疾病自然史的不同阶段，可将疾病预防分为四级。四级预防是健康促进的首要和有效手段，是现代医学为人们提供的健康保障。

零级预防：又称病源预防，就是防治或减少致病因子的发生。

一级预防：又称病因预防，即在疾病尚未发生时，针对病因采取相应的措施，包括健康促进和健康维护两个方面。

二级预防：又称"三早"预防，即在疾病潜伏期，为阻止或延缓疾病进展而采取相应的措施，包括早期发现、早期诊断和早期治疗。

三级预防：又称发病后期预防，即在疾病临床期，为减轻疾病损伤而采取相应的措施，主要包括对症治疗和康复治疗，并预防并发症的发生；此外，也包括对症护理、康复护理及病情监测等。

（诸葛毅）

第三章 居住环境的适宜性

居住环境直接影响着每一位老年人的安全和幸福指数。目前,我国的养老模式主要是以居家为基础、社区为依托、机构为支撑的养老服务体系。居家环境应"以人为本",经济适用,配置较合理,设施较齐全,功能较完善,尽量消除环境中的危险因素,确保居住安全和生活方便;既要满足老年人的生活需求,也要满足失能老年人的生活照护、保健康复、精神慰藉、临终关怀等需求。

第一节 居住环境的基本要求

以家庭或独自生活形式居住的老年人的居住坏境应以"套"为单位,老年人在其中可以进行日常的家庭活动;设计要适合老年人的生理、心理特征,居住条件不能低于普通住宅。老年人居住建筑要符合防火要求,这是最基本且最重要的要求;此外,还要考虑到老年人这个特殊群体的生理、心理特点,在疏散距离、疏散时间、疏散提示等方面优化设计,确保安全。

一、选址与布局

居住环境要考虑到老年人的体能特点,如遇灾难时疏散困难,为保障安全,老年人照护设施建筑基地应选择在地质条件稳定、不受洪涝灾害威胁的地段;同时应远离易燃、易爆等危险品生产、储运的区域;区域内没有高压电线及输油管道经过。考虑到老年人对阳光、空气等的需求较高,故应选择日照充足、通风良好的地段,建筑的间距合理,在冬至日不得低于日照 2h 的标准。考虑到老年人出行和医疗需求以及子女探望等需要,应选择交通便利的地段。考虑到老年人对空气质量、环境噪声等周边生活环境的敏感性较强、耐受性较弱的特点,建筑地段应远离污染源、噪声源,对场地周边噪声源应采取缓冲或隔离措施,保证空气质量和环境安静。

此外,老年人居住建筑选址还应符合当地老年人口增多的趋势、住房及养老服务体系发展规划的需要,科学、经济、合理地选址与布局,并充分地加以利用。

二、交通条件

道路系统应保证救护车辆能停靠在建筑的主要出入口处。道路系统设计宜人车分流。

机动车道路要采用低噪或降噪路面,并设置限速行驶标识和路面减速设施。步行道路应满足无障碍通行要求,净宽不得小于1.20m,局部宽度宜大于1.80m。步行道路坡度不得大于1∶40,路面应采用防滑材料铺装。停车库(场)应与老年人居住单元、主要配套设施实现无障碍连通。

集中建设的老年人居住建筑宜按不少于总机动车停车位的5%设置无障碍机动车位。无障碍机动车位宜预留机动车充电桩安装位置,且设置在临近建筑出入口处。建筑周边应设置非机动车停车场,其位置与机动车停车场出入口保持适当距离,同时应满足遮雨、遮阳要求,并设置电动助力车的充电装置。

三、场地设施

老年人居住建筑的场地设计应符合国家现行标准《无障碍设计规范》(GB 50763—2021)的相关规定。老年人居住建筑应为老年人提供健身和娱乐的活动场地。场地位置应确保采光、通风良好。场地内应设置健身器材、座椅、阅报栏等设施,布局宜动静分区。活动场地不宜有坡度。如有坡度,则坡道的坡度不得大于1∶12。如场地之间的坡度大于1∶12,则局部设置台阶,同时设置轮椅坡道及扶手。集中活动场地附近应设置公共无障碍卫生间。场地内设置有完整、连贯、清晰、简明的标识系统。步行道路、台阶和活动场地等应设置照明设施。

救护车辆通行、停靠和救援要求:救护车辆通道应满足最小3.50m×3.50m的净空间要求;两条车道以上的道路才可以用作救护车辆停靠场地;当救护车辆停靠场地位于建筑出入口雨搭、挑棚、挑檐等遮蔽物之下时,地面至遮蔽物底面的高度不得小于3.50m。

四、绿化景观

新建老年人居住建筑用地的绿地率不得低于30%。绿化植物应选用适应当地气候的物种,且乔、灌、草相结合,以乔木为主。为了避免对老年人的安全和健康造成危害,不得种植易产生飞絮或有异味、带刺、有毒、根茎易露出地面的植物。喷水池或养鱼池等观赏水体深度大于0.50m时,其周边应设置安全防护设施。

五、室外坡道和台阶

室外轮椅坡道的净宽不得小于1.20m,坡道的起止点应有直径不小于1.50m的轮椅回转空间。室外轮椅坡道的坡度不得大于1∶12,且每上升0.75m,应设置一个平台,平台的宽度不得小于1.50m。室外轮椅坡道的临空边侧应设置栏杆或扶手,并设置安全阻挡设施。

室外台阶应同时设置轮椅坡道。台阶踏步不宜小于2步,踏步宽度不宜小于0.32m,踏步高度不宜大于0.13m。台阶的净宽不得小于0.90m,且台阶起止位置应设置明显标识。

六、无障碍设计

老年人的行走能力减退或丧失,抬腿或迈步不便,或需依靠拐杖、轮椅等辅助,且常伴有视力减退。因此,照护设施及老年人用房和直接为老年人提供服务窗口的部门用房均应按照无障碍设计要求进行设计,并按照《无障碍设计规范》(GB 50763—2021)等现行标准执行,满足老年人步行、使用助行器和轮椅,以及视力障碍老年人行动的安全性与实用性要求。

第二节　居家环境安全评估

随着老年人生理功能的减退,反应协调能力的下降,意外伤害事件也不断增加,如跌倒、坠床、烫伤等都是老年人常见的安全问题,加强居家环境安全评估及适老化改造意义重大。

一、居家环境危险因素的识别

室内环境的危险因素:昏暗的灯光,湿滑、不平坦的路面,步行途中的障碍物,不合适的家具高度和摆放位置,楼梯或台阶的边缘标识不清晰,卫生间没有扶栏、把手等都可能增加跌倒的风险。此外,不合适的鞋子和行走辅助工具也与跌倒有关。

室外环境的危险因素:室外环境的安全设计不合理、台阶和人行道缺乏修缮,或雨雪天气,以及拥挤等都可能导致老年人跌倒。

二、居家环境的改建评定

改建评定包括以下两方面内容:一是关于住所外部的环境,二是关于住所内部的环境。主要的评定工具有皮尺和家庭环境评定表。老年人回家前,居家环境必须先进行适当改造,达到无障碍的要求,方便老年人生活,确保其活动高效、安全和舒适。

家庭内部环境评定的常用方法是让老年人模拟一天的日常活动:从早上起床开始,包括穿衣、洗漱和饮食准备等,以及老年人试图完成的所有转移、行走、自理和其他力所能及的活动,鼓励尽可能独立地完成这个评定。

通常由物理治疗师和作业治疗师到老年人家中评定居家环境,评估老年人的功能水平。实施居家环境改造前,还需仔细考虑下列问题:谁是住所的所有者? 谁负责支付改造费用?老年人的病情是稳定的,还是逐渐恶化的? 环境改造是长期性的,还是临时性的?

居家环境改造不仅要消除生活环境障碍,而且要帮助老年人克服情感障碍,使失能老年人在获得他人帮助时,能够独立生活,进一步提高其生活质量。

三、安全居家环境的注意事项

(一)厨房

尽量避免让行动困难的老年人单独在厨房走动,若无法避免,则应有照护者陪同。地面应防滑,保持干燥,不摆放易滑动的踏垫。

(二)浴室、卫生间

浴室、卫生间最好采用干湿分离设计。淋浴间、浴缸、坐便器、盥洗台旁设有扶手,以便老年人支撑。浴室、卫生间,尤其是淋浴间地板及浴缸底部应防滑。坐便器高度要适合老年人使用,太低的,可加装坐便器增高器或改用便盆椅,方便老年人如厕。选用有自动控温装置的电热水器,避免热水烫伤;若使用燃气热水器,应注意通风,以免发生一氧化碳中毒。电源插座应具有防漏电安全设计,防止触电。

(三)玄关

玄关处应设置座椅,方便老年人坐着穿鞋。地上不摆放鞋子等物品,以免影响通行。不设门槛,以免绊倒老年人。如果门与地面有落差,那么应将落差控制在 0.50cm 以内,否则应增设具有防滑效果的斜坡道。

(四)客厅、餐厅

如果铺设桌巾,那么桌巾必须用粘扣带或钩毛搭扣带等粘贴固定,避免桌巾滑动,导致桌上物品掉落砸伤老年人。椅子或沙发要稳固,座面高度以老年人上身与大腿呈垂直角度为宜;座面过深的,建议放坐垫予以改善。另外,椅子或沙发要有椅背与扶手,以协助老年人起身。家具边缘要加装防护垫,防止碰撞到突出硬角或尖锐边缘而造成伤害。地板材质应不反光,并且有防滑效果。避免地板打蜡,在老年人的活动区块贴防滑条,粘贴方向与老年人的行进方向垂直,且每条间距不超过 4cm。

(五)阳台、楼梯

阳台、楼梯栏杆或护栏的高度要超过老年人站立时腰的位置,间隔不超过 10cm 宽。栏杆或护栏的下方要装设防护缘,其高度在足踝以上,以免老年人将手杖支撑点置于栏杆外而发生跌倒。

楼梯照明要明亮适中。楼梯边缘清楚可辨,若无此设计,则可在楼梯边缘贴上与楼梯不同颜色的防滑条加以区分。家居若是两层以上楼层,则应尽量将老年人的活动区域规划在同一平面楼层,避免老年人多走楼梯。

(六)卧室

卧室电灯开关要在老年人伸手可及的范围内,位置避免过高或过低。如开关位置不当,又在短时间内无法纠正,则可采用以下方法:一是在床旁摆放一盏夜灯,或将移动床的位置靠近开关;二是采用感应式或遥控式电灯开关。

床的高度不能太高或太低,以 40~50cm 为宜,方便上下床;对于使用轮椅的老年人,床面高度要与轮椅座面高度保持一致;床垫不宜太软,以免起身困难。

良好的居住环境是老年人健康养老的重要保障。与健康老年人相比,失能老年人对居住环境的安全性、舒适性、方便性要求更高。要努力为失能老年人提供更好的居住环境,使他们享受到新时代的幸福生活。

(朱美香　徐淑芬)

第四章　清洁卫生照护

失能老年人意味着丧失生活自理能力：进食、穿脱衣、上下床、如厕、室内走动、洗澡六项指标中有一两项无法完成的，为轻度失能；三四项无法完成的，为中度失能；五六项无法完成的，为重度失能。对于失能老年人，要多关心、多沟通；失能老年人一般比较敏感，对其进行清洁卫生照护操作时，最好是同性照顾；对于意识清醒的老年人，事先要征求得同意，并且解释清楚，以免引起其不快、不安，甚至惊慌。

第一节　老年人口腔清洁

正常人在刷牙、漱口、饮水、进食时可以清除部分口腔内的细菌，保持口腔清洁。失能老年人牙齿和口腔会发生很多变化，往往难以保持口腔清洁。因此，满足失能老年人口腔清洁的需要，做好口腔清洁与照护是很有必要的。

一、老年人常见的口腔问题

(一)牙龈萎缩

牙龈萎缩会导致牙根露出，牙缝增宽；牙龈萎缩也会导致食物残渣塞牙，牙齿脆弱易折断。唾液分泌减少会使口腔感觉迟钝，引起食欲不振。每天饮水、进食量减少，口腔自洁作用会大大减弱。而口腔内的温、湿度和食物残渣适宜微生物的生长繁殖，可诱发口腔溃疡、感染、牙周病及中耳炎等疾病。此外，牙周病还可能增加其他疾病的发生风险，如糖尿病、冠心病等。

(二)缺牙

缺牙分为牙列缺失和牙列缺损。缺牙会导致老年人出现下列情况。
(1)嚼不动：没有完整的健康牙列，就不能完成对食物的咀嚼、碾磨和初步消化等功能。
(2)口干：由于唾液腺退化，缺牙又造成"穿堂风"，故口干难忍。
(3)口臭：由于消化不良，加之口干、唾液少，口腔自我清洁作用减弱，可能出现"口臭"。
(4)黏膜病：如果口腔内的残冠残根不及时拔除，那么这些边缘锐利的残余牙就会对附近的黏膜进行长期、慢性、反复的摩擦刺激,长此以往,可能出现创伤性溃疡、白斑等黏膜病,甚至导致口腔癌。

另外,老年人说话减少、舌活动及唾液分泌减少,导致口腔自洁作用明显降低。年老体弱、活动减少,导致老年人抵抗疾病的能力下降,细菌趁机侵犯机体;因病长期服用或滥用抗菌药物,导致菌群失衡而诱发感染。

二、口腔清洁的目的

1. 观察口腔黏膜、舌苔的性状及有无异味。
2. 促进口腔清洁、舒适、湿润,增进食欲。
3. 预防口腔感染,保持口腔功能。
4. 清除口臭及口腔污垢。

三、口腔清洁的准备

(一)口腔清洁用物

水盆、毛巾、漱口杯、水壶(内装温水或漱口液)、牙刷、牙膏、治疗碗、弯盘、血管钳、镊子、棉球(14~16个)或一次性海绵棒、吸管、压舌板、治疗巾、棉签、手电筒、石蜡油、口腔局部用药(必要时)、开口器(必要时)。

(二)常用漱口液

常用漱口液种类见表4-1。

表 4-1　常用漱口液种类

名　称	功　效
茶叶水	清洁口腔,去除异味
生理盐水	清洁口腔,抑制细菌生长
柠檬水	增加舒适感,去除异味
洗必泰漱口液	抗菌抑菌,除臭
2%~3%碳酸氢钠溶液	碱性抑菌药液,抗真菌
1%~3%过氧化氢溶液	抗菌除臭,缓解口腔溃疡或出血
0.08%甲硝唑溶液	抗厌氧菌感染
0.1%乙酸溶液	抗绿脓杆菌感染

(三)外用药

根据老年人具体情况准备外用药物,常用的有西瓜霜、锡类散、石蜡油、云南白药粉等。

(四)口腔评估

1.口唇的干湿度、完整性、色泽,有无干裂、出血、溃烂等。

2.口腔黏膜的色泽,有无溃疡、出血等。

3.牙齿有无缺损,有无义齿、龋齿等。

4.牙龈有无萎缩、肿胀、出血、溃疡等。

5.舌苔的颜色、厚薄、湿润度,有无溃疡、肿胀等。

6.硬腭及扁桃体有无红肿、脓点等。

7.口腔有无特殊异味,如烂苹果味、氨味、酸臭味等。

四、口腔清洁的方法

(一)刷牙

刷牙适用于无法活动但尚能配合口腔清洁的老年人。老年人的牙齿对冷、热等刺激十分敏感,刷牙漱口时尽量用温开水,以减少不适;同时,不小心咽下温开水也无不良影响。

1.向老年人解释,水杯中盛满 2/3 的温开水,将牙膏挤在牙刷上。

2.取坐位或斜坡卧位,颌下至胸前垫毛巾,将水盆放于老年人正前方。要顺着牙缝纵向刷牙,上牙由上向下刷,下牙由下向上刷,分别于口腔两侧由里向外刷(即从磨牙刷至门牙);应将刷毛尖端紧贴牙齿咬合面呈螺旋式刷洗。舌面应从里向外横着刷,不要过深,以免引起恶心或呕吐。刷牙时应反复多次刷洗,不要有遗漏,每次刷牙时间不应少于 2min。刷净牙齿后,用温开水漱口,以吐出清水为宜。

3.用毛巾清洁面部,撤去用物,根据老年人需要取坐位或其他卧位。

4.倒掉脏水,整理物品,动作宜轻柔,避免打湿床铺;一旦弄湿,要及时更换。

5.牙刷每次使用后,应用清水清洗干净并甩干,将刷头朝上,竖直放在漱口杯中,干燥保存,以免细菌生长繁殖。

6.只要老年人的手具有一定活动能力,就应鼓励老年人自己刷牙、漱口,同时协助做好物品准备和指导。

(二)漱口

餐后用温开水漱口,尤其进食甜的或黏性大的食物后必须漱口,以清除口腔内的食物残渣和细菌,减少其对牙齿的不良影响。

1.向老年人解释,协助卧床老年人翻身侧卧或取坐位,面朝照护者。

2.用枕头将头肩部稍垫高,颌下、胸前、枕旁铺塑料布或毛巾。

3.递水杯和吸管,嘱老年人吸水,撤去吸管,嘱其闭口、鼓腮(漱口液在牙缝中流动,使食物残渣从牙缝及口腔各部位冲洗出来);口角旁接水盆,嘱老年人吐水。提醒老年人不要将漱口水吞咽入胃,应吐在水盆中;也不要随便吐在地面上,以免使自己不慎滑倒。

4.用毛巾擦干口角部的水痕,整理物品。

(三)棉球擦拭法

该法适用于生活完全不能自理或气管切开、气管插管、鼻饲、患有口腔疾病的老年人。

1.评估老年人口腔情况,选择合适的漱口液,携用物至床旁。

2.核对老年人身份,解释并取得其配合。将老年人头偏向一侧,颌下垫毛巾,将弯盘置于口角边。

3.用棉签蘸水湿润嘴唇,用压舌板撑开面颊部,取手电筒观察老年人口腔情况,有活动性义齿的,取下活动性义齿。

4.用血管钳夹取漱口液棉球,用镊子拧干,然后用压舌板撑开面颊部,指导老年人咬合上下齿,由内向外纵向擦洗外侧面至门齿;同法擦洗对侧。

5.指导老年人张口或用压舌板从白齿处撑开牙齿,依次擦洗上内侧面、上咬合面、下内侧面、下咬合面,再弧形擦洗颊部;同法擦洗对侧。

6.由内向外擦洗舌面、舌下及硬腭(避免棉球进入太深引起恶心),再次用手电筒观察口腔情况,擦干口唇周围的水痕。

7.若有口腔溃疡,则遵医嘱局部使用锡类散等;出血可用云南白药粉外敷,口唇干裂用石蜡油涂抹。

8.擦洗时密切观察老年人反应/病情变化,出现异常或不适应立即停止操作,并及时呼救。

(四)棉棒擦拭法

1.向老年人解释,协助老年人取平卧位(也可取侧卧位),头朝向照护者。

2.抬高头胸部,将毛巾铺在老年人颌下、胸前,弯盘置于口角边。

3.用棉棒(用单层纱布包裹棉棒,防止海绵脱落掉入口腔)蘸适量漱口水,按顺序擦拭口唇、牙齿(由内而外纵向擦拭至门齿)、牙龈、颊部、舌面、舌下、上腭及口腔各部位。

4.撤去弯盘,用毛巾擦干面部水痕,口唇涂润唇油,整理用物。

(五)义齿的清洁照护

1.每次进食后(不仅仅是每餐餐后)都要清洗义齿并漱口。

2.夜间睡觉前,取下活动性义齿,用专门的义齿清洁剂或冷开水浸泡。义齿清洁后不可浸泡在热水或酒精中,以免老化变形。不能取下的义齿或种植牙要特别小心地清洗,注意义齿与牙龈接触的部位,该部位易发生病损。

3.要及时检查义齿有无损坏、黏膜有无疼痛或溃疡;如有,应尽早处理或者更换义齿,保持义齿始终处于功能状态。

4.避免进食糯米、软糖之类黏性大的食物,防止义齿粘住脱落。

5.义齿取下或浸泡时应妥善保管,避免乱放、丢失或损坏。

五、口腔清洁的注意事项

1.对于痰多者,在清洁口腔前先吸净口咽鼻部的痰液。

2.对气管插管老年人进行口腔清洁时,需要另一名护士在旁协助,避免气管插管意外拔出。

3.清洁照护时动作宜轻柔,避免损伤口腔黏膜。

4.对于牙关紧闭者,使用开口器时应从白齿处进入,不得暴力操作。

5.棉球要拧干夹紧,防止呛咳或棉球掉落在口腔或气管内。

6.对于口腔异味、感染或污渍严重者,每日可增加口腔清洁次数。

7.神志不清或吞咽障碍、易呛咳的老年人禁止漱口。

8.一根棉棒仅可使用1次。

第二节　老年人头发清洁

老年人由于皮肤的生理性退化、萎缩,以及皮肤毛囊数量逐渐减少等,头发会出现干枯、变细、脱落、易折断、变白等变化。失能老年人应在照护者的帮助下进行头发照护。

一、老年人头发的评估

(一)老年人自理能力评估

了解老年人对头发照护的要求、喜好,能否自己参与照护,以及对相关知识的掌握情况。

(二)头发及头皮

观察头发的颜色、长度、光泽、气味、清洁状况,有无头虱等;检查头皮有无瘙痒、溃烂、皮屑及油腻等。

二、老年人头发照护

头发照护的目的:按摩头皮,促进血液循环;除去污秽、脱落的头发、头屑,以及难闻的气味,灭除头虱,保持头发干净和舒适;使老年人保持清洁、舒适和美观,从心理上有被尊重感。同时,干净的头发可以保护头皮,预防发生感染。

(一)床上梳头

1.物品准备

干毛巾、梳子、垃圾桶,必要时备发夹、牛皮筋、50%酒精。

2.操作步骤

(1)在枕头上铺干毛巾,帮助老年人把头转向一侧。

(2)将头发中分成两股,先握住一股头发,由发梢慢慢梳理。如果头发已经纠结成团,那么可以用50%酒精浸润,再小心梳顺。

(3)梳理时,先从额头往脑后梳2~3min,然后从左鬓往右鬓梳1~2min,再从右鬓往左鬓梳1~2min,最后低下头,由枕部发根处往前梳1~2min,以梳至头皮有热胀感为止。

(4)梳理完一股再梳另一股,可根据老年人喜好整理头发或扎起。

(5)一般每天梳理1次即可,避免拉得太紧导致疼痛。梳理时动作宜轻柔,不可强拉硬拽,造成老年人头皮损伤、头发脱落。梳理时间5~10min。

(6)收拾脱落的头发,置于垃圾桶内。

(二)床上洗头

1.物品准备

洗头盆、浴巾(2条)、橡胶单、别针、大毛巾(2条)、纱布(2块)、梳子、吹风机、水壶、温度计、脸盆、水桶(2只,一只盛40~45℃热水,一只盛污水)、废纸袋等。

2.操作前准备

(1)向老年人解释需进行的洗头操作,并取得老年人的同意和配合。

(2)评估老年人身体状况,头发有无感染,头皮有无破损,以及体位转换能力、操作时配合程度。

(3)如需排便,予以便器,防止洗头过程中流水声导致排尿。

(4)根据天气情况,酌情关闭门窗,保持室温在(24±2)℃。保持环境清洁、整齐,移开床旁桌,便于操作;同时避免打湿地面。

3.操作步骤

(1)摆放体位及铺巾

1)掀开盖被,协助老年人取斜角仰卧位或仰卧位,保证体位舒适,将其头部尽量靠近床边,避免照护者劳累;注意保暖,并注意保护老年人伤口及导管。

2)将枕头垫于肩下,大毛巾铺于枕头上(一半在枕头上,一半在床单上),解开衣领,用毛巾围老年人颈部一周,用别针或夹子固定毛巾,保持老年人和床褥干净、干燥。

3)将浴巾做成马蹄状,并垫于老年人颈下,然后将橡胶单铺在马蹄状浴巾上做成凹槽状,下接水桶。

4)将棉球塞入老年人双耳,防止水入耳;用纱布遮盖其双眼,以防水或洗发液流入眼睛。

(2)洗发

1)试水温,询问老年人感觉,确认水温适宜;松开头发,用温水充分湿润头发。

2)倒洗发液于手掌,涂遍头发。

3)用指腹揉搓头皮和头发,揉搓方向由发际向头顶,然后使用梳子除去落发,置于废纸袋内。

4)用温热水冲洗头发,直至洗净为止。

(3)干发与整理衣被

1)洗发毕,解下颈部毛巾,包住头发,一手托头,一手撤去橡胶单及马蹄状浴巾。将枕头与大毛巾移至老年人头下,除去耳内棉球和眼部纱布。

2)为老年人洗脸和颈部。擦干头发,用吹风机吹干并梳理头发。

3)查看衣被是否干燥,整理衣裤和床单位,协助老年人取舒适体位。

4.注意事项

(1)操作遵循省力、安全原则。避免老年人头部过度后仰扭曲颈椎而引发脑血供不足。

(2)动作宜轻巧、准确、稳妥,揉搓力量适度。

(3)洗头时水温要适宜,过冷过热都会刺激血管,造成血管收缩异常。

(4)避免并发症及意外事件的发生;确保被褥、衣服不被打湿,勿使水或洗发液进入眼睛或耳,及时擦干头发,以防老年人受凉。

(5)保护伤口,保持各种导管通畅、固定。

(6)洗头时,要注意观察老年人面色、脉搏、呼吸等的变化,发现异常情况,应立即停止操作,及时呼救。

(7)长期卧床的老年人每周至少洗头1次。

第三节　老年人皮肤清洁

皮肤是人体的一道天然屏障,不仅具有温度觉、触觉、痛觉等感觉功能,还具有保护、吸收与分泌皮脂和汗液等功能。我们在生活中都会进行皮肤清洁,使皮肤保持干净、健康的状态,如果清洁不彻底、过度清洁或清洁方法不合适等,就会给皮肤带来损伤。

一、老年人皮肤解剖生理特点

(一)皮肤

老年人皮层变薄,皮肤松弛,弹性减退,皱纹增加。面部皱纹是人体老化的一项重要指征。表皮和真皮的接触面积大大减少,会影响表皮的屏障和免疫功能。

(二)附属器官

1.腺体

腺体数量减少,分泌减少;皮肤血管减少,影响机体散热,易发生中暑。皮脂腺萎缩,会造成皮肤干燥。

2.神经

神经感觉减弱,会导致痛阈升高。

3.毛发和指(趾)甲

毛发生长周期缩短,再生能力降低,毛发根部色素合成出现障碍,头发变灰白。指(趾)甲生长变缓、增厚,失去光泽,易发生真菌感染。

4.血液循环

毛细血管减少,血液供应减少,皮肤修复时间延长。

5.脂肪组织

皮下脂肪数量减少,分布改变,皱缩增加,产生皱纹。

二、老年人皮肤的评估

(一)病史

既往史、心理-社会资料。

(二)身体评估

皮肤的完整性、清洁程度、温湿度、颜色、弹性及感觉功能,有无水肿、压疮、破损、水疱、丘疹、硬结等,有无疼痛等异常感觉。注意保持室内温度适宜,且在充足的自然光线下检查。

(三)实验室及其他检查

皮肤组织病理学检查、真菌检查、疥螨检查等。

三、皮肤清洁的方法

(一) 床上擦浴法

该法适用于病情较危重、生活完全不能自理的老年人。擦浴时照护者衣帽穿戴整齐,洗手,戴口罩,不得佩戴首饰。

1.物品准备

浴巾、小毛巾(2 条)、脸盆(2 只)、水桶(2 只,一只盛 47～50℃热水,另一只盛污水)、衣裤、梳子、剪刀、弯盘、茶杯、爽身粉、便器(盖布),必要时备松节油、棉签、胶布等。

2.操作前准备

(1)将用物放置在治疗车上推至床旁。了解、核对老年人情况,向其解释操作目的及操作方法,以取得老年人的配合。

(2)关窗,遮挡,移开桌椅,茶杯内倒入温开水。调节室温 22～26℃。松开被脚,协助老年人排便。

3.操作步骤

(1)松开衣领,铺大毛巾于老年人颈前。

(2)用小毛巾擦脸。洁面顺序:眼(内眦→外眦)→额部→鼻翼→面部→颌部→耳后→颈部。注意清洁皱褶部位。

(3)脱衣,松裤。擦洗顺序:双上肢→胸腹部→背臀部。擦洗上肢时,先前臂再上臂,最后擦手和指缝。乳房以"8"字形擦洗。

(4)协助老年人取侧卧位,背向照护者,依次擦洗颈、背、臀部。根据需要抹爽身粉。穿衣,脱裤。

(5)擦洗双下肢至踝部。将老年人双下肢屈曲,下垫大毛巾,将双足浸泡于水中,洗净,擦干。

（6）换水、脸盆和毛巾，擦洗会阴部及腹股沟处。穿裤。

（7）梳头，剪指（趾）甲。

（8）更换床单，协助老年人取舒适体位。

（9）清理用物，洗手，协助老年人饮水。

4. 注意要点

（1）按需换水、换盆、换毛巾。

（2）擦洗时注意保暖。

（3）动作宜轻柔，尽量减少翻动。

（4）脱衣时应先近侧后对侧，一侧肢体活动有障碍时，先脱健侧，再脱患侧。穿衣时应先穿患侧，再穿健侧。

（5）擦洗时，避免弄湿床铺。

（6）注意观察老年人的面色、呼吸等情况，如出现呼吸急促、面色苍白、寒战、心动过速等，应立即停止擦浴并及时呼救。

（二）协助洗浴法

该法适用于部分失能的老年人。首先观察老年人的生命体征，评估其身体状况和疾病症状，判断老年人是否适宜洗浴；如血压过高等不宜洗浴，可在次日再次进行评估，或改为床上擦浴法。

1. 操作前准备

（1）征得老年人同意后，先备齐洗浴用物。

（2）检查浴室的安全情况，如防滑垫、洗澡椅、地面等是否做到安全防滑；热水器是否完好，是否有热水。

（3）先开冷水开关，再开热水开关，调节水温约 40℃ 为宜，伸手触水，感觉不会烫手。

（4）检查浴室内温度，可根据老年人日常的洗浴温度进行调节。

2. 操作步骤

（1）用轮椅运送或搀扶老年人穿着防滑拖鞋进入浴室。

（2）协助老年人脱去衣裤（一侧肢体活动有障碍时，应先脱健侧，再脱患侧）；搀扶老年人在洗澡椅上坐稳，嘱其双手握住洗澡椅的扶手。

（3）嘱老年人身体靠紧椅背，头稍后仰，手持花洒淋湿头发，为老年人涂抹洗发液，双手手指揉搓头发，按摩头皮（力量适中，揉搓方向由发际向头顶部），同时观察并询问老年人有无不适。然后用花洒将洗发液全部冲洗干净。关闭热水器开关，用毛巾擦干面部及头发。

（4）手持花洒淋湿老年人身体，由上至下涂抹沐浴液，涂抹颈部、耳后、胸腹部、双上肢、背部、双下肢，然后擦洗会阴部及臀部、双足，轻轻揉搓肌肤。最后照护者洗净双手，取少量沐浴液为老年人清洁面部，然后用花洒将面部及全身沐浴液冲洗干净。关闭热水器开关。

3. 操作后整理

（1）擦干，更衣。照护者用毛巾迅速擦干老年人身体，并用浴巾包裹。协助老年人更换清洁衣裤(一侧肢体活动有障碍时,应先穿患侧,再穿健侧),然后搀扶(或用轮椅运送)老年人回房间休息。

(2)整理用物。照护者将用物放回原处,开窗通风。擦干浴室地面,清洗浴巾、毛巾。

4.注意要点

(1)浴室地面应放置防滑垫,嘱老年人穿着防滑拖鞋,以防滑倒。浴室高处安装通风设备。

(2)先调节水温,然后协助老年人洗浴。调节水温时,应先放冷水后放热水。水温不宜过高,以 38～40℃ 为宜。45℃ 以上的水温会影响老年人呼吸,还可能烫伤皮肤。

(3)老年人洗浴时间不可过长,一般以 30～45min 为宜。洗浴时间过长,会出汗过多,甚至导致虚脱。若老年人出现口渴、胸闷、心悸、恶心、目眩、四肢乏力、呼吸急促,甚至晕倒或诱发急性心脑血管疾病等浴室综合征表现,应立即停止洗浴,卧床休息,及时呼救。

(4)淋浴应安排在老年人进食 1h 后,避免空腹或饱餐后淋浴。淋浴前,饮一杯温开水。

(5)淋浴过程中,随时询问和观察老年人的反应,如有不适,应立即停止操作。

(6)对于心功能不全、活动性肺结核、肿瘤破溃、化脓性炎症,以及有出血倾向,严重颈肩腰腿痛而导致活动受限的老年人,暂不宜洗浴,可以擦身替代洗浴。

(三)足部清洁

1.物品准备

水盆、温水(40℃,适量)、毛巾(2 条)、橡胶单、足浴盆、香皂、保湿霜、剪刀(必要时)。

2.操作步骤

(1)向老年人解释并检查足部皮肤情况,有无红肿、破损、溃烂、皮疹等。

(2)将老年人裤管卷起,双膝弯曲,双足浸泡在温水中;用毛巾擦洗片刻,涂抹香皂,然后用温水清洁。

(3)洗毕,撤去足浴盆,用毛巾擦干双足,涂抹保湿霜,穿上袜子。必要时修剪趾甲。

3.注意要点

(1)水温不可超过 40℃,老年糖尿病患者泡脚水水温以 37℃ 为宜。

(2)足部有严重的皮肤病变,或炎症,或皮肤破损者,不宜泡脚。

(3)修剪趾甲不可过深,以免损伤趾甲或嵌甲。

(4)照护失能老年人时,不能使用热水袋或直接烤火取暖;严禁用烤灯等取暖,以免烫伤。

第四节　压疮预防及照护

压疮是局部组织长期受压,血液循环发生障碍,持续缺血、缺氧、营养不良而导致软组织溃烂和坏死的病理现象。压疮好发于血运差、骨隆突处及易受压部位。一旦发生压疮,不仅会给老年人带来痛苦,加重病情,延长康复时间,严重时可继发感染导致败血症而危及生命。美国国家压疮咨询委员会(National Pressure Ulcer Advisory Panel,NPUAP)在 2016 年版《压疮的预防和治疗:临床实践指南》中将"压疮"(pressure ulcer)更名为"压力性损伤"(pressure injury),是指皮肤和(或)潜在皮下软组织的局限性损伤,通常发生于骨隆突处。2019 年 11 月,由欧洲压疮咨询委员会(European Pressure Ulcer Advisory Panel,EPUAP)、美国国家压力性损伤咨询委员会(National Pressure Injury Advisory Panel,NPIAP)及泛太平洋压力性损伤联盟(Pan Pacific Pressure Injury Alliance,PPPIA)联合制定的第 3 版《压力性损伤的预防和治疗:临床实践指南》正式发布,使压力性损伤的预防和治疗更加规范、有效、安全。压力性损伤可表现为局部组织受损,可以表皮完整,也可以表现为开放性溃疡,并可伴有疼痛。剧烈和(或)长期的压力或压力合并剪切力可导致压力性损伤发生。皮下软组织对压力和剪切力的耐受度主要受环境、营养、灌注、合并症、软组织条件等的影响。

一、失能老年人形成压疮的原因

1.皮肤衰老退化,缺少水分。

2.长期卧床,缺少活动,姿势单一,局部组织受压过久。

3.往往患有多种疾病,或各脏器生理功能退化,或全身营养缺乏。

4.外部因素,如压力、摩擦力、剪切力,以及潮湿等。

5.增龄因素,包括皮肤衰老等。

6.肢体活动和感觉障碍。

7.药物不良反应。

二、压疮好发的部位

压疮好发于骨隆突处,如枕部、肩胛、肘部、尾骶部、髋部、膝关节内外侧、足跟、内外踝以及耳廓等;也可能发生在其他受压部位,如鼻胃管压迫鼻腔、氧气面罩压迫面颊、颈圈压迫颈部等。

三、发生压疮的危险人群

肢体活动不便(如脑卒中、脊髓损伤引起)、长期卧床、意识不清、大小便失禁的老年人,以及皮肤脆弱(如长期服用类固醇引起)或体力衰弱、营养不良、消瘦、糖尿病、心血管疾病、贫血等老年人,稍有疏忽就易发生压疮。

四、压疮的预防

对于偏瘫或四肢瘫痪的老年人,应每 1～2h 翻身 1 次,动作宜轻柔,严禁在床上拖拉老年人,以免发生皮肤擦伤。保持床单平整,做到无皱褶、无渣屑;及时更换被大小便污染的尿布或床单。保持皮肤清洁,每日上、下午背部照护 1 次,每周床上擦浴 1～2 次。翻身时,按摩骶尾部和骨隆突部位。在易受压部位或骨隆突部位放置气枕或气圈,有条件者可使用气垫床或自动翻身床。

五、压疮的照护

压疮的照护注重早期干预、伤口清洁、湿润愈合、疼痛管理和跨学科协作。受压部位的皮肤发红、肿胀、变硬时,应避免该部位继续受压;使用皮肤保护剂,如硅胶垫、泡沫敷料或水胶体敷料,不用碘酒或碘伏,以减少刺激,促进自然愈合。皮肤发红区出现水疱时,对于小水疱,应保持完整,避免破裂;对于大水疱,应在无菌条件下抽吸液体,尽量保留表皮,避免发生感染;使用透明敷料覆盖,保持创面湿润,促进愈合。水疱部位出现表皮破损时,使用生理盐水清洁创面,必要时使用温和的清洗剂;对于坏死组织,使用酶制剂或湿润敷料帮助清除,避免使用过氧化氢溶液,因其可能损伤新生成的组织;遵循湿性伤口愈合原则,使用湿润敷料,如水胶体、藻酸盐或泡沫敷料,以促进伤口愈合;根据伤口情况,定期更换敷料,保持创面清洁和湿润。溃疡深达肌肉组织时,需要医护人员介入,行局部清创手术;术前对创面分泌物进行细菌培养和药物敏感试验,术后全身使用抗生素;创面用凡士林油纱布覆盖,每日定时换药。对于损伤性慢性疼痛,可采用非药物学策略、湿性伤口愈合原则、定期镇痛等多种模式管理方案处理,必要时可以请疼痛专家参与处理。采取全面照护策略,定期评估伤口,适时调整治疗方案;预防重于治疗,注重营养,勤翻身减压;跨学科团队协作,给予综合照护。

(杨　健)

第五章 休息与睡眠照护

休息对维护人体健康非常重要。充分、有效的休息不仅可以使身体放松、恢复精力和体力,还可以缓解心理压力,使人感到轻松、愉快。睡眠是休息的一种重要形式,任何人都需要睡眠。睡眠可以使人的精力和体力得到恢复,从而在睡眠后保持良好的觉醒状态。失能老年人在患病期间,身心的改变及环境因素可影响睡眠,进而引发睡眠障碍。照护者应充分认识休息与睡眠的作用和意义,努力为老年人创造良好的休息环境,协助其得到充足、适当和有效的休息,以达到减轻病痛、促进康复的目的。

第一节 缓解睡眠障碍

一、睡眠障碍流行病学

据统计,约40%的老年人存在睡眠障碍。老年人由于褪黑素分泌减少,昼夜节律对睡眠的影响更敏感,深度睡眠减少,觉醒更频繁,所以老年人的睡眠障碍尤为常见。失眠是一种最常见的睡眠障碍类型,我国失眠患者约有1.5亿人,睡眠不良者高达3亿人。失眠、睡眠呼吸障碍(包括习惯性打鼾、睡眠呼吸暂停)、日间嗜睡是老年人发病率最高的睡眠障碍类型,这与老年人的生理特点密切相关。

二、老年人的睡眠障碍

睡眠障碍是指以入睡困难、睡眠维持困难、过度睡眠、睡眠觉醒周期紊乱或者睡眠行为异常等为表现的一类睡眠相关的临床综合征。老年人并非睡眠需要减少,而是睡眠能力减退。睡眠障碍会引起生活质量下降,甚至导致意外发生。

(一)睡眠障碍的原因

1.机体老化导致睡眠模式改变

老年人的睡眠特点为白天瞌睡多,夜间失眠严重,卧床时间多于睡眠时间。

(1)老年人脑老化后,调节睡眠神经、体液的能力下降。

(2)老年人肾老化后,肾小管重吸收减少,导致夜尿增多。

2.疾病对睡眠的影响

以下疾病可影响睡眠。

（1）循环系统疾病：端坐呼吸、高血压等。

（2）呼吸系统疾病：咳嗽、咳痰、呼吸困难等。

（3）消化系统疾病：反酸、嗳气、腹痛、腹泻等。

（4）泌尿系统疾病：尿频、尿急、夜尿增多等。

（5）运动系统疾病：疼痛（关节炎、骨折、骨质增生等）。

（6）代谢疾病：甲状腺功能亢进症等。

（7）神经系统疾病：脑血管病、阿尔茨海默病、脑炎、脑外伤、颅内肿瘤等。

3.睡眠环境改变

室温过高或过低、光线过亮、噪声，以及寝具、穿着不适、不整洁，均可导致入睡时间延长，觉醒次数增多。

4.心理社会因素

退休、丧偶、社会角色改变、慢性病折磨、经济拮据、生活困难等会影响睡眠。

5.睡眠卫生不良

饮咖啡或浓茶、吸烟、饮酒，以及过饱过饥等会影响睡眠。

6.药源性睡眠障碍

氯苯那敏、苯海拉明、奥美拉唑等会引起困倦；镇静催眠药、抗精神病药戒断症状等会引起反跳性失眠。

7.睡眠异常行为

如噩梦、夜惊、梦游。

（二）老年人睡眠障碍的表现

1.入睡和维持睡眠困难

受多种病因或干扰因素的影响，老年人常入睡困难或不能维持睡眠，表现为睡眠潜伏期延长，有效睡眠时间缩短。白天活动减少或小睡导致夜间睡眠-觉醒周期缩短，早起或猫头鹰式的夜间活动在老年人中常见。此外，随着年龄增加或疾病影响，睡眠的昼夜节律障碍愈加明显，表现为昼夜颠倒、时间差性睡眠障碍和夜间活动导致的昼夜节律紊乱。

2.睡眠呼吸障碍

睡眠呼吸障碍多见于50岁以上人群，该人群睡眠后可能发生呼吸障碍，如睡眠呼吸暂停、睡眠加重呼吸系统疾病，或夜间阵发性呼吸困难等。睡眠呼吸暂停综合征是老年人最常见的睡眠呼吸障碍，约占睡眠疾病的70%，且随着年龄增加，发病率也日渐增高。睡眠呼吸障碍以男性多发，超重或肥胖老年人常见。

3.嗜睡

嗜睡是老年人睡眠障碍的另一常见现象，其原因有脑部疾病（脑萎缩、脑动脉硬化、脑血管病、脑肿瘤等）、全身病变（肺部感染、心力衰竭、甲状腺功能低下等）、药物因素（服用镇静催眠药）及环境因素等。由于老年人对身体病变的反应迟钝或症状不明显，有时仅表现为嗜睡。因此，了解老年人嗜睡的意义就在于明确嗜睡的原因，并尽早予以治疗。

三、睡眠障碍的常见类别

睡眠-觉醒障碍的临床表现为患者对睡眠的质量、持续时间及昼夜节律不满意。国际常用的诊断系统有《精神障碍诊断与统计手册(第 5 版)》(*Diagnostic and Statistical Manual of Mental Disorders*, fifth edition, DSM-5),该手册将睡眠-觉醒障碍归为精神障碍。在世界卫生组织《国际疾病分类(第 11 版)》(*International Classification of Diseases*, eleventh edition, ICD-11)中,睡眠-觉醒节律障碍被单独列为一章,不再归于一种精神障碍。

睡眠-觉醒障碍的常见类型如下。

(1)失眠障碍:失眠通常指患者对睡眠时间和(或)质量不满意并影响白天社会功能的一种主观体验,表现为入睡困难、睡眠维持困难、早醒、无舒爽睡眠。此外,失眠也包括白昼的结果,如疲劳、精力不佳、注意力不集中、兴奋性降低。

(2)过度睡眠障碍:尽管主要睡眠周期持续至少 7h,但仍表现为在同一天内反复睡眠或陷入睡眠中;睡眠周期每天超过 9h,且为非恢复性的;突然觉醒后难以完全清醒。每周至少出现 3 次嗜睡,持续至少 3 个月。嗜睡伴有显著的痛苦,或导致社会功能受损。

(3)其他类别:未特定的睡眠-觉醒节律紊乱、发作性睡病、阻塞性睡眠呼吸暂停低通气、中枢性睡眠呼吸暂停、睡眠相关的通气不足、昼夜节律睡眠-觉醒障碍、非快速眼动睡眠唤醒障碍、梦魇障碍、快速眼动睡眠行为障碍、不宁腿综合征、物质/药物所致的睡眠障碍、异态睡眠、其他特定的失眠障碍/嗜睡障碍/睡眠-觉醒障碍。

四、老年人睡眠-觉醒节律紊乱的照护

辅助睡眠障碍的老年人制订作息表,使其养成卫生睡眠习惯,放松心情,促进老年人睡眠。

(一)睡眠的一般照护

1. 创建良好的睡眠环境

为老年人创建一个安静、清洁、空气新鲜、温度适宜、光线幽暗和柔和、床铺等寝具舒适的睡眠环境。

(1)室温与光线

1)根据老年人的要求和习惯,关闭门窗,调节室内温湿度,夏季适宜的温度为 25～28℃,冬季为 18～22℃,相对湿度为 50%～60%。

2)拉上窗帘(最好是深色窗帘),遮挡室外光线;关闭照明灯,可根据需要打开卫生间灯,营造一个舒适、安静、光线暗淡的睡眠环境。

(2)通风换气

在老年人入睡前 1h,将卧室的门和窗户打开,保持室内空气流通、新鲜。一般通风时间为 20min,通风后,根据季节关闭或开启门窗。

(3)保持环境安静

不要有噪声,各项照护工作安排尽量集中在白天,不要在睡眠时间进行。要做到"四

轻"，即说话轻、走路轻、关门轻、操作轻。保持房间通道通畅。

2.协助老年人养成良好的睡眠习惯

因人而异指导和促进老年人正常睡眠，帮助老年人改变不良的睡眠习惯。

（1）根据人体生物节律调整作息时间，合理安排日间活动。白天应适当锻炼，避免在非睡眠时间卧床；夜间应固定卧室和就寝时间，保证人体需要的睡眠时间，不熬夜。

（2）睡前可以进食少量易消化的食物或热饮料，防止饥饿影响睡眠；避免饮用咖啡、浓茶、可乐以及含乙醇的刺激性饮料，或摄入大量不易消化的食物。

（3）睡前可以根据个人爱好，选择短时间的阅读、听音乐或做放松操等促进睡眠，视听内容要轻松、柔和，避免由于身心受到强烈刺激而影响睡眠。

3.满足老年人身体舒适的需求，诱导睡眠

人只有在舒适和放松的前提下才能保持正常的睡眠。

（1）做好老年人洗漱照护

主动协助老年人做好睡前个人卫生，如清洁口腔、洗脸、洗手、排空大小便、清洁会阴部和臀部等，确保老年人身体清爽、温暖和舒适。

（2）整理床铺

1）铺好被褥，拍松枕头，枕头的高低舒适，枕高以 6～9cm 为宜。

2）根据季节增减盖被（被内的适宜温度为 32～34℃），或用热水袋温暖被窝，但应在睡前取出热水袋，防止烫伤。

（3）保持良好的睡眠姿势

1）主动倾听老年人有关睡眠的主诉，协助采取适当的卧位，保证呼吸通畅。对于患有腰腿痛的老年人，要使其在放松的情况下，采取舒适的卧位睡眠，同时按摩受压部位，以减轻疼痛。

2）及时缓解和消除老年人身体的不适，如疼痛、气喘、胸闷、瘙痒等，发现异常立即报告医护人员。注意检查身体各部位引流管、伤口、敷料、牵引等引起老年人不适的情况，并及时予以处理。

4.做好心理照护，减轻老年人的心理压力

应密切观察老年人的情绪变化，通过与老年人谈心、倾听老年人诉说、多陪伴老年人等方式（尤其鼓励老年人的家属多关心老年人），给予老年人理解和安慰，缓解老年人的心理压力，指导老年人做一些放松的活动（如自我肌肉放松练习）来促进睡眠。轻松、愉快的心情有助于睡眠。

5.加强健康睡眠教育

（1）晚餐不要过饱或过少。

（2）睡前不食用零食，不饮咖啡、浓茶等令人兴奋的饮料。

（3）午睡时间不要太长，一般控制在 30min 至 1h 为宜。

（4）保持每天一定时间力所能及的运动或活动，睡前或餐后以散步为宜，睡前 1h 应停止剧烈的运动。

（5）睡前养成良好的个人卫生习惯，如热水泡脚、温水沐浴等。

（6）睡眠时宜穿宽松、柔软的内衣。

（7）采取正确的睡眠姿势。

（8）补充与睡眠有关的各种营养物质，如维生素、微量元素等。

（二）服用镇静催眠药老年人的照护

关注老年人使用镇静催眠药的状况，了解原因，掌握适应证，控制用量，加强心理治疗。首选第三代非苯二氮䓬类（non-benzodiazepine drugs，NBZDs）镇静催眠药，代表性药物为右佐匹克隆（eszopiclone），或称为艾司佐匹克隆。

1. 严格控制用药剂量

老年人可适当减小镇静催眠药的服用剂量。对于使用镇静催眠药的老年人，照护者必须了解镇静催眠药的种类、功效、使用方法、对睡眠的影响及不良反应。

2. 严密观察药物的不良反应

注意用药安全，睡前上床后给药，避免药物发生作用造成摔伤等意外。注意观察老年人服药期间的睡眠情况及身心反应，监测肝肾功能，如有异常，应及时报告医护人员予以处理。

3. 观察有无产生药物依赖性

应遵医嘱谨慎使用镇静催眠药，尽可能短期间断使用，避免长期使用产生依赖性。

（三）睡眠障碍老年人的照护

1. 诱导睡眠

诱导睡眠的方法有睡前饮牛奶、放松和深呼吸、背部按摩、自我催眠、使用镇静催眠药等。①进行腹式呼吸，放松腹肌；②穴位按压，如按压百会穴、安眠穴、失眠穴、风池穴等；③给予按摩、针灸、中药治疗、理疗等；④音乐疗法，放松心情，使人陶醉于音乐中而促进睡眠；⑤肌肉放松疗法等。

2. 睡眠过多

增加有趣活动，限制白天睡眠时间，把在床上的时间缩短到真正的睡眠时间。例如，某老年人每晚在床上 8h，平均睡眠 6h，那么治疗第 1 周给予的最初"睡眠时限"是 6h。这一睡眠时限可根据上一周的睡眠效率逐渐改变。当睡眠效率大于 85% 时，床上时间可增加 15～20min。若睡眠效率小于 80%，则减少 15～20min。若睡眠效率在 80%～85%，则维持不变。规定老年人每晚在床上的时间均不少于 5h。

3. 发作性睡病

对于发作性睡病的老年人，应选择药物治疗。照护者应指导老年人学会自我保护，注意发作前兆，减少意外发生；告诫老年人不要做危险动作，避免发生意外。

4. 睡眠性呼吸暂停

对于睡眠呼吸暂停的老年人，照护者应指导其采取正确的睡眠姿势，以保证呼吸道通畅。

5. 梦游症

对于梦游症老年人，应采取各种防护措施，将室内危险物品移开，锁门，避免发生意外。

第二节　舒适的照护

舒适是人的基本需要,涉及生理、心理、社会、环境等各个方面。当个体处于最佳健康状态时,每个人都会自主或不自主地调节机体,以满足自己的舒适需要。患病时,个体正常状态受到破坏,安全感下降,常处于不舒适状态。照护者应分析影响老年人舒适的因素,以老年人为中心,尽可能采取符合老年人生理状态的照护措施,以增进老年人的舒适感,促使其早日康复。

一、舒适的定义

舒适是一种自我满足的主观感觉,是身心健康、没有疼痛、没有焦虑、轻松自在的自我感觉,是处于平静、安宁的精神状态。

二、舒适的分类

舒适可分为生理、心理、社会三个方面。

1. 生理舒适

生理舒适指身体与感觉的舒适度,包括环境中舒适的温湿度、光线、声音响度、房间整洁度等带来的舒适。

2. 心理舒适

心理舒适指心理感觉,如满足感、安全感、被尊重感等。美好的语言、整洁的仪表等通常使人感到舒适。

3. 社会舒适

社会角色的改变,包括家庭、职业、社会阶层等社会关系带来的舒适。

三、老年人不舒适的原因

(一)身体方面的因素

疾病会影响老年人的日常活动能力,不舒适则会使老年人的自理能力受到影响,个体不能保持清洁卫生会导致身体不适。长期卧床或不良的姿势和体位使老年人不能随意翻身,活动受限,会导致肌肉和关节疲劳,致使人体疲乏、疼痛等,影响其生理功能。疾病本身的症状和体征,如疼痛、发热、恶心、呕吐、咳嗽、咳痰、呼吸困难等均可使老年人感到不适。

(二)心理-社会因素

老年人因住院而需要离开原来的生活环境,与家人分开。由疾病引起的焦虑、恐惧心理可致老年人角色适应不良。面对陌生的照护者,老年人常会担心得不到关心与尊重,以及精心的照护,易感到自己被忽视。担心患病增加经济负担,累及家庭及子女。担心疾病造成的伤害。担心无法忍受治疗过程中的疼痛,对手术及死亡感到恐惧等。

(三)环境方面的因素

病室内刺激性的异味、过多的探视者、同室病友痛苦的呻吟、治疗仪器的嘈杂声等都会引起老年人不适。

四、老年人的舒适照护

舒适照护可以使老年人在生理、心理、社会等方面达到最愉快的状态,或缩短、降低不愉快的时间、程度。通过调节房间光线亮度,保持室内清洁,以及冷敷、热敷、镇痛、老年人照护、临终照护等,尽量使老年人处于一个最舒适的状态。

对照护者进行舒适照护培训,有助于提高照护质量,改善老年人的舒适状态。

(一)促进老年人舒适的照护原则

受疾病、心理、社会及环境等多种因素的影响,老年人常常处于不舒适的状态,故照护者应及时采取有效措施,消除老年人的不适,满足其对舒适的需求。

1.全面评估,注意预防

照护者应从生理、心理、社会、精神和环境等方面全面评估老年人,消除引起老年人不舒适的潜在诱因,做到预防在先,积极促进老年人舒适,如协助老年人保持个人卫生、采取舒适的体位、进行适当的运动,以及营造良好的居室环境等,使老年人感觉安全、舒适。

2.细心观察,消除诱因

舒适是一种随时变化的自我感觉,为准确判断老年人的舒适程度,照护者应认真、细致地观察老年人的表现,特别是老年人的非语言行为,如面部表情、体态及姿态、皮肤颜色、活动或移动能力、饮食与睡眠等,及时发现老年人不舒适的原因,并尽可能消除。

3.促进护患关系和谐,提供心理支持

良好的护患关系是解决老年人心理问题的基础,有利于缓解或消除老年人由心理、社会因素引起的不舒适。照护者应注意自身的言行对老年人心理的影响,充分发挥照护者教育者、协调者等角色功能,以良好的服务态度,耐心倾听老年人宣泄内心的苦闷,正确指导老年人调节情绪;及时与其家属联系,取得支持,共同做好老年人的心理照护。

(二)失能老年人的舒适照护

无论老年人的疾病是否能够治愈,在照护过程中都应给予积极的舒适照护。

1.保持基本生理舒适

做好老年人的基础照护,如更换衣服、口腔舒适照护、皮肤舒适照护、更换床单;照护老年人呼吸、饮食、排泄、睡眠、休息等。营造一个良好的睡眠环境,帮助老年人采取正确的睡姿(右侧卧位是睡眠的最佳姿势)。根据老年人所患疾病的不同情况,给予不同的饮食管理,不宜过饱,少量多餐,多食富含膳食纤维的食物,少食高糖分食物;保持排便通畅,减轻腹胀,以免诱发疼痛;卧床老年人多有便秘和尿潴留等症状,对于这类老年人,要鼓励多食新鲜蔬菜、水果,多饮水,以预防便秘和尿潴留。

2.保持皮肤完整,保证安全

保持正确、舒适的体位,预防受伤或加重损伤,包括床单位舒适、用具舒适。身体各部位关节处于功能位,关节稍微弯曲,避免关节扭曲和强直。所有凹陷的关节部位下需垫上软垫,以支撑关节,如颈椎、腰部、膝窝、手肘等,确保身体任何部位未受到压迫,如肩关节。确保两个肢体无互相重叠或互相摩擦,如两个膝盖重叠。移位时应支托老年人关节部位,如以软枕支托肩部。协助老年人洗澡,避免其摔倒,使用技巧可使老年人舒适,照护者自己也省力。对于失智老年人,给予保护约束时,其肢体必须保证在功能位,以免造成损伤。

3.保持环境舒适

保持环境清洁安静、优美舒适,适宜老年人休养。保证病房清洁、空气清新、环境舒适,以缓解老年人进入病房时的紧张情绪。保证病房内的声音响度适宜、光线适中、气味良好、温湿度合适,定时开窗通风;可以在病区墙壁上安装柔和的壁灯,悬挂温馨的壁画。恢复期老年人的病房可以配有期刊、报纸等,以分散老年人对疾病的注意力。

4.保持心理舒适

多与老年人沟通,倾心交流,用心照护。保持老年人情绪稳定,焦虑情绪会加重疼痛。照护者要使用通俗易懂的语言与老年人耐心沟通,协助其尽快适应环境;采取有效的沟通方式与老年人沟通,教会老年人使用手势传达基本需要;疏导老年人的不良情绪,给予老年人心理安慰,使其尽快调整好心态,积极面对疾病;给予老年人充分的尊重,消除伤害自尊心的各种因素,如在进行某些照护操作时,适当遮盖老年人身体,使老年人身心舒适;同时与老年人家属保持良好沟通,给予家属心理支持,取得其配合。

5.保持社会环境舒适

老年人的社会环境舒适包括良好的护患关系,良好的老年人群体关系,良好的家庭、社会支持。照护者应尊重老年人的权利和人格,保护隐私;对所有老年人一视同仁;引导同病房老年人互相帮助;动员社会支持系统;鼓励老年人家属多给予老年人精神安慰和情感支持;理解和尊重老年人的信仰自由。

（毛青英）

第六章　营养照护

《中国居民膳食指南(2022)》提出了平衡膳食八准则：食物多样，合理搭配；吃动平衡，健康体重；多吃蔬果、奶类、全谷、大豆；适量吃鱼、禽、蛋、瘦肉；少盐少油，控糖限酒；规律进餐，足量饮水；会烹会选，会看标签；公筷分餐，杜绝浪费。该指导性意见具有普适性的价值。而失能老年人随着年龄的增加，运动能力会发生改变，机体组成也会出现明显的变化。全面评估老年人的营养状况，针对营养不良的老年人给予及时、合理的营养干预，可以使大多数老年人的各项生理功能得到不同程度的改善，这对提高失能老年人的生活质量，改善其预后有着积极的意义，也是做好失能老年人照护的前提。

第一节　营养评估

营养评估(nutritional assessment)是指临床营养专业人员应用人体组成测定、人体测量、生化检验、临床检查及营养筛查等手段，对评估对象的营养代谢和机体功能等方面进行检查和评估，以确定营养状况，评估营养问题所致后果的危险性。营养评估结果可作为制定营养需求、饮食方案，以及选择营养支持方式等的依据。营养评估可用于了解失能老年人的营养状况。

失能老年人的营养评估内容包括病史和体格检查、疾病状况、实验室检查、筛查评估等。近年来，老年人营养评估的方法有很多，如主观全面评价、微型营养评价、营养风险筛查等，可根据不同情况选择相应的评估方法。

一、病史和体格检查

(一)病史采集

大部分失能老年人有基础疾病，且进入老年期后，人体组织结构进一步老化，各器官功能逐步衰退，身体抵抗力逐渐减弱，活动能力降低，协同、表达能力等也日渐丧失。因此，了解老年人病史就显得尤为重要。在收集病史的过程中，要耐心倾听老年人的主诉，了解现病史，并动态了解老年人的病情概况。

病史采集内容：①膳食史，包括有无厌食、食物过敏史、食物喜好、食物禁忌、吸收和消化障碍、营养补充剂和保健品等摄入情况；②已存在与营养有关的疾病，如高血压、高血糖、痛风、放化疗等；③用药史和治疗手段。

（二）体格检查

体格检查指对人体形态结构与功能进行检查和计量。

1. 体重

（1）测量　体重的测量要考虑到测量的时间、所穿衣服数量以及是否排空大小便等因素。体重计的测量误差不得大于 50g，测定前须先标定准确。

（2）意义　体重是营养评估中最简单、最直接、最可靠的指标之一，能反映机体近期营养状况。体重是沿用已久、目前最主要的营养评估指标之一。体重是机体所有组织重量之和，体重的改变与机体热量和营养素摄入密切相关，故体重可从总体上反映一个人的营养状况，可评估能下床活动的老年人的营养状况。

（3）体重的评价标准　评价标准：实测体重为标准体重的（1±10％）为营养正常，＞110％～120％的标准体重为超重，＞120％的标准体重为肥胖，80％～＜90％的标准体重为消瘦，＜80％的标准体重为严重瘦弱。

体重指数（BMI）被认为是一个反映蛋白质-热量营养不良以及肥胖症的可靠指标。在我国成年人，$18.5 \leqslant BMI < 24.0$ 为体重正常，$24.0 \leqslant BMI < 28.0$ 为超重，$BMI \geqslant 28.0$ 为肥胖。体重指数计算公式：$BMI = $ 体重（kg）/身高（m^2）。临床上 BMI 的改变常影响疾病的预后。我国成人 BMI 判定标准见表 6-1。

表 6-1　我国成人 BMI 判定标准

等级	BMI	等级	BMI
重度蛋白质-热量营养不良	BMI<16.0	体重正常	18.5≤BMI<24.0
中度蛋白质-热量营养不良	16.0≤BMI<17.0	超重	24.0≤BMI<28.0
轻度蛋白质-热量营养不良	17.0≤BMI<18.5	肥胖	BMI≥28.0

（4）体重丢失率　体重丢失率可反映热量与蛋白质代谢情况，提示是否存在蛋白质-热量营养不良。体重丢失率计算公式：体重丢失率（％）＝（原体重－现体重）/原体重×100％。

评价标准：无肥胖或水肿的患者，1 周内体重丢失率＞2％，1 个月内体重丢失率＞5％，3 个月内体重丢失率＞7.5％，或 6 个月内体重丢失率＞10％，均可能存在蛋白质-热量营养不良。

（5）体重测量的注意事项

1）体内水钠潴留会影响体重的变化，如患者出现水肿、腹水等。

2）每日体重改变大于 0.5kg，往往提示是体内水分改变的结果，而非真正的体重变化。如使用利尿剂、血液透析等会造成体重丢失的假象。

3）患者存在巨大肿瘤或器官肥大等，可掩盖脂肪和肌肉组织的丢失。

4）测量时需穿着内衣内裤，排空大小便，且在同一时间测量。

5）不同类型的营养不良患者体内脂肪和蛋白质消耗的比例不同，体重减少相同者，有的可能蛋白质消耗少，有的可能蛋白质消耗多。从维持生命和修复功能而言，蛋白质消耗量比体重的改变更重要，故不同类型的营养不良患者，相同体重的减少会对预后产生不同的影响。

目前,对体重评价一般的认识是:体重减少是判断营养不良最重要的指标之一,但还应结合内脏功能的测定指标,如血浆蛋白等做出判断。如短期内体重减少超过10%,同时血浆白蛋白<30g/L,可判定患者存在严重的蛋白质-热量营养不良。

2.皮褶厚度

皮褶厚度(skin fold thickness)可以反映机体的皮下脂肪含量,也与全身脂肪含量有一定关系,包括三头肌皮褶厚度(thickness of the triceps skin fold,TSF)、肩胛下皮褶厚度、髋部与腹部皮褶厚度。三头肌皮褶厚度为最常用的测量方法,具体操作如下:被测者上臂自然下垂,取左(或右)上臂背侧肩胛骨肩峰至尺骨鹰嘴连线中点,于该点上方2cm处,测定者以左手拇指与示指将皮肤连同皮下脂肪捏起呈皱褶,捏起处两边的皮肤须对称;然后用压力为$10g/mm^2$的皮褶厚度计测量,应在夹住后3s内读数,连续测定3次后取其平均值。为减小误差,测量者和皮褶厚度计应保持不变。

结果判定:目前尚无失能老年人群体皮褶厚度调查的理想值,但可用于失能老年人营养状况前后对比参考。

3.上臂围与上臂肌围

(1)上臂围(arm circumference,AC)　被测者上臂自然下垂,取上臂中点,用软尺测量所得即为AC,软尺测量误差不得大于0.1cm。

(2)上臂肌围(arm muscle circumference,AMC)　AMC可间接反映体内蛋白质储存水平,它与血清白蛋白水平相关。有研究发现,当血清白蛋白占比<2.8%时,约87%的患者AMC值减小。AMC值可由AC值换算求得,即:AMC(cm)=AC(cm)−3.14×TSF(cm)。

结果评价:AMC的正常值男性为24.8cm,女性为21.0cm。实测值在正常值的90%及以上为正常;在正常值的80%～<90%时,为轻度营养不良;在正常值的60%～<80%时,为中度营养不良;小于正常值的60%时,为重度营养不良。

4.握力

在体能测试中,握力常以握力体重指数的形式体现。握力体重指数计算公式为:握力体重指数=握力成绩(kg)÷体重数(kg)×100%。将握力的大小与被测者的体重相联系,可以获得更科学的体力评价。

二、健康问题

随着我国人口老龄化的日益加剧,丧失或部分丧失日常生活自理能力的老年人数量也不断增多。失能老年人常见的健康问题主要有高血压、听力减退、牙齿缺失、便秘、尿失禁、老年痴呆及步态障碍等。生理功能的不断衰退和丧失,导致老年人活动受限,生活质量下降。老年人最常见的健康问题是慢性病。慢性病通常在相当长一段时间内存在,并且无法治愈,导致老年人活动受限,如脑血管疾病可导致偏瘫等、骨关节炎可引起关节疼痛和关节僵硬等。这些健康问题均会影响老年人的日常生活自理能力,给家人增添麻烦,增加经济负担。因此,必须根据失能老年人具体的疾病状况及早给予相应的营养照护,以维持老年人的日常生活自理能力,延缓生理功能衰退。

三、实验室检查

实验室检查可测定蛋白质、脂肪、维生素及微量元素等营养状况,评估免疫功能。营养素在组织及体液中的浓度下降、组织功能的降低及营养素依赖酶活性的下降等均早于临床症状,故实验室检查对及早发现营养素缺乏的类型和程度有着重要意义。实验室检查可提供客观的营养评估结果,不受主观因素的影响,并且能确定存在哪种营养素缺乏,这是人体测量及膳食调查方法所不具备的优点,可以正确指导膳食供给和临床营养治疗。

(一)血浆蛋白

血浆蛋白水平可反映机体蛋白质营养状况,最常用的指标包括血清白蛋白、转铁蛋白、甲状腺素结合前白蛋白(thyroxine-binding prealbumin,TBPA)和视黄醇结合蛋白(retinol-binding protein,RBP)。血浆蛋白的基本特征见表 6-2。

表 6-2　血浆蛋白的基本特征

血浆蛋白	合成部位	血清正常值范围/(g/L)	生物半衰期
白蛋白	肝细胞	45(35～55)	14～20d
前白蛋白	肝细胞	0.3(0.2～0.4)	2～3d
转铁蛋白	肝细胞	3.3(2.6～4.3)	8～9d
视黄醇结合蛋白	肝细胞	0.372(0.365～0.379)	3～12h

1.血清白蛋白

白蛋白(albumin)在肝细胞内合成,生物半衰期为 14～20d,主要代谢场所是肠道和血管内皮。白蛋白是临床评价蛋白质营养状况的常用指标之一,参考值为 35～55g/L;30～<35g/L为轻度营养不良,25～<30g/L 为中度营养不良,<25g/L 为重度营养不良。

2.血清前白蛋白

前白蛋白(prealbumin,PA)在肝脏内合成。因为前白蛋白可与甲状腺素结合球蛋白(thyroxine-binding globulin,TBG)及视黄醇结合蛋白结合而转运甲状腺素及维生素 A,故又称甲状腺素结合前白蛋白,其生物半衰期短,为 2～3d。与白蛋白相比,前白蛋白的生物半衰期短,在判断蛋白质急性改变方面较白蛋白更为敏感,故临床上常作为评价蛋白质-热量营养不良和反映近期膳食摄入状况的一个敏感指标。

在输注白蛋白的情况下,若仍使用血清白蛋白进行营养评估,则其结果可能受到影响。有专家对肠外营养支持时血清蛋白质的改变与添加外源性白蛋白的关系进行了研究,发现在补充白蛋白后,机体虽仍处于负氮平衡状态,但血清白蛋白水平却升高,而前白蛋白水平并无变化,故其提出在输注白蛋白时,宜选用前白蛋白而非白蛋白作为营养评估的指标。

3.血清转铁蛋白

血清转铁蛋白(serum transferrin,TRF)在肝脏内合成,生物半衰期为 8～9d。在高蛋白摄入后,转铁蛋白的血浆浓度上升较快。转铁蛋白能反映营养治疗后营养状态与免疫功能的恢复情况。

4.血清视黄醇结合蛋白

视黄醇结合蛋白在肝脏内合成,生物半衰期很短,为 $3\sim12h$。视黄醇结合蛋白可反映机体营养状况,是诊断早期营养不良的一个敏感指标。视黄醇结合蛋白在肝脏、肾脏疾病的治疗中具有重要作用。

(二)氮平衡

氮平衡是评价机体蛋白质营养状况最可靠、最常用的一个指标。一般食物的蛋白质中氮的平均含量为16％。若氮的摄入量大于排出量,则为正氮平衡;若氮的摄入量小于排出量,则为负氮平衡;若氮的摄入量与排出量相等,则维持氮的平衡状态,表示摄入的蛋白质可满足人体基本需求,有助于评价营养治疗结果。

(三)免疫功能评估

细胞免疫功能在人体抗感染中发挥着重要作用。蛋白质-热量营养不良常伴有细胞免疫功能损害,这会导致失能老年人的感染率和病死率升高。通常采用总淋巴细胞计数和皮肤迟发性超敏反应来评估细胞免疫功能。

(四)维生素及微量元素的生化检验

维生素及微量元素是人体不可缺少的营养素。失能老年人常因摄入量减少、饮食不均衡而发生维生素、微量元素缺乏,在营养照护中应给予足够重视。

营养素缺乏往往是多发性的,当发现某一种营养素缺乏的表现时,应考虑到伴有其他营养素缺乏的可能。体格检查时营养素缺乏的常见临床表现见表 6-3。

表 6-3　体格检查时营养素缺乏的常见临床表现

营养状况	临床表现
蛋白质-热量营养不良	体重低于正常值的 15％以上;身高略低;腹部皮脂厚度减小
维生素 A 缺乏	暗适应时间延长($>50s$);夜盲;结膜干燥,有皱褶;角膜干燥、软化、穿孔;比托斑;皮肤干燥,鳞屑、毛囊角化
维生素 B_1 缺乏	食欲减退、倦怠无力;多发性神经炎;腓肠肌压痛;心悸、气短、心脏肥大;水肿
维生素 B_2 缺乏	视物模糊、畏光;睑缘炎;角膜周围充血或血管形成;口角炎;舌炎;唇炎;阴囊炎、会阴皮炎;脂溢性皮炎
烟酸(维生素 B_3)缺乏	暴露部位对称性皮炎;舌炎(猩红色舌炎);腹泻;精神神经系统异常
维生素 C 缺乏	牙龈炎;皮下出血;毛囊角化(维生素 A 治疗无效);四肢长骨骨端肿胀

续表

营养状况	临床表现
维生素 D 与钙缺乏	老年人骨质疏松,指(趾)甲脆弱易碎;肌肉无力、疼痛,平衡能力下降;抑郁和其他情绪障碍;免疫功能下降,易发生感染;皮肤干燥;牙齿松动或牙釉质损坏
铁缺乏	疲乏无力、头晕眼花;心悸、气短;面色苍白、口唇和眼结膜苍白;匙状指;异食癖
锌缺乏	食欲减退,免疫力下降,伤口愈合缓慢;夜盲症和视力下降;皮肤炎症、干燥、皮疹;认知功能受损;骨质疏松;味觉和嗅觉异常

四、营养筛查

(一)主观全面评价

主观全面评价(subjective global assessment,SGA),亦称全面临床评价,是 Detsky 等于 1987 年提出的一种临床营养评价方法,其特点是以详细的病史与临床检查为基础,省略了生化检验。主观全面评价的理论基础是机体组成改变与进食改变、消化吸收功能改变、肌肉消耗、机体功能及活动能力改变相关。在重度营养不良时,主观全面评价与机体组成评价方法有较好的相关性。该方法简便易行,适用于失能老年人的营养评估。主观全面评价的主要内容及评价标准见表6-4。

表6-4　主观全面评价的主要内容及评价标准

主要内容	评价标准		
	A 级	B 级	C 级
近期(2 周)体重改变	无/增加	减轻不超过 5%	减轻超过 5%
饮食改变	无	减少	不进食/低热量流食
胃肠道症状(持续 2 周)	无/食欲不减	轻微恶心、呕吐	严重恶心、呕吐
活动能力改变	无/减退	能下床走动	卧床
应激反应	无/低度	中度	高度
肌肉消耗	无	轻度	重度
三头肌皮褶厚度	正常	轻度减小	重度减小
踝部水肿	无	轻度	重度

注:上述 8 项中,至少 5 项属于 C 级或 B 级者,可分别被评定为重度或中度营养不良。

(二)微型营养评价

微型营养评价(mini nutritional assessment,MNA)的内容包括食量变化、体重丢失、活动能力、心理创伤或有急性疾病、精神心理问题、BMI、小腿围(calf circumference,CC)。微型营养评价量表见表6-5。

表 6-5 微型营养评价量表

指标	评分			
	0分	1分	2分	3分
过去3个月是否有因食欲减退、消化不良、咀嚼或吞咽困难而减少食量	食量严重减少	食量中度减少	食量没有改变	—
过去3个月体重丢失	>3kg	未知	1~3kg	体重无改变
活动能力	长期卧床或坐轮椅	可以下床或离开轮椅,但不能外出	可以外出	—
过去3个月是否受到心理创伤或有急性病	是	—	否	—
精神心理问题	严重痴呆或抑郁	轻度痴呆	无精神心理问题	—
BMI/(kg/m²)	BMI<19	19≤BMI<21	21≤BMI<23	BMI≥23
如无法得到 BMI,则使用 CC	CC<31cm	—	—	CC≥31cm

得分:

注1:"—"表示无此项评分赋值。

注2:得分为选择相应选项后的分值总和。

评分标准:微型营养评价量表评分≥12分,良好(转化总登记表4分);8分≤微型营养评价量表评分≤11分,或25<BMI<30,一般(转化总登记表2分);微型营养评价量表评分<8分,或BMI≥30,差(转化总登记表0分)。

(三)营养风险筛查

欧洲肠外肠内营养学会(European Society for Parenteral and Enteral Nutrition,ESPEN)于2002年推出住院患者的营养评价,其中重点是对是否存在营养不良的风险进行评价,并由此确定是否需要给予营养支持。营养风险筛查(nutritional risk screening,NRS)(2002)的特点是简便、易行、无创、费用低。该方法建立在循证医学基础上,现已被广泛使用。NRS 2002包括4个方面的内容:人体成分测量、近期体重变化、膳食摄入情况和疾病严重程度。NRS 2002适用于住院失能老年人的营养风险筛查。营养风险筛查量表见表6-6。

表 6-6　营养风险筛查量表

营养状态受损评分	
无（0 分）	正常营养状态
轻度（1 分）	3 个月内体重丢失＞5％或近 1 周食物摄入为正常需要量的 50％～70％
中度（2 分）	2 个月内体重丢失＞5％或 BMI＜20.5 且一般情况差或者近 1 周食物摄入为正常需要量的 25％～50％
重度（3 分）	1 个月内体重丢失＞5％（3 个月内体重丢失＞15％）或 BMI＜18.5 且一般情况差或者近一周食物摄入为正常需要量的 25％以内
疾病严重程度（营养需要量增加）评分	
无（0 分）	正常营养需要量
轻度（1 分）	髋部骨折、慢性疾病伴有并发症、慢性阻塞性肺疾病、血液透析、肝硬化、糖尿病、一般恶性肿瘤患者
中度（2 分）	腹部大手术、脑卒中、重症肺炎、恶性血液系统肿瘤患者
重度（3 分）	颅脑损伤、骨髓移植、急性生理学与慢性健康状况评分（Acte Physiology and Chronic Health Evaluation，APACHE）大于 10 分的 ICU 患者
年龄评分	
0 分	年龄＜70 岁
1 分	年龄≥70 岁

注：得分≥3 分，患者存在营养风险，应考虑给予营养支持；得分＜3 分，每周重复进行营养风险筛查。

五、人体成分分析

人体成分分析是基于生物电阻抗原理设计的一种无创、客观且准确的检测方法，被广泛应用于健康营养评估和临床疾病监测。人体成分分析仪可以测量一系列机体关键指标，包括体重、体脂率、肌肉量、骨骼量、内脏脂肪水平、水分含量等，从而精确评估失能老年人的营养状况。这种方法因其简便、无痛且易被老年人接受等特点，在老年护理领域得到了广泛应用。

<h1 style="text-align:center;">第二节　饮食营养保障</h1>

一、老年人的营养特点

(一)代谢功能下降

老年人体内的瘦体组织减少，脂肪相对增加，而基础代谢与器官功能和瘦体组织的绝对重量有关,老年人与中年人相比,基础代谢率下降15%～20%;随着年龄的增加,加之活动量减少,老年人对热量的需求也相应下降。

(二)人体成分改变

失能老年人细胞、组织蛋白、水分减少,肌肉流失,骨矿物质也减少,活动量下降,日照减少,骨密度降低超过正常老年人,表现为皮肤弹性下降,四肢萎缩、无力。

(三)器官功能改变

失能老年人活动量减少或卧床,牙齿松动、脱落,咀嚼功能减退,消化液分泌减少,味蕾萎缩,食欲降低,消化能力下降,导致消化不良、腹泻或便秘;同时,合并听觉、视觉、味觉减退,均会影响老年人的正常饮食。

二、失能老年人的营养需求

(一)失能老年人的营养管理

失能老年人往往食欲下降,或拒绝进食,从而发生营养不良;也可因感知觉缺失而暴饮暴食,无饱腹感。失能老年人的估计热量需要量(estimate energy requirement,EER)主要因基础代谢率降低和活动量减少而下降,因此老年人膳食需供给适当的热量,食物应多样化,保证食物摄入量充足。对于消化能力明显降低的老年人,应制作细软食物,且少量多餐。老年人身体对缺水的耐受性下降,要主动饮水,首选温热的白开水。户外活动能够更好地接受紫外线照射,有利于体内维生素D合成,延缓骨质疏松的发展。老年人受生理功能减退的影响,易出现矿物质和某些维生素缺乏,因此应精心设计膳食,选择合适的营养食物,精准管理健康。中国50岁及以上居民膳食营养素参考摄入量见表6-7。

表6-7 中国50岁及以上居民膳食营养素参考摄入量

年龄	EER/(kcal/d)	
	男	女
50～64岁	2100	1750
65～79岁	2050	1700
80岁～	1900	1500

注:引自《中国居民膳食营养素参考摄入量(2023版)》。1kcal≈4.184kJ。

(二)失能老年人的日常饮食安排

1.食物多样化

老年人每天应至少摄入12种食物,主食包括一定量的粗杂粮;每天摄入奶类、豆制品;多摄入蔬菜、水果和薯类;食用适量鱼、禽肉、瘦肉;每天足量饮水,合理选择饮料;增加益生菌的摄入。失能老年人肠道菌群中的益生菌含量显著减少,条件致病菌明显增加,易因肠道屏障功能下降而进入血液循环,引起腹泻、便秘等消化系统疾病,因此增加肠道益生菌的摄入有利于恢复肠道微生态。

2.三餐分配要合理,零食要适当

一日三餐定时定量,有利于食物的消化吸收。由于老年人身体虚弱,正餐摄入可能有限,应注意增加餐次,在食物摄入总量不变的前提下,可采取三餐两点制或三餐三点制,将食物均匀地分散在各餐中。

3.选择合适的饮食种类

根据失能老年人的咀嚼、吞咽和消化功能情况,选择合适的饮食种类,以满足失能老年人的营养需求。

(1)软食 所有食物都应该细、软、易咀嚼、易消化,蔬菜及肉类均需切细、煮烂,避免摄食油炸及强刺激性食物,禁食生、冷、硬及含纤维多的食物,主食以软饭、面包、稀饭、面条、馒头等为主。

(2)半流质 半流质是介于软食与流质之间的过渡膳食,呈半流体状态,是含纤维少而营养素较多的食物。应少量多餐,每天5~6餐。肉应切成肉泥或肉丝。主食定量<300g,包括粥、面条、馄饨、面包、蛋糕、水饺等。

(3)流质 含渣很少,呈流体状态的食物,其所供给的热量、蛋白质及其他营养素缺乏,是一种不均衡膳食,故不宜长期食用。如需长期食用,则应改用相应的特殊医学用途配方食品。

4.制作细软食物

(1)将食物切小切碎,或延长烹调时间。肉类可切成肉丝或肉片后烹饪,也可碾碎成肉末制作成肉丸食用;鱼虾类可制作成鱼片、鱼丸、鱼羹、虾仁等。

(2)坚果、杂粮等坚硬食物可碾碎成粉或细小粒,如芝麻粉、核桃粉、玉米粉等;质地较硬的水果或蔬菜可粉碎榨汁后食用。

(3)多用炖、煮、蒸、烩、焖、烧等烹饪方法,少用煎炸和熏烤等。对于高龄和咀嚼能力严重下降的失能老年人,饭菜应煮软、烧烂,如软饭、稠粥、细软的面食等;对于有咀嚼、吞咽障碍的失能老年人,可选择软食、半流质或糊状食物,液体食物应增稠。

5.学会细嚼慢咽或小口进食

通过牙齿细嚼,将食物充分磨碎,并与唾液充分接触,促进食物消化,减轻胃肠道负担,使营养物质更好吸收;防止因咀嚼、吞咽过快,使食物误入气管;细嚼慢咽还可以使咀嚼肌得到更多锻炼,并有助于刺激胃肠道消化液的分泌。

6.合理选择营养强化食品

失能老年人受生理功能减退以及食物摄入不足等因素的影响,更易出现矿物质和某些维生素缺乏。失能老年人可根据身体需要和膳食状况,在营养师的指导下,选择合适的营养强化食品或营养素补充剂来弥补因膳食摄入不足而出现的营养缺乏。常见的营养缺乏有钙、维生素D、维生素A缺乏等。

7.主动足量饮水

主动足量饮水是失能老年人防止缺水的一项重要措施。不能经常、及时补充水分,人体很容易出现生理性缺水及血液黏稠度增大,影响血液正常循环,易诱发高血压、脑血栓、心肌梗死等。应少量、多次饮水,每次 50～100ml。清晨饮一杯温开水,睡前 1～2h 饮一杯水,既可有效补充生理性失水造成的水分不足,又可降低血液黏稠度,加快血液循环,并且能促进排出粪便、尿液等代谢废物。不要在感到口渴时才饮水,而应养成定时和主动饮水的习惯。老年人每天的饮水量应不低于 1200ml,以 1500～1700ml 为宜。饮水首选温热的白开水;根据个人情况,也可选择饮用淡茶水。

三、失能老年人的营养支持

对于有营养不良或营养风险的失能老年人,需要进行营养干预,干预的基本要求是满足 ≥70% 的营养需求。失能老年人的营养干预根据不同的途径可包括食物及强化饮食,口服营养补充剂,全肠内营养、部分肠内营养和全肠外营养。

(一)肠内营养

肠内营养是对胃肠道功能正常的失能老年人进行营养治疗首选的治疗手段,即将一些只需化学消化或不需要消化就能吸收的营养液注入失能老年人胃肠道内,满足其营养需求的一种方法。肠内营养也是失能老年人营养支持的首选途径,但应在营养师或临床医生的指导下选择使用。

1.制剂的选择

(1)全营养配方食品　全营养配方食品可作为单一营养来源满足失能老年人营养需求的特殊医学用途配方食品。该食品可以作为需要口服或者管饲的失能老年人的饮食替代或者营养补充,如高蛋白全营养素、匀浆膳。

(2)特定全营养配方食品　该食品适用于特定疾病或生理状态下,需对营养素进行全面补充的失能老年人,并能满足这部分失能老年人对部分营养素的特殊需求,如糖尿病全营养配方食品、呼吸系统全营养配方食品、肾病全营养配方食品、脂肪酸代谢异常全营养粉(低脂型)等。

(3)非全营养配方食品　非全营养配方食品可作为满足失能老年人部分营养需求的特殊医学用途配方食品。该食品适用于需要补充单一或部分营养素的失能老年人,包括营养素组件、电解质配方、增稠组件、乳清蛋白等。

2.途径的选择

肠内营养支持途径包括口服营养补充(oral nutrition supplement,ONS)和管饲(tube feeding,TF)两种。2006 年 ESPEN 对 ONS 的定义为在正常饮食摄入外的特殊医学用途配方食品的补充性经口摄入,每日 ONS 需提供 400～600kcal(1kcal≈4.184kJ)的热量。鼻胃管或鼻肠管是管饲的常用方法,主要适用于短期(4 周内)的肠内营养支持。如果失能老年人的管饲治疗需要 4 周以上,那么可优先选择胃造瘘或空肠造瘘。

3.并发症的监测

肠内营养治疗过程中可能发生一些并发症:①胃肠道并发症,如恶心、呕吐、腹泻或便秘等;②代谢性并发症,如水代谢异常、糖代谢异常、电解质和微量元素异常、肝功能异常、维生素缺乏;③机械性并发症,如喂养管移位、堵塞、脱出,食管胃损伤等。应及时对失能老年人的肠内营养进行监测,失能老年人对不同配方、不同浓度、不同输注途径的耐受性不一,因此应注意是否出现消化道症状;对胃内残留量进行监测,及时调整浓度、速度及温度;定期监测肝肾功能及水、电解质情况。

(二)肠外营养

肠外营养是指经静脉输注途径给予人体所需的部分或全部营养支持的一种方法。当肠内营养无法满足或有肠内营养禁忌时,可选择使用肠外营养。肠外营养须在临床医生和营养师的监护下进行。

(毛春英　丰丽莉)

第七章　吞咽障碍老年人进食与饮水照护

吞咽障碍指不能将食物由口腔送入胃内,不包括食物入口和胃排空异常(胃的出口堵塞,食物不能从胃进入小肠)。吞咽障碍是由多种因素引起的、可发生于不同部位的吞咽时咽下困难。吞咽障碍可影响摄食及营养吸收,导致脱水、营养不良,以及食物误吸入气管引发吸入性肺炎,严重者可危及生命,甚至窒息而死亡。对吞咽障碍的老年人进食与饮水的良好照护是提高其预后和生活质量的必要保障。

第一节　吞咽功能评估

正常人的吞咽过程分为口腔前期、口腔准备期、口腔期、咽期和食管期5个阶段。口腔前期是通过视觉和嗅觉感知食物,然后用餐具将食物送至口腔。口腔准备期是口张开,将食物保持在口腔内。口腔期是将食物向咽部推动。在咽期,软腭上抬,关闭鼻腔,声门关闭,气道关闭防止误吸、喉穿透,咽蠕动挤压食团通过咽下移移向环咽肌;环咽肌位于食管上部,其放松时食团可通过进入食管。在食管期,食管产生蠕动波推动食团通过食管,进入胃。

一、吞咽功能评定方法

高龄、老化可引起老年人的神经反射性活动衰退,吞咽肌群互不协调而引发吞咽障碍。通常采用饮水、唾液吞咽试验等吞咽功能评定方法来评估吞咽功能障碍的程度。

(一)吞咽功能评定的适应证与禁忌证

1.适应证

各种中枢神经系统、周围神经系统损伤或病变等引起的吞咽功能障碍的筛查。

2.禁忌证

处于昏迷或意识不清状态者。

3.用于吞咽功能评定的设备与用具

(1)一般用具　茶匙和杯子等餐具、秒表。

(2)医用器材　1ml注射器、乳胶手套、鼻喷器、蒸馏水、20%生理盐水酒石酸溶液。

4.吞咽功能评定的方法

(1)反复唾液吞咽试验　受检者取放松体位。检查者将手指放在受检者的喉和舌骨位置,让受检者尽量快速反复吞咽,同时观察喉及舌骨随着吞咽运动越过手指,向前上方移动再复位的次数,计算 30s 内完成的次数。当受检者口腔过于干燥无法吞咽时,可在舌面上注入约 1ml 水,然后再让其吞咽。

(2)饮水吞咽试验(又称洼田饮水试验)

1)用茶匙让受检者饮水(每茶匙 5～10ml),如受检者在这个阶段即发生明显噎呛,则可直接判断为饮水吞咽试验异常。

2)如无明显呛咳,则让受检者取坐位,将 30ml 温水一口咽下,然后记录饮水情况。

(3)简易吞咽激发试验　将 0.4ml 蒸馏水滴注到受检者咽部的上部,观察受检者的吞咽反射和从滴注后到发生反射的时间差。

(4)咳嗽反射试验　将 20%生理盐水酒石酸溶液 2ml 置于鼻喷器中,让受检者吸入喷雾,观察咳嗽反射。

5.吞咽功能评定的标准

(1)反复唾液吞咽试验　计算 30s 内完成的次数,健康成年人至少完成 5～8 次,如果少于 3 次,那么提示需要进一步检查。

(2)饮水吞咽试验

Ⅰ级:30ml 温水可一口饮完,无噎呛,5s 内饮完为正常,超过 5s 为可疑吞咽障碍。

Ⅱ级:30ml 温水分 2 次及以上饮完,无噎呛,为可疑吞咽障碍。

Ⅲ级:30ml 温水能一次饮完,但有噎呛,确定有吞咽障碍。

Ⅳ级:30ml 温水分 2 次及以上饮完,且有噎呛,确定有吞咽障碍。

Ⅴ级:常常呛住,难以全部饮完,确定有吞咽障碍。

(3)简易吞咽激发试验　如在滴注蒸馏水后 3s 内能够诱发吞咽反射,则判定为吞咽正常;如超过 3s,则为吞咽不正常。由于该试验不需要老年人任何主动配合和主观努力,因而尤其适用于卧床不起者。

(4)咳嗽反射试验　老年人吸入喷雾后,喉部咳嗽感受器受到刺激而引发咳嗽反射。咳嗽反射的存在表示老年人能够通过该反射防止食物进入气道深处。咳嗽反射的减弱或消失意味着误吸或误咽的可能性大大增加。

6.吞咽功能评定的注意事项

(1)对于格拉斯哥(Glasgow)昏迷量表评分＜6 分或即使在他人帮助下也不能维持坐位的老年人,不适合采用饮水吞咽试验进行评定。

(2)在进行吞咽功能评定前,需要先进行口面部评定。

(3)如口腔内有可脱卸的义齿,则务必将义齿卸下之后再行检查。

(4)检查前需要确认老年人口中无食物残留。

(5)饮水吞咽试验使用的应为温开水,不能用冰水,更不能用饮料或汤汁代替。

二、吞咽功能康复

（一）基础训练

基础训练指针对摄食-吞咽活动相关器官进行功能训练，也称间接训练。

1.头颈控制训练

头颈的稳定性直接影响口腔颜面部的运动功能，因此在床旁就应进行头颈控制训练。训练方法：老年人身体朝前坐正，头部从正中开始，分别向前、后、左、右各方向做旋转运动和提肩、沉肩运动，每个动作持续 5s 再回至正中位。

2.口唇运动训练

利用单音单字进行训练，要求老年人尽最大能力张口发"a-u-i"音。此外，也可练习吹蜡烛、吹口哨、缩唇、微笑等动作来促进唇的运动。若老年人口唇肌群无力，则可采用指尖或冰块叩击唇周、短暂的肌肉牵拉和按摩等促进口唇肌肉的运动。进行唇闭合力度训练，即让老年人在闭合的两唇之间放置一压舌板，用两手指在压舌板的两端向下压，口唇应尽量保持在闭合状态；此外，也可将系线的纽扣置于口内，向外牵拉纽扣，老年人闭唇以尽量不让纽扣拔出。在训练过程中，应使老年人的口唇始终保持在正中位置。口唇运动训练见图7-1。

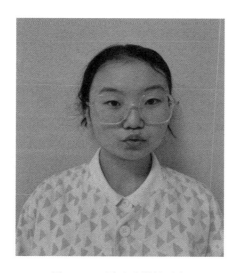

图 7-1　口唇运动训练示意

3.颊肌运动训练

要求老年人轻张口后闭口，然后做鼓腮动作，随后轻呼气；此外，也可让老年人做吸吮手指的动作，借以收缩颊肌及口轮匝肌来增强肌力。每日训练 2 次，每次重复 5 遍。

4.下颌运动及咀嚼训练

大多数老年人下颌运动幅度不充分，治疗者应辅助老年人完成下颌的张闭运动，同时做适度的侧方运动。当咬肌张力低下时，可采取振动、轻拍等方法对其进行刺激；当咬肌张力过高时,可采取冷刺激、按摩和牵伸疗法,促使咬肌放松,并利用咀嚼动作促进下颌放松。

5.舌体运动训练

若老年人舌体无任何运动,则治疗者用压舌板或勺子的凸面轻压老年人舌背,促使舌体前伸;或用纱布包裹老年人舌体轻轻向前牵拉及左右摆动。若老年人舌体可自主运动,则指导老年人面对矫正镜用舌尖尽量触及两侧唇角、弹舌、沿唇做环转运动等,以增加老年人舌体的灵活性。舌体运动训练见图7-2。

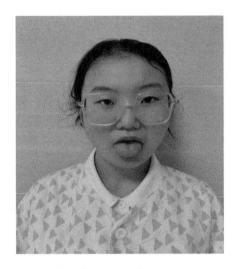

图 7-2　舌体运动训练示意

6.软腭训练

指导老年人发"ge-ge-ge"音;或让老年人深吸气后,屏气10s,接着从口中将气体全部呼出。

7.喉部运动训练

喉上提训练指老年人头前伸,使颌下肌伸展2~3s,然后在颌下施加压力,嘱老年人低头,抬高舌背,即舌向上抵住硬腭,或进行辅音的发音训练。该方法的目的是提高喉入口的闭合能力,扩大咽部的空间,增加食管上括约肌开放的被动牵张力。

8.口腔感知觉训练

指导老年人用温水和冰水交替漱口进行冷热温度刺激,或给予不同味道的食物(如柠檬、辣椒、糖等)进行味觉刺激。

9.冰刺激

用头端呈球状的不锈钢棒蘸冰水或用冰棉签棒刺激软腭、腭弓、舌根及咽后壁,左右相同部位交替刺激,然后嘱老年人做空吞咽动作。冰刺激可以提高软腭和咽部的敏感性,促进吞咽过程中神经肌肉的活动,增强吞咽反射,减少唾液腺的分泌。冰刺激见图7-3。

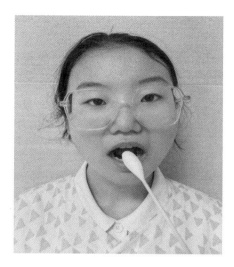

图 7-3　冰刺激示意

10. 咳嗽训练

咳嗽是机体清除进入喉内异物的一种条件反射。典型的咳嗽反射是深吸气,声门裂关闭,胸腔和腹腔压力急剧增加,所有呼气肌强烈收缩,在声门裂压力持续增加下,声门裂开放,完成咳嗽动作。咳嗽训练的目的主要是增加腹肌的肌力,具体操作为治疗者在老年人的后方两腋下将双手向前交叉于老年人胸腹部,嘱老年人深吸气后屏气,然后猛然向外呼气,此时置于老年人胸腹部前的双手用力向内上方挤压,帮助老年人增加胸腹部压力,完成咳嗽动作。

11. 呼吸训练

呼吸训练的目的是恢复吞咽与呼吸的协调配合,增强声门闭锁能力,缓解颈部肌肉(呼吸辅助肌)过度紧张,以及为排除气道侵入物而进行随意咳嗽。训练主要是从腹式呼吸和缩唇呼吸两方面进行。

(二)摄食训练

摄食训练指直接训练老年人的进食吞咽运动,又称直接训练。训练内容包括进食时体位、食物在口中的位置、食物性质(如食物大小、形态、温度和味道等)、一口量、进食习惯和环境等。

1. 体位

吞咽障碍老年人在早期训练时应选择既有代偿作用又安全的体位。对于卧床老年人,一般取床头抬高 30°或 60°的半坐卧位,头部前屈,偏瘫侧肩部用枕垫起,照护者站立于老年人健侧。采用这种体位进食,食物不易从口中漏出,有利于食团向舌根运送,还可以降低向鼻腔反流及误咽的风险。能坐起且口唇闭合能力较好的老年人应采取坐位进食的方式,头稍前屈,躯干向健侧倾斜 30°,使食物经健侧咽部进入食管,以防误咽。吞咽障碍老年人进食体位的选择应以进食安全为原则,根据老年人的具体情况选择合适的体位,以减少误咽的发生。

2.食物的性质

宜选择密度均匀、黏性适当、不易松散、通过咽和食管时易变形且很少在黏膜上残留的食物,如香蕉、软蛋羹、均质糊状食物(见图 7-4)等。此外,要兼顾食物的色、香、味及温度等。对于不同病变、不同时期的吞咽障碍老年人,所选食物亦有所不同,如准备期和口腔期障碍老年人的食物应为质地软、易咀嚼的食物,如菜泥、水果泥和浓汤;咽期障碍老年人应选用稠厚的液体,如蔬菜泥(见图 7-5)等湿润、光滑的软食,避免食用有碎屑的糕饼类食物和缺少内聚力的食物;食管期障碍老年人的食物为软食、湿润的食物,避免食用高黏性和干燥的食物。

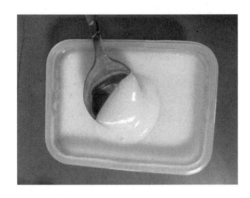

图 7-4　均质糊状食物

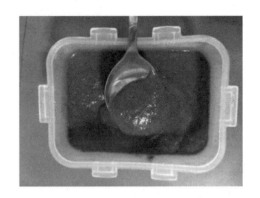

图 7-5　蔬菜泥

3.食物在口中的位置

在进食训练时,应将食物放置在口腔内最能感觉到食物的部位,有利于食物在口腔内的保持和运送。最佳的位置是健侧舌后部或健侧颊部,有利于食物的吞咽。

4.一口量

一口量包括调整进食的一口量和控制速度的一口量,即最适于吞咽的一次摄食入口量,正常人约为 20ml。一般先以少量试之(3～4ml),然后酌情增加摄入量。为防止吞咽时食物误吸入气管,可结合声门上吞咽训练方法,这样可使声带闭合封闭喉部后再吞咽。吞咽后咳嗽,可除去残留在咽喉部的食物残渣。摄食时应注意调整合适的进食速度,避免出现两次食物重叠入口的现象。常用餐具见图 7-6。

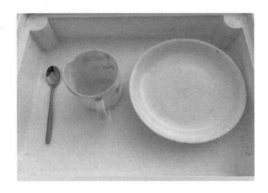

图 7-6　常用餐具

5.进食习惯和环境

培养老年人尽可能采用直立坐位的进食习惯,这种体位可较好地发挥吞咽相关肌肉的功能,使易疲劳、瞌睡的老年人最大限度保持觉醒,且食物反流最少。进食时减少或避免说话,以免忘记吞咽动作,影响吞咽的整个过程。同时,要为吞咽障碍老年人营造安静的进食环境。

(三)摄食辅助性训练

摄食辅助性训练指吞咽时采用的姿势与方法,一般通过改变食物经过的路径和采用特定的吞咽方法来提高吞咽安全。

1.侧方吞咽

让老年人分别向左、右侧转头,做侧方吞咽,可除去梨状隐窝部的残留食物。

2.空吞咽与交替吞咽

每次进食吞咽后,反复做几次空吞咽,使食团被全部咽下,然后再进食,可除去残留食物,防止误咽;此外,亦可每次进食吞咽后饮极少量(1~2ml)水,这样既有利于诱发吞咽反射,又能达到除去咽部残留食物的目的,称为交替吞咽。

3.用力吞咽

让老年人将舌用力向后移动,帮助食物推进通过咽腔,以增大口腔吞咽压,减少食物残留。

4.点头样吞咽

颈部尽量前屈似点头状,同时做空吞咽动作,可去除会厌谷的残留食物。

5.低头吞咽

吞咽时颈部尽量前屈,使会厌谷的空间扩大,并使会厌向后移位,避免食物溢漏入喉前庭,这样有利于保护气道,收窄气管入口,咽后壁后移,使食物尽量离开气管入口处。

6.门德尔松(Mendelsohn)手法

要求老年人先进食少量食物,然后咀嚼、吞咽,在吞咽的瞬间,用拇指和示指顺势将喉结上推并处于最高阶段,保持这种吞咽状态2~3s,然后完成吞咽,再放松呼气。此手法是通过延长吞咽时的自主时间,并加强喉上举和前置运动的方法来增加环咽肌打开程度,目的是帮助提升咽喉上抬程度,以增强吞咽功能。

7.声门上吞咽法

先吸气后屏气,在屏气时(此时声带和气管关闭)做吞咽动作,然后立即做咳嗽动作;此外,亦可在吸气后呼出少量气体,再做屏气和吞咽动作及吞咽后咳嗽。

8.超声门上吞咽法

先吸气后屏气,再做加强屏气的动作,吞咽后咳出咽部残留食物。

9.屏气-发声运动

老年人坐在椅子上,双手支撑椅面做推压和屏气运动,同时发拼音的"a"音。此时老年人胸廓固定,声门紧闭,然后突然松手,声门大开,呼气发声。此运动不仅可以提高声门的闭锁功能,增强软腭的肌力,而且有助于除去残留在咽部的食物。

第二节 协助进食与饮水

一、协助进食

(一)餐前准备

1.创造良好的进食环境,去除一切不良气味和不良的视觉影响,如餐前半小时开窗通风,保证空气新鲜,并清除周围的污染物等;老年人单独进餐会影响食欲,和家人一起进餐可以促进食欲,增加进食量。

2.督促或协助老年人洗手、漱口,提醒老年人做好就餐准备,使其精神放松,提高食欲。

3.根据老年人的身体状况,采取合适的进餐姿势,尽量取坐位或半坐位。对于不能步行的老年人,可推轮椅到餐桌前;对于卧床的老年人,可根据病情采取相应的措施,如支起靠背架,放好床上餐桌,让老年人坐在床上进餐。

(二)食物准备

1.合理搭配食物种类

应合理搭配膳食中的食物,并通过各种营养素的互补作用,提高其营养价值,满足老年人的营养需要。要做到动物性食物与植物性食物合理搭配,粗粮与细粮合理搭配;选择新鲜食物和绿色食品,勿食用陈腐食物,少食用含化学着色剂的食物。

2.食物易消化吸收

食物加工应细、软、松,易于咀嚼,且便于消化吸收,如将肉类制成肉糜或肉松等;合理烹调以减少营养素的丢失,宜采用蒸、煮、炖、煨、烩等方式,少采用煎炒、油炸等方式;同时应注意色、香、味齐全,以增进食欲,但不要过多食用调味品或辛辣食物。在食物品种齐全的前提下,既要尊重老年人原有的饮食习惯,也要遵循营养学原则。

3.食物温度适宜

老年人消化道对食物的温度较为敏感,过冷或过热的饮食均会刺激消化道黏膜,影响消化和营养素的吸收。故饮食宜温偏热,忌过冷过热。可在两餐之间或入睡前加饮热饮料,以消除疲劳,增加温暖。冬季可进食热性食物,如羊肉等。

(三)进餐

食物要切成小块,但不要切成碎末。一次喂食要少,待老年人咽下之后再喂,做到干稀交替。要按照老年人的呼吸节奏喂食,避免呛着。当老年人的吞咽肌麻痹时,要从正常一侧往里喂食。当老年人躺着进食时,固体食物和半流质食物不易使老年人呛着,而喝汤时易使老年人呛着,故要提醒老年人进食时不要着急。建议使用吸管或带吸管的杯子喝汤。餐后应漱口,防止食物滞留在口中,致使老年人睡觉时发生窒息。

对于生活能自理的老年人,鼓励其自己进食;对于进食行为部分不能自理的老年人,可使用一些自制餐具,尽量维持老年人自己进食的能力,家属给予必要的协助;对于进食行为完全不能自理的老年人,应由家属或照护者喂食。同时,应根据老年人的进食习惯、进食次序和方法等喂食,照护者还应掌握适当的喂食速度,与老年人互相配合。对于不能经口进食的老年人,可采用管饲、肠内营养及全肠外营养等途径为老年人输送食物和营养。

(四)餐后处理

及时撤去餐具,清理食物残渣,整理周围环境。督促或协助老年人洗手、漱口或做口腔护理。评价老年人的进食情况,以及是否满足营养需求。

二、协助饮水

老年人身体中的水分含量通常比年轻人低20%,因此老年人的水分补给十分重要。发热、呕吐、腹泻均会导致体内水分流失,一般通过喂食汤汁、牛奶、果汁,以及饮茶、水等来补充水分。在补充水分时还要考虑均衡,不能一次补太多。对于健康的老年人,建议每天饮水量在1400~2000ml,可根据个人健康状况和医嘱进行调整。采用定时定量的饮水方式,如每2~3h喂水一次,每次150~200ml,夜间适当减少,以免影响睡眠。此外,也可采取个性化设定,一般单次灌注量在100~200ml,需密切监测体征变化,避免水分过多或不足影响机体健康。

偏瘫、卧床、吞咽困难的老年人饮水体位与进食体位相同。

第三节　管饲饮食

管饲是指将胃管经一侧鼻腔(或口腔)插入胃内,从管内灌注流质食物、水和药物的方法。对于不能经口进食者,如昏迷老年人、有口腔疾病的老年人、术后或肿瘤老年人、食管狭窄老年人、拒绝进食者,可给予管饲饮食。

一、管饲饮食的要求

(一)胃管留置时间

普通胃管每周更换1次,硅胶管每月更换1次。胃管的更换:通常于晚上末次喂食后,将管快速拔除,同时夹紧管口,以免液体流入气管;次日晨换管由另一侧鼻孔插入。

(二)管饲时的体位

脑血管意外老年人由于咳嗽、吞咽反射低下及食管下端括约肌处于开放状态,胃液易反流而发生误吸,甚至合并肺炎。管饲前将床头抬高30°~45°,以免进食过程中及进食后发生呛咳、反流、呕吐等,减少肺炎的发生。脑卒中时,由于肢体健侧吞咽功能较患侧好,管饲时头偏向健侧,可明显减少胃反流的食物误吸入气管。需要注意的是,管饲后保持半卧位30~60min,然后再恢复平卧位,以免食物反流,误吸入肺部,导致窒息或吸入性肺炎。

(三)管饲液温度

食物要冷却至38~40℃,放于前臂内侧而不觉烫,方可注入。管饲温度过高或过低,可能烫伤或冻伤黏膜。

(四)常用管饲饮食及量

常用管饲饮食包括混合奶和匀浆饮食。混合奶的可用食物包括牛奶、豆浆、蒸蛋、浓米汤、肉汤、蔗糖、植物油、食盐等。匀浆饮食的可用食物包括米饭、米粥、面条、馒头、鸡蛋、鱼、虾、鸡肉、瘦肉、猪肝、蔬菜、油、盐等。管饲老年人对管饲有一个适应过程,开始时管饲量应少而清淡,以后逐渐增加。对于昏迷或较长时间未进食者,第一、二天以混合奶为主,每次50~100ml,每4h喂一次;如无特殊不适,从第三天开始,即可进食匀浆饮食。对于长期匀浆饮食的老年人,建议每次灌注量(包括水)控制在150~300ml,每日分餐4~6次,总摄入量根据个人健康状况由医生或营养师确定,通常每日摄入液体总量(包括食物中的水分)维持在1500~2000ml。

二、照护措施

1. 喂食前,确定胃管在胃内后方可喂食。

2. 每次喂食前后均应灌注30ml左右38~40℃温开水,然后灌注流质饮食或药物,以保持管道清洁、通畅。

3. 对于需翻身或吸痰的老年人,应先翻身或吸痰后再行喂食,以免引起呕吐或呛咳。

4. 首次喂食量应少,速度宜慢,使老年人逐渐适应。每次喂食量不得超过200ml。管饲片剂药物时,应先将药物研碎,待溶解后再灌入。

5. 管饲前将床头抬高30°~45°,管饲后保持半卧位30~60min,然后再恢复平卧位,以免食物反流,误吸入肺部,导致窒息或吸入性肺炎。

6. 对于长期管饲者,应每日进行口、鼻腔护理2次。

7. 灌注结束后,将胃管开口端反折并用纱布包好,夹子夹紧,然后用安全别针固定于枕旁。整理床单位,清理杂物。

三、注意事项

1. 喂食前后要注意观察胃管是否在胃内。老年人剧烈咳嗽或出现呕吐反射,可使胃内压上升而发生反流,有可能使胃管脱出而盘绕在口腔内。

2. 每次管饲前应先回抽,当有胃液时,观察有无消化道出血或胃内容物潴留,如有血性、咖啡色或空腹胃液量大于 200ml,此时应停止管饲,待症状好转后再行管饲。如无异常,可缓慢注入少量(30ml)温开水,然后再灌注管饲药物或流食。管饲速度应缓慢,并随时观察老年人的反应。每次抽吸、管饲时应将胃管反折,避免空气进入胃内而造成腹胀。

3. 管饲后用 30ml 温开水冲洗胃管,避免食物残留在胃内发酵或变质,引起胃肠炎或堵塞管腔。将胃管开口端反折并用纱布包好,夹子夹紧,使用三通开关的,应每天冲洗三通。

4. 进行主动与被动活动,如床上肢体运动、坐轮椅等在室内外活动,目的是增加肠蠕动,促进消化吸收。

5. 每日进行口腔护理,以保持口腔清洁、湿润,预防口腔溃疡以及感染并发症的发生;同时,也可以防止口臭、口垢;此外,通过对口腔进行护理,还可以观察口腔的变化,及时发现有无溃疡、口臭或者感染等。

四、管饲饮食的制作

(一)管饲饮食的质与量

管饲饮食必须是精细、温度适宜、无渣、营养齐全、比例合适的流质饮食。植物蛋白和动物蛋白要合理搭配,并适当补充维生素和无机盐。食物、餐具以及饮食制作过程中应注意卫生,配制膳食的原料要新鲜,配制的饮食 24h 内未食用完应丢弃。

管饲营养液是长期昏迷或咀嚼吞咽困难而不能经口腔进食老年人的主要食物。有些老年人由于多种因素而需要在家卧床调养,而食物的特定性状限制了他们的正常选择,基本只能选用牛奶、豆浆、果汁、米粉类食物。这些食物的营养成分有限,不能为机体提供丰富的蛋白质、维生素、纤维素,以及高热量等。对于鼻饲老年人,在营养液制备基础上,进行科学、合理的配制加工,就同常人一样可以广泛食用各种食物。

正常成年人每天饮食、饮水以及代谢产生的水分为 2000～2500ml,且出入量大致平衡。水分计算的方式是高热 38℃或室温 32℃以上时,每升高 1℃,多补充每日需水量的 10%。一般根据每千克体重 30ml 计算入量。高热、汗多者的水分入量应在 3000ml 左右。

(二)管饲饮食的制作细则

1. 应结合病情,根据不同症状及合并症,给予不同食谱配方。对于高热、呼吸道感染、意识障碍、伤口愈合等老年人,需要补充优质蛋白质及热量。此外,还应根据病情及电解质平衡情况等来确定钠、钾、氯、水分的补充量。

2. 管饲营养液要细软、无渣滓,配制后用铜丝笼或纱布过滤,以免堵塞管饲管。

3. 注意操作卫生,所有用具(如量杯、漏斗、锅、盆和瓶)必须洗净、消毒后使用。注意手卫生,防止发生感染。

4. 各种混合奶配制后不得直接在火上加热,应采用热水保温法加热,以免混合奶凝结成块。混合奶配制后,热时不要加盖,待凉后再盖上瓶盖放入冰箱,否则易发生酸败。

5. 如加酸性果汁或维生素 C 粉剂,必须管饲临灌时再加,以免配制奶发生沉淀。

第四节 饮用水与饮食的特殊处理

一、饮用水

(一)饮用水的基本卫生要求

1.饮用水的一般要求

(1)不得含有致病微生物,以防发生肠道传染病、寄生虫病以及其他感染性疾病。

(2)水中应含有适量的人体健康所必需的矿物质;对人体有害的物质应控制在卫生标准允许的范围内,不得引起急慢性中毒及产生远期影响。

(3)感官性状应无色透明、无异味,不得含有肉眼可见物。

(4)水量充足,使用方便,要符合远期发展的水需要量。

2.饮用水的细菌学指标

(1)细菌总数 细菌总数指 1ml 水样在普通琼脂培养基中,于 37℃ 培养 24h 所生长的细菌菌落总数(个/ml)。细菌总数可作为饮用水净化消毒效果的一个评价指标,标准规定为小于 100 个/ml。

(2)总大肠菌群 总大肠菌群可作为水被粪便污染的一个评价指标。标准规定饮用水中的总大肠菌群应小于 3 个/L。

(3)游离性余氯 加氯接触30min 以后,水中剩余的游离性余氯不应低于 0.3mg/L。实验证明,游离性余氯达到该标准,水中的肠道病菌及钩端螺旋体等都会被杀灭。

上述三个指标都是间接指标,达到这三个指标的饮用水在细菌学上是安全的,但是由于病毒的存活力大于细菌,故不能保证病毒学上的安全。因此,我国不提倡直接饮用自来水。

(二)科学饮水

1.及时补充水分

老年人往往易出现口干、口渴,这个时候要及时补水。老年人脏器功能下降,体液通常比中青年人少15%左右,因而老年人的热均衡与抗热能力较差。如不经常、及时补水,老年人易出现生理性缺水,血液浓度升高,影响血液正常循环,从而诱发多种疾病。因此,适当地补充水分有益身心健康。

2.夜间饮水十分重要

老年人夜间睡前不饮水,可导致血浆浓缩、血液黏稠度升高、血小板凝聚增加,从而导致体内血栓形成。对于老年人或心脑血管缺血性疾病患者,夜间睡前饮一杯水,可以预防致死性梗死。部分老年人不习惯在睡前饮水,担心夜间起床排尿。其实老年人膀胱萎缩,容量减少,不饮水照样需要起夜。老年人肾脏生理功能减退,夜间尿多,可导致体内缺水,易使血液黏稠,心脑血管血流阻力加大,易引发心脑血管病变。对于患有心脑血管疾病的老年人,因血管内膜发生变化,血液黏滞性偏高,易发生缺血性脑卒中,夜间缺水使发生风险大大升高。因此,夜间饮水十分重要。老年人在起床后饮一杯水,可保持血液正常循环,有预防高血压、脑血栓、心肌梗死等发生的作用。

3.饮水后活动有一定的益处

水能促进胃肠道清洁,有助于肝脏解毒以及肾功能和内分泌功能的改善,提高免疫功能,预防感冒、咽喉炎、关节炎和某些皮肤病的发生。

二、饮食的特殊处理

要重视老年人的饮食和营养摄取。根据老年人的生理特点及营养需求,营养专家归纳出以下10项适用于老年人的饮食原则,可作为老年人饮食的参考,使老年人在享受美食的同时保持健康。

(1)少量多餐,以点心补充营养;

(2)以豆制品取代部分动物蛋白;

(3)主食中加入蔬菜一起烹调;

(4)每天食用350g水果;

(5)补充适量维生素B;

(6)限制油脂摄取量;

(7)少加盐、味精、酱油,善用其他调味方法;

(8)少食辛辣食物;

(9)白天多补充水分;

(10)每天服用一颗复合维生素补剂。

(徐淑芬)

第八章　排泄照护

排泄是机体将新陈代谢产物和不需要或过剩的物质排出体外的生理过程。排泄是维持生命的必要条件。只有通过排泄才能将机体新陈代谢的产物及废物排出体外,维持内环境平衡。人体排泄的途径有皮肤、呼吸系统、消化系统及泌尿系统,而消化系统和泌尿系统是人体主要的排泄途径,即排便和排尿。老年人自理能力下降,机体功能减弱或疾病等均可导致其出现排泄功能障碍。照护者可根据老年人的身体状况,协助其采取合适的排泄体位、方法,减少排泄时的不便。

第一节　泌尿系统排泄的照护

泌尿系统由肾脏、输尿管、膀胱及尿道组成。排尿是尿液在肾脏生成后,经输尿管而暂储于膀胱中,储存至一定量后,一次性通过尿道排出体外的过程。排尿是受中枢神经系统控制的一种复杂反射活动。

一、尿液的观察

(一)正常尿液的性状

老年人24h的正常尿量为1000～2000ml。老年人排尿频率一般日间4～6次,夜间不多于2次。尿液外观呈淡黄色,澄清透明,放置后可转为混浊并出现氨味;食物和药物可改变尿液的颜色,如服用大量胡萝卜素时,尿液呈鲜黄色。

(二)尿液异常的观察

1.尿量

(1)多尿,指24h尿量>2500ml。

(2)少尿,指24h尿量<400ml,或每小时尿量<17ml。

(3)无尿,指24h尿量<100ml。

2.颜色

(1)肉眼血尿　尿液呈洗肉水样,多见于有急性泌尿系感染、膀胱肿瘤、输尿管结石的老年人。

（2）血红蛋白尿　尿液呈浓茶色、酱油色,多见于有肾梗死、血管内溶血的老年人。

（3）胆红素尿　尿液呈深黄色,多见于有肝胆疾病的老年人。

3.气味

苹果香味多见于糖尿病酮症酸中毒老年人;腐败腥臭味常见于膀胱炎及化脓性肾盂炎老年人;氨味说明尿在体内已被分解,是膀胱炎或尿潴留的表现;粪臭味常见于膀胱结肠瘘老年人。

二、影响正常排尿的因素

（一）年龄和性别

老年人因膀胱张力降低,常出现尿频现象;老年男性因前列腺增生而压迫尿道,常引起排尿困难。

（二）饮食与天气

食物含水量高或大量饮水,可使尿量增加。咖啡、茶、酒等具有利尿作用。食物含钠盐多可导致机体水钠潴留,使尿量减少。气温较高时,呼吸加快,人体大量出汗,可使尿量减少。

（三）排尿习惯

排尿的时间常与人们的日常作息相关,如晨起排尿、睡前排尿等。此外,排尿姿势不舒适、排尿环境不适宜(如缺乏隐蔽场所等),也会影响排尿。

（四）治疗因素

如利尿剂可使尿量增加;手术时麻醉及麻醉药物、术后疼痛可导致术后尿潴留。某些诊断性检查如膀胱镜检查,可造成尿道不适和水肿而影响排尿。而泌尿系统自身的手术或损伤则会直接影响尿液的生成、排出。

（五）疾病因素

任何影响运动或感觉功能的疾病或损伤(如神经系统受损)均会影响排尿,如意识障碍可导致尿失禁。肾脏疾病可使尿液生成发生障碍,导致尿少或无尿;泌尿系统的结石、肿瘤、狭窄等可造成排尿功能障碍,出现尿潴留。

（六）心理因素

紧张、焦虑、恐惧等情绪变化可引起尿频、尿急,或因抑制排尿而出现尿潴留;此外,暗示也会影响排尿,如听流水声可诱导排尿。

（七）其他

膀胱、骨盆及腹部的肌肉参与排尿活动,当相关肌肉的张力发生改变时,就会直接影响排尿。

三、维持正常排尿的照护措施

(一)保证充足的液体摄入

推荐正常成年人每日的饮水摄入量为 1200～1500ml,除了正常的饮水之外,还可通过食物摄入以及自身产生,水分摄入量共 2000～2500ml。若老年人有额外丧失水分如发热、出汗,或有呕吐腹泻、液体引流,则需要增加摄入量(补液和饮水)。

(二)保证适当的运动量

运动可增加腹部和会阴部肌肉的张力,有助于排尿。若老年人活动受限,则应进行局部肌肉锻炼,如指导老年人有节律地做会阴部肌肉的收缩与放松运动,以增加会阴部肌肉的张力。

(三)维持正常的排尿习惯

如晨起和睡前,协助老年人维持原有的排尿习惯和正常的排尿姿势。对于卧床的老年人,可扶其坐起或抬高上身,尽可能使老年人以习惯姿势排尿,并在排尿前消除老年人原有的不适。

(四)提供隐蔽的排尿环境

尊重和保护老年人的隐私。隐蔽的环境有利于老年人自我放松,尤其老年人患有疾病时或处于由住院造成的焦虑状态。

(五)利用暗示的效果

可以让老年人听流水声,或用温水冲洗会阴部等来促进排尿。

四、排尿异常的观察及照护

(一)尿失禁

尿失禁是指老年人的膀胱括约肌损伤或不受意识控制,而不自主地排出尿液的现象。

1.老年人尿失禁分类

临床上可将老年人尿失禁分为失能相关性尿失禁、急迫性尿失禁、压力性尿失禁、混合性尿失禁、排尿自控受损等。

(1)失能相关性尿失禁　失能相关性尿失禁指尿失禁的状况与老年人的身体或心理残疾有关联。尿失禁本身是指无法自主控制排尿的能力,导致不自主的尿液泄漏。尿失禁的发生与失能有直接关系,失能可能是由神经系统损伤、肌肉功能障碍、身体畸形或认知障碍等造成的,会影响正常的膀胱功能或尿液控制能力。

(2)急迫性尿失禁　急迫性尿失禁是膀胱过度活动症的表现,或是膀胱肌肉过度紧张和尿道括约肌不协调所引起的尿频、尿急等症状,多发生于脑卒中老年人。

(3)压力性尿失禁　压力性尿失禁指当腹压增加时,如在咳嗽、打喷嚏、上楼梯或跑步时,即有尿液自尿道流出,常见于老年女性。

(4)混合性尿失禁　混合性尿失禁是一种常见的尿失禁类型,是急迫性尿失禁和压力性尿失禁的结合。两者虽同时存在,但往往以某一类型为主,症状间具有相互影响、相互加重的倾向,是膀胱和尿道失调的综合结果。

(5)排尿自控受损　排尿自控受损指老年人尿液排出过程中发生的任何异常,其可能涵盖排尿的频率、量、急迫性或能力,不仅包括尿失禁,而且包括排尿困难(如尿潴留、不完全排尿)或排尿过度(如频繁排尿)。排尿障碍可由多种因素导致,如解剖学异常、感染、炎症、药物作用、神经系统疾病、肌肉功能障碍、前列腺疾病、心理因素等。通过评估老年人的排尿模式、特点以及任何排尿方面的困难,判断排尿障碍的潜在病因,并采取相应的照护措施。

2.老年人尿失禁的照护

(1)保持局部皮肤清洁、干燥,便后使用温水擦拭或清洗会阴部,减少尿液对局部皮肤的刺激。勤换衣裤、床单,防止皮肤受损。保持室内空气清新,定期开门窗通风换气,除去不良气味,确保老年人舒适。

(2)鼓励老年人白天多饮水,以促进排尿反射,预防泌尿系统感染。入睡前限制饮水,以减少夜间尿量。

(3)进行膀胱功能训练,定时使用便器,养成规律的排尿习惯,以促进排尿功能恢复。初始白天每隔1～2h使用便器一次,夜间每隔4h使用便器一次。以后逐渐延长间隔时间,以促进排尿功能恢复。在使用便器时,可用手按压膀胱,协助排尿。

(4)进行盆底肌锻炼,试做排尿动作,先慢慢收紧,再缓缓放松,每次10s,连续10遍,每日5～10次,以不感觉乏力为宜。

(5)做好心理护理,给予老年人安慰和鼓励,帮助其树立重新控制排尿的信心,积极配合治疗和护理。

(6)观察尿液的颜色、性质、量,做好记录,并报告给医护人员和家属,同时根据医嘱留取尿液标本。

(二)尿潴留

尿潴留指膀胱内潴留大量尿液而不能自主排出,表现为下腹胀满、排尿困难、耻骨上膨隆、扣及囊性包块,叩诊为浊音。

尿潴留的照护方法如下:

(1)心理疏导。安慰和鼓励老年人,缓解其焦虑和紧张情绪。

(2)提供隐蔽的排尿环境,加用屏风遮挡,维护老年人的自尊。

(3)调整体位和姿势,酌情扶卧床老年人坐起排尿,并训练其在床上排尿。

(4)用热毛巾或热水袋热敷(注意防止烫伤),按摩老年人腹部,以放松肌肉,促进排尿。

(5)采取措施诱导排尿,如听流水声,或用温水冲洗会阴部。在各种措施均无效的情况下,可根据医嘱协助导尿。

五、协助排尿

(一)帮助卧床老年人使用尿壶

1.操作步骤

（1）工作准备

1）环境准备：保持环境整洁，温湿度适宜。关闭门窗，必要时用屏风遮挡。

2）照护者准备：保持服装整洁，洗净并温暖双手。

3）物品准备：尿壶（男、女性用）、一次性护理垫、卫生纸，必要时准备温水、水盆、毛巾、一次性手套。

（2）沟通　询问老年人是否有尿意。

（3）放置尿壶

1）照护者协助老年女性取仰卧位，掀开下身盖被折向远侧，协助其脱下裤子至膝部。嘱老年人配合，屈膝抬高臀部，同时一手托起老年人的臀部，另一手将一次性护理垫垫于老年人臀部下面。嘱老年人屈膝，双腿呈八字分开；照护者手持尿壶，将开口边缘贴紧会阴部，盖好被子。

2）协助老年男性面向照护者取侧卧位，双膝并拢，将阴茎插入尿壶接尿口，用手握住尿壶把手固定，盖好被子。

（4）整理

待老年人排尿完毕，照护者撤下尿壶，用卫生纸擦干老年人会阴部，必要时清洗或擦拭会阴部。撤去一次性护理垫，协助老年人穿好裤子，整理床单位，必要时协助老年人洗手。开窗通风，观察、倾倒尿液，然后冲洗、消毒尿壶，晾干备用。

2.注意事项

（1）老年女性使用尿壶时，应注意确定贴紧会阴部，以免漏尿浸湿床单。

（2）接尿时避免长时间暴露老年人身体，以免受凉。

（3）及时倾倒尿壶并清洗、消毒，以减少异味及尿渍附着。

（4）观察排泄物的量、颜色、气味等。

(二)为老年人更换尿垫(尿布)

1.操作步骤

（1）工作准备

1）环境准备：保持环境整洁，温湿度适宜。关闭门窗，必要时用屏风遮挡。

2）照护者准备：保持服装整洁，洗净并温暖双手，必要时戴口罩。

3）物品准备：一次性尿垫（尿布）、屏风、水盆、温热毛巾、一次性手套。目前常用的尿垫多为一次性尿垫。尿垫适用于完全卧床，或伴有痴呆、意识不清及尿失禁的老年人。

（2）沟通　查看老年人并向其解释需要更换一次性尿垫（尿布），以取得老年人的配合。

（3）更换尿垫（尿布）　照护者将水盆、毛巾放在床旁座椅上。掀开老年人下身盖被，双手分别扶住老年人的肩部、髋部,翻转其身体呈侧卧位,将身下污染的一次性尿垫(尿布)向侧卧方向折叠,取温热毛巾擦拭会阴部;观察老年人会阴部及臀部皮肤情况。将清洁的一次性尿垫(尿布)一半平铺,一半卷起塞入臀下,翻转老年人身体呈平卧位,撤下污染的一次性尿垫(尿布)并放入专用污物桶。整理、拉平清洁的一次性尿垫(尿布)。帮老年人盖好被子。

(4)整理 整理床单位,开窗通风。清洗毛巾,刷洗水盆。将尿布集中清洗、消毒,并晾干备用。

2.注意事项

(1)定时查看尿垫浸湿情况,根据尿垫吸收锁水的能力及时更换尿垫,防止发生尿布疹及压疮。

(2)更换一次性尿垫(尿布)时动作宜轻柔,同时避免老年人受凉。

(3)为老年人更换一次性尿垫(尿布)时应使用温热毛巾擦拭或清洗会阴部,减少异味,保持局部清洁、干燥。

(4)若老年人患有传染性疾病,则应将换下的一次性尿垫(尿布)放入医用黄色垃圾袋,作为医用垃圾集中回收处理。

(5)观察排泄物的量、颜色、气味等。

(三)为老年人更换纸尿裤

1.操作步骤

(1)工作准备

1)环境准备:保持环境整洁,温湿度适宜。关闭门窗,必要时用屏风遮挡。

2)照护者准备:保持服装整洁,洗净并温暖双手,必要时戴口罩。

3)物品准备:纸尿裤、卫生纸、屏风、水盆、温热毛巾、一次性手套。纸尿裤适用于能行走、坐轮椅,卧床躁动不安,伴有尿失禁或尿滴沥不尽的老年人。

(2)沟通 查看老年人并向其解释需要更换纸尿裤,以取得老年人的配合。

(3)更换纸尿裤 照护者将水盆、毛巾放在床旁座椅上。掀开老年人下身盖被,协助老年人取平卧位,解开纸尿裤粘扣,将前片从老年人双腿间后撤。双手分别扶住老年人的肩部、髋部,翻转其身体呈侧卧位,将污染的纸尿裤内面对折于臀下,取卫生纸和温热毛巾擦拭会阴部;观察老年人会阴部及臀部皮肤情况。将清洁的纸尿裤前后对折的两片(紧贴皮肤面朝内)平铺于老年人臀下,向下展开上片。协助老年人翻转身体呈平卧位,从一侧撤下污染的纸尿裤并放入专用污物桶,然后拉平清洁的纸尿裤,从双腿间向上兜起纸尿裤前片,整理纸尿裤大腿内侧边缘至服帖,将前片两翼向两侧拉紧,后片粘扣粘贴于纸尿裤前片粘贴区。为老年人盖好被子。

(4)整理 整理床单位,开窗通风。清洗毛巾,刷洗水盆。

2.注意事项

(1)更换纸尿裤时,将纸尿裤大腿内、外侧边缘展平,防止发生侧漏。

(2)根据老年人胖瘦情况选择合适尺寸的纸尿裤。

(3)每次更换纸尿裤或排便后都应使用温热毛巾擦拭或清洗会阴部,减少异味,保持局部清洁、干燥。

(4)若老年人患有传染性疾病,则应将纸尿裤放入医用黄色垃圾袋,作为医用垃圾集中回收处理。

(5)观察排泄物的量、颜色、气味等。

第二节　消化系统排泄的照护

粪便,俗称大便,是指未被吸收的食物残渣部分。未被吸收的食物残渣部分通过大肠,从肛门以粪便形式排出体外。排便反射是一种内脏反射动作,即粪便充满直肠,刺激肠壁感受器,发出冲动传入初级排便中枢,同时上传至大脑皮质而产生便意。如环境允许,大脑皮质即发出冲动使排便中枢兴奋增强,产生排便反射,此时乙状结肠和直肠收缩,肛门括约肌舒张;同时,还需有意识地先深吸气,声门关闭,增强胸腔压力,膈肌下降,腹肌收缩,增强腹腔压力,促使粪便排出体外。

一、粪便的观察

(一)正常粪便的观察

1.排便的频率、量

老年人正常的排便频率是每天 1~2 次或每 2~3 天排便 1 次,平均排便量为 100~300g。排便量与食物摄入量和种类、液体摄入量、排便频率、消化器官的功能状态等有关。进食粗粮、大量蔬菜者,粪便量大;反之,进食肉食、细粮者,粪便量少。

2.粪便的性状

正常成年人的粪便呈黄褐色、成形,为软便,这是粪便含胆红素之故。粪便的颜色与摄入食物的种类有关,如摄入含叶绿素丰富的食物,粪便可能呈绿色;摄入血液制品、肝类食物,粪便可能呈酱色。粪便的气味是蛋白质经细菌分解发酵而产生的,与食物种类、肠道疾病等有关。摄入蛋白质、肉类较多者,粪便的臭味重;反之,素食者,粪便的臭味轻。

(二)粪便异常的观察

1.排便次数

排便次数和习惯改变,通常每天排便超过 3 次或每周少于 2 次,为排便异常。

2.形状与软硬度

便秘时粪便坚硬,呈栗子样;消化不良或急性肠炎者,其粪便可为稀便或水样便;肠道部分梗阻或直肠狭窄者,其粪便常呈扁条形或带状。

3.颜色

柏油样便提示上消化道出血;白陶土色便提示胆管梗阻;暗红色血便提示下消化道出血;果酱样便见于肠套叠、阿米巴痢疾患者;粪便表面粘有鲜红色血液见于痔疮、肛裂或肿瘤患者;白色"米泔水"样便见于霍乱、副霍乱患者。

4.内容物

被肠道寄生虫感染的老年人其粪便中可查见蛔虫、蛲虫、绦虫节片等。

5.气味

严重腹泻患者因未消化的蛋白质与腐败菌发生作用,其粪便呈碱性,气味极恶臭;下消化道溃疡、恶性肿瘤患者的粪便呈腐败臭;上消化道出血患者的柏油样粪便呈腥臭味;消化不良、乳糖类未充分消化或吸收脂肪酸产生气体者的粪便呈酸性,气味为酸败臭。

二、影响正常排便的因素

(一)心理因素

个人排便形态的改变与情绪有关。当精神抑郁时,人体活动减少,肠道蠕动减慢,易导致便秘;当精神焦虑、紧张时,肠道蠕动增加,易引起腹泻。

(二)环境因素

排便涉及个人隐私,住院老年人多与其他老年人共用盥洗室,部分卧床老年人甚至需在病室内使用便器排便,因环境缺乏隐蔽性,他们往往会避免排便或减少排便次数来降低窘迫感。

(三)个人排便习惯

个人排便习惯的养成对规律排便很重要,一般经过训练可在特定时间排便。老年人由于代谢功能下降,运动、神经系统功能障碍的发生概率增高,排便习惯会有所改变。

(四)饮食

饮食对排便的影响非常大。摄取富含膳食纤维的食物能促进肠蠕动,减少水分重吸收,使粪便柔软利于排出;进食量少、缺乏膳食纤维,或食用高蛋白、高糖类的食物,可使排便反射减弱。

(五)液体摄入

粪便所含的水分会影响粪便的软硬度。若老年人水分摄入不足,则肠道就会吸收较多的水分,以保证机体正常代谢,从而造成便秘。

(六)肌肉张力、运动和感觉障碍

肌肉张力不仅影响肠道肌肉本身的活动力,而且会影响骨骼肌协助排便的能力。脊髓损伤、卒中、头部外伤和其他神经系统疾病等造成运动和感觉障碍,就会导致排便刺激减弱。

(七)药物

通便药或缓泻剂可预防或治疗便秘,但剂量过大会引起腹泻,长期使用可能造成老年人产生生理和心理依赖。有的药物会影响肠道的正常功能,引起不良反应,如镇痛剂可导致便秘、滥用抗生素可破坏肠道菌群的平衡而引起腹泻。

(八)刺激物

辛辣食物、细菌毒素等会刺激局部引起反射,促进肠道蠕动,从而影响肠道功能。肠道本身的病理改变会直接影响正常的排便。

(九)手术

一般而言,手术造成便秘的概率较高。会阴部的任何手术,如直肠或妇科手术,均可引起疼痛或手术部位水肿而影响排便。

三、维持正常排便的照护措施

(一)帮助老年人养成规律排便的习惯

符合生理要求的排便时间是在晨起或早餐后。食物经过一昼夜的消化、吸收,形成粪便并储存在乙状结肠中,清晨起床后稍作活动易产生排便反射。清晨起床后饮一杯温水,不但有利于清洁肠胃,还可以促进肠道蠕动,从而产生便意,此时排便较为顺畅。另外,早餐后胃肠道活动增强,也可引起肠道蠕动而促使排便。帮助老年人养成晨起规律排便的习惯,有利于老年人健康、规律地生活。

(二)创造有利于排便的环境

环境是影响排便的因素之一,嘈杂、异味等会使老年人情绪紧张,因此应为老年人营造一个独立、隐蔽、安静、无异味的宽松环境。能够行走和坐轮椅的老年人可到卫生间使用坐便器,舒适且安全,有利于顺利排便。卧床的老年人使用便盆排便时,应注意使用屏风或围帘遮挡,创造一个独立的空间,并且便后要及时清理,开窗通风。

(三)合理饮食及饮水、适当活动

合理安排膳食,给予多纤维饮食,增加粗粮、新鲜的水果和蔬菜,以促进肠道蠕动,建立规律的排便反射。保证老年人摄入适当的水分,以满足机体需要,保持软便的性质。适当的活动可维持肌肉的张力,刺激肠道蠕动,以维持正常的排便功能。

(四)采取舒适的排便姿势

1. 蹲位

蹲位排便是最佳的排便姿势。老年人在下蹲时腹部肌肉受压,使腹腔压力增加,可促进粪便排出。患有高血压、心脏病的老年人避免采用该姿势,以防下蹲时间过久导致血压改变或加重心脏负担而发生意外。

2. 坐位

坐位排便可缓解老年人蹲位排便的疲劳。排便时,老年人身体要向前倾,增加腹腔压力,以促进排便。排便时,需扶持老年人在坐便器上坐稳,老年人身旁要有支撑物(栏杆、凳子、墙壁扶手等),以便老年人在排便后能够借力起身,或有照护者在旁陪伴;同时,嘱老年人起身速度要慢,避免摔倒。

3.卧位

对于体弱或因病不能下床排便的老年人,如病情允许,可将床头抬高 30°～50°,扶助老年人取半坐卧位后在床上进行卧位排便。排便时注意便盆放置的位置。

四、老年人排便异常的观察及照护

(一)便秘

便秘指正常的排便形态改变,排便次数减少,每周少于 2 次。便秘时排便困难,粪便过干过硬。触诊腹部较硬实且紧张,有时可触及包块,肛诊可触及粪块。老年人便秘的照护措施如下。

1.评估老年人便秘的原因

便秘产生的原因有:某些器质性病变,如中枢神经系统病变;排便习惯不良;排便时间或活动受到限制;强烈的情绪反应;各类直肠、肛门手术;不合理使用药物,包括滥用缓泻剂、栓剂、灌肠;饮食结构不合理,饮水量不足;长期卧床或活动减少等。

2.提供排便的环境

提供舒适的排便环境,如适当遮挡、通风,以消除老年人的紧张情绪,保持精神放松。养成定时排便的习惯。排便应避开治疗、护理和进餐时间。

3.安置适当的体位

选取适当的排便体位,如病情允许,可取坐位或抬高床头,以借重力作用增加腹腔压力,促进排便。对于需绝对卧床或某些术前老年人,应有计划地训练其在床上使用便盆。

4.给予腹部按摩、进行适当运动

每天起床前和入睡前顺时针按摩腹部,促进肠道蠕动。鼓励老年人适当运动,以促进肠道蠕动,增加肌肉张力。如病情允许,可指导老年人做加强腹肌和盆底肌肉的运动,以促进肠道蠕动,增加肌肉张力,促进排便。

5.合理安排饮食

多食纤维素丰富的食物,有利于增强肠道蠕动,促进大便排出。多食粗粮、新鲜的蔬菜和水果等,适当增加饮水量(每日 1500ml 以上)。每日清晨饮一杯淡盐水(高血压、水肿老年人不宜),可促进肠道蠕动,保持胃肠道足量的水分,软化粪便,有利于大便排出。

6.做好老年人的心理护理

针对老年人的紧张不安情绪,给予解释和指导,缓解由排便不畅而引起的思想顾虑和心理负担,放松身心。

7.按医嘱消除便秘

遵医嘱协助服用缓泻剂或采用灌肠法消除便秘,必要时采用人工取便法。但应注意长期使用缓泻剂或灌肠,会使肠道丧失正常的排便功能,造成慢性便秘。

(二)粪便嵌顿

粪便嵌顿指老年人有排便冲动,腹部胀痛,直肠肛门疼痛,肛门处有少量液化的粪便涌出,但不能排出粪便。老年人粪便嵌顿的照护措施包括:

(1)评估老年人粪便嵌顿的原因,及时汇报医护人员和家属。

(2)排便时关闭门窗,注意保暖。用屏风遮挡,保护老年人隐私。

(3)使用栓剂、缓泻剂,必要时配合护理人员给予灌肠。

(4)老年人感觉大便在肛门外,当灌肠无效时可遵医嘱执行人工取便。操作过程中注意观察老年人表现,如有面色苍白、呼吸急促、心悸、头昏等现象,须立即停止操作。

(5)如粪结石嵌顿程度严重,应引起足够重视,及时请外科医师会诊。

(三)腹泻

腹泻是一种常见症状,俗称"拉肚子",指排便次数明显超过日常习惯的频率,粪质稀薄,水分增加,每日排便量超过200g,或者含未消化食物或脓血、黏液。腹泻常伴有排便急迫感、肛门不适、失禁等症状。老年人腹泻的照护措施包括:

(1)评估老年人腹泻的原因,采取有针对性的护理措施。

(2)膳食调理,酌情给予清淡的流质或半流质食物,避免摄入油腻、辛辣、高纤维食物。当发生严重腹泻时,可暂时禁食。鼓励老年人饮水,以免脱水。

(3)腹泻严重时,遵医嘱口服补液盐或协助静脉补充水、电解质。嘱老年人卧床休息,以减少体力消耗。

(4)每次便后用温水洗净肛门周围及臀部皮肤,保持皮肤清洁、干燥。必要时,肛门周围涂抹软膏以保护皮肤。卧床老年人发生腹泻时,注意观察骶骨部皮肤变化,预防压疮的发生。

(5)密切观察病情,记录排便的性质、次数等,必要时留取标本送检。对于病情危重者,注意观察生命体征的变化。如疑为传染病,则按肠道传染病隔离原则进行护理。

(6)给予心理支持,提高舒适度。

(7)给予健康教育,讲解腹泻的有关知识,指导老年人注意饮食卫生,养成良好的卫生习惯。

(四)大便自控受损

大便自控受损指肛门括约肌不受意识控制而不由自主排便。老年人大便自控受损的照护措施如下:

(1)处理粪便时,用屏风遮挡,保护老年人隐私。

(2)经常用温水洗净肛门周围及臀部皮肤,保持皮肤清洁、干燥。肛门周围涂抹软膏以保护皮肤,避免潮湿刺激引发感染。

(3)帮助老年人重建控制排便的能力。了解老年人排便时间,掌握排便规律,定时给予便盆,促使老年人按时自行排便;与医生协调定时用导泻栓剂或灌肠,以刺激定时排便;教会老年人进行肛门括约肌及盆底肌肉收缩锻炼。

（4）观察排便的量、性质并记录。遵医嘱协助给予静脉补充水、电解质，预防脱水及电解质紊乱。

(五)肠胀气

肠胀气的老年人表现为腹部膨隆、叩诊呈鼓音、腹胀、痉挛性疼痛、呃逆、肛门排气过多。当肠胀气压迫膈肌和胸腔时，可出现气急和呼吸困难。老年人肠胀气的照护措施如下：

（1）指导老年人养成细嚼慢咽的良好饮食习惯。

（2）鼓励老年人适当活动。

（3）轻微胀气时，可行腹部热敷、腹部按摩或针刺疗法；严重胀气时，遵医嘱协助给予药物治疗或行肛管排气。

（4）做好心理护理，进行健康教育；少食产气的食物，如豆类、产气饮料；饮水时，避免吞入大量空气。

(六)结肠造瘘

结肠造瘘即乙状结肠造瘘，是一种人为的造瘘手术形成的结肠瘘，其目的是为老年人提供暂时性或者永久性人工肛门。根据老年人的造口情况、个人喜好、经济状况等选择不同类型的造口袋，建议老年人选择两件式透明造口袋，便于观察、护理。结肠造瘘术后使用造口袋的照护措施如下：

（1）注意个人卫生，防止食物中毒等引起腹泻。避免食用过多的粗纤维食物，如笋、芹菜等；忌食洋葱、大蒜、豆类、山芋等刺激性气味或胀气的食物，以免造成肠管和造口梗阻及频繁使用造口袋引起生活、工作的不便。调整饮食使大便成形，必要时口服收敛药。

（2）培养排便习惯，对于降结肠或乙状结肠造口术者，可定时反复刺激，以养成良好的排便习惯。

（3）掌握活动强度，避免过度增加腹压，导致人工肛门结肠黏膜脱出。

（4）造瘘口用 1∶5000 高锰酸钾温水清洗，配制浓度以杨梅红色为标准；如造瘘口未完全愈合，则应进行常规消毒，及时更换敷料。

五、协助排便

(一)帮助老年人如厕

1.操作步骤

（1）工作准备

1）环境准备：保持环境整洁，温湿度适宜。

2）照护者准备：保持服装整洁，洗净双手。

3）物品准备：卫生间有坐便器及扶手设施、卫生纸、一次性手套，必要时床旁备坐便椅。

（2）沟通　询问老年人是否需要排便，根据老年人自理程度使用轮椅推行或搀扶老年人。

（3）协助如厕　照护者使用轮椅推行或搀扶老年人进入卫生间，协助其转身面对照护者，老年人双手扶住坐便器旁的扶手。照护者一手搂抱老年人腋下（或腰部），另一手协助老年人（或老年人自己）脱下裤子。照护者双手环抱老年人腋下，协助老年人缓慢坐于坐便器上，老年人双手扶稳扶手后排便。便后老年人自己擦净肛门，或身体前倾，由照护者协助用卫生纸擦净肛门。老年人自己借助卫生间扶手支撑身体（或照护者协助老年人）起身，老年人自己（或照护者协助老年人）穿好裤子。照护者按压坐便器开关冲水。对于能取坐位但行走不便的老年人，照护者可协助其在床旁使用坐便椅排便，方法同上。

（4）整理　照护者使用轮椅推行或搀扶老年人回房间休息，卫生间开窗通风或开启抽风设备清除异味，之后将其关闭。协助老年人使用坐便椅排便后，倾倒污物，清洗、消毒便盆，并晾干备用。必要时协助老年人洗手。

2.注意事项

（1）房间尽量靠近卫生间，方便老年人如厕。

（2）卫生间设有坐便器并安装有扶手，方便老年人坐下和站起。

（3）卫生用品放在老年人伸手可以拿取的位置。

（4）保持卫生间地面整洁，无水渍，以免老年人滑倒。

（二）帮助卧床老年人使用便盆

1.操作步骤

（1）工作准备

1）环境准备：保持环境整洁，温湿度适宜。关闭门窗，必要时用屏风遮挡。

2）照护者准备：保持服装整洁，洗净并温暖双手，必要时戴口罩。

3）物品准备：便盆、一次性护理垫、卫生纸、屏风，必要时备温水、水盆、毛巾、一次性手套。

（2）沟通　询问老年人是否有便意，提醒老年人定时排便。

（3）放置便盆

1）仰卧位放置便盆法：照护者协助老年人取仰卧位，掀开下身被子折向远侧，协助其脱下裤子至膝部。嘱老年人配合屈膝，抬高臀部，同时一手抬起老年人的臀部，另一手将一次性护理垫垫于老年人臀部下面，并将便盆放置于老年人的臀下（便盆窄口朝向足部）。为防止老年排尿溅湿盖被，可在会阴上部覆盖一张一次性护理垫。为老年人盖好被子。

2）侧卧位放置便盆法：照护者将老年人的裤子脱至膝部，双手扶住老年人的肩部及髋部翻转其身体，使老年人面向自己呈侧卧位，掀开下身被子折向自己一侧，暴露老年人臀部，将一次性护理垫垫于老年人腰及臀下，再将便盆扣于老年人臀部（便盆窄口朝向足部），协助老年人恢复平卧位。在会阴上部覆盖一张一次性护理垫。为老年人盖好被子。

（4）撤去便盆　老年人排便后，照护者一手扶稳便盆一侧，另一手协助老年人侧卧，取出便盆放于地上。取卫生纸为老年人擦净肛门，必要时用温水清洗肛门及会阴部并擦干。撤去一次性护理垫。

（5）整理　协助老年人取卧位并确保舒适，穿好裤子，整理床单位。必要时协助老年人洗手，开窗通风。观察、倾倒粪便，冲洗、消毒便盆，并晾干备用。

2.注意事项

(1)使用便盆前检查便盆是否洁净完好。

(2)协助老年人排便,避免长时间暴露老年人身体而导致受凉。

(3)便盆及时倾倒并清洗、消毒,避免污渍附着。

(4)为老年人放置便盆时不可硬塞,以免损伤其皮肤。

(三)使用开塞露辅助老年人排便

1.操作步骤

(1)工作准备

1)环境准备:保持环境整洁,温湿度适宜。关闭门窗,用屏风遮挡。

2)照护者准备:保持服装整洁,洗净并温暖双手,必要时戴口罩。

3)物品准备:开塞露、剪刀、卫生纸、便盆、一次性尿垫、一次性手套,必要时备屏风。

(2)沟通 照护者向老年人说明操作方法、目的,消除其紧张、恐惧心理,以取得老年人的配合。

(3)摆放体位 照护者协助老年人将裤子脱至膝部,取左侧卧位,将臀部靠近床边,臀下垫一次性尿垫。

(4)注入药液 照护者拧开开塞露的盖帽,左手分开老年人臀部,右手持开塞露塑料壳球部,挤出少量药液润滑开塞露前端及肛门口,再将开塞露细管部分沿直肠壁插入肛门内,嘱老年人深吸气,用力挤压开塞露塑料壳球部,将药液全部挤入肛门内。退出开塞露塑料壳,同时左手取卫生纸按压肛门5min。嘱老年人保持体位10min后再行排便。老年人主诉有便意时,指导其深呼吸,提肛(收紧肛门)。10min后照护者协助老年人排便。

(5)整理、记录 整理床单位,洗手,记录使用开塞露的量及排便情况(量及次数)。

2.注意事项

(1)使用开塞露前,检查开塞露前端是否圆润、光滑,以免损伤肛门周围组织。

(2)对于患有痔疮的老年人,使用开塞露时,动作宜轻柔,并充分润滑。

(3)对本品过敏者禁用,过敏体质者慎用。

(4)开塞露不可长期使用,以免产生耐受性而失去作用。

(四)其他常用通便法

1.甘油栓通便法

甘油栓是一种由甘油和明胶制成的呈圆锥形的栓剂。使用甘油栓时,老年人取左侧卧位,照护者将甘油栓包装纸剥去,一手将老年人臀部分开,一手垫卫生纸捏住栓剂较粗的一端,将尖端部分插入老年人肛门,同时嘱老年人张口呼吸,用卫生纸抵住老年人肛门轻轻按揉数分钟,待甘油栓完全融化后再行排便,以保证通便效果。

2.肥皂条通便法

将普通肥皂削成圆锥形(底部直径1cm左右,长3cm左右)。使用时,照护者可戴一次性手套捏住肥皂条较粗的一端,把肥皂条蘸温水后,将尖端插入老年人肛门内6~7cm。用卫生纸抵住老年人肛门口轻揉三四分钟,肥皂的化学性和机械性刺激作用可引起机体自主排便。此方法禁用于肛门黏膜溃疡、肛裂及肛门有剧痛者。

3.手法按摩通便法

老年人取仰卧屈膝位,照护者洗净并温暖双手,将双手重叠置于老年人腹部,依结肠走行方向(由升结肠起始部开始,向横结肠、降结肠至乙状结肠)顺时针做环形按摩,可起到刺激肠道蠕动、促进排便的作用。

4.人工取便法

若老年人身体虚弱,腹肌无力,粪便淤积、嵌顿在直肠内,则可采用人工取便法。照护者协助老年人取左侧卧位,左手分开老年人臀部,右手戴手套,右手示指涂肥皂液后伸入老年人直肠内,慢慢将粪便掏出,放于便盆内。取便完毕后,给予老年人热水坐浴或使用温热毛巾按摩老年人肛门处,以促进血液循环,减轻疼痛。操作时,动作要轻柔,避免损伤直肠黏膜或引起肛门周围水肿。不能使用器械掏取粪便,以免损伤直肠黏膜。取便过程中注意观察老年人的表现,如发现其面色苍白、出冷汗、疲倦等反应,应立即暂停掏便,待老年人休息片刻后再行操作。

(五)造口袋的更换

1.使用前清洁造口及周围皮肤并用软纸擦干。除去胶片外面的黏纸贴于造口位置,轻压胶片环及其周围,使其紧贴皮肤。将防水纸胶贴于胶片周围,防止洗澡时水渗入胶片内。

2.造口袋尾端包住夹子再与外夹相扣,然后关闭夹子的一端,便袋即关闭完毕。

3.将造口袋两旁的扣洞用腰带扣上,稳固便袋。

4.当造口袋内容物超过造口袋容积的1/3时,应将便袋取下清洗,替换另一便袋。

5.造口袋取下后拨开便袋夹,使粪便流入坐便器中,清洗、晾干备用。

(毛青英)

第九章　安全移动与失明、失聪照护

增龄和疾病可导致老年人的器官功能衰退,尤其是心肺功能、肌肉质量以及肌肉力量等减退,使其日常活动困难,严重的可导致独立生活能力丧失,生活质量下降。此外,增龄还可影响中枢神经系统功能,导致感觉和知觉功能减退,对周围环境的判断能力下降,从而加大跌倒和其他意外的发生风险。脑血管病、帕金森病等可导致老年人的运动能力下降,运动障碍突显。而运动功能的减退甚至丧失,会严重影响老年人的日常生活能力和正常的社会活动。

第一节　助行器的选择及使用

随着年龄的增加,残障和活动问题也会不断增多。手杖、拐杖及助行器等辅助装置可增加老年人的支撑面,维持人体平衡,增加活动度和独立性;可减少残障影响,延缓功能减退,减轻照护负担。借助辅助装置,老年人的信心和安全感会得到增强,活动水平和独立性也会得到提高。此外,使用辅助装置还可以使老年人在生理上获益,包括改善心肺功能,促进血液循环,防止骨质疏松。辅助装置匹配与否主要取决于老年人的体力、耐受性、平衡能力、认知功能以及环境需求。

一、手杖

手杖可将无力或疼痛下肢所承受的重量重新分配,通过增加支撑面来改善人体稳定性,以及通过提供地面接触感知信息来改善平衡。有报告表明,手杖能增强老年人的运动能力和信心。

(一)手杖种类

1. 标准手杖

标准手杖或直手杖通常为木制或铝制,价格低且轻便。此外,铝制手杖还具有可校正高度的优点。标准手杖有助于无须上肢承重的老年人保持平衡。

2. 鹅颈式手杖

鹅颈式手杖通过执杖者上肢承受身体部分重量到杖身上。鹅颈式手杖适用于间断需上肢承重的老年人,如因膝盖或髋部骨关节炎疼痛出现步态问题的老年人。

3.四脚手杖

四脚手杖,即四方手杖,手杖四腿可提供较大的肢体支撑面。老年人使用四脚手杖时可自由站立,故该手杖尤为适合偏瘫老年人。需要注意的是,使用手杖时其四脚应同时着地。

(二)手杖把手

标准手杖配有伞把式把手,但因手腕受压而使腕管综合征的发生风险增加。猎枪式把手与猎枪把手相像,该把手可使所承受的压力向全手分散,掌部压力减小,使腕管综合征的发生风险下降。扁平把手常见于鹅颈式手杖。此外,也有手指或拇指凹槽特殊把手的手杖,需指导老年人正确使用。

二、拐杖

拐杖可用于需用上肢承重或者有前冲步态或平衡障碍的老年人。单拐可提供约80%的承重支持,双拐可提供100%的承重支持。然而,使用拐杖时会消耗大量能量,而且需要双臂及肩部力量支持,故身体虚弱者及老年人不宜使用。

(一)腋下拐

腋下拐价格低,有助于承重步行,但使用较累赘和困难。若拐杖使用不当,可致神经或腋动脉受压。

(二)前臂拐

前臂拐带有环绕前臂的套、远端把手,利于上肢偶尔承重。持杖者双手松开而拐杖不跌落,使用时不显笨重,尤其适合在楼梯上使用。

(三)平台拐

平台拐为全前臂提供了一个水平支撑台面。该拐杖可用于肘挛缩、双手或者腕无力或疼痛的老年人。

三、助行器

助行器可改善老年人的下肢无力或平衡不良,即通过增加支撑面和支撑老年人重量来改善稳定性。但助行器操作较困难,可致背部姿势不良,摆臂减少。与手杖相比,助行器更需要使用者集中注意力,且助行器难以在楼梯上使用。

(一)标准助行器

标准助行器是稳定性最好的助行器,但会导致步态缓慢,这是因为老年人每步均需将其完全提离地面。标准助行器可用于小脑性共济失调患者,但体力明显下降的虚弱老年人使用具有一定难度。

（二）前轮助行器

前轮助行器，也称两轮助行器，其稳定性较标准助行器低，但可保持较正常步态，是不能使用标准助行器者的较好选择。与标准助行器相比，前轮助行器可减轻冻结步态的影响。（冻结步态是一种步态异常，常见于帕金森病患者，易发生跌倒。）

（三）四轮助行器

四轮助行器，常称助行车，适用于功能较好、无须助行器承重的老年人。尽管四轮助行器易推进，但也可能意外向前转动而导致使用者跌倒，因此有严重平衡障碍及认知受损的老年人不宜使用。带轮助行器常带座或篮子，故很受欢迎，但使用时需小心。四轮助行器应配备手刹，在老年人坐下前，应将四轮助行器靠墙或用其他物品固定。四轮助行器常用于跛行、呼吸系统疾病或充血性心力衰竭的老年人，他们常常走走停停，需要休息，然后再行走。

四、应用指导

（一）校正高度

手杖使用者应掌握准确的持杖高度，这对保持正确的站立和行走姿势、合理使用手杖的支撑力是非常重要的。长期持杖过低会形成驼背，而持杖过高会对使用者上下台阶或楼梯造成困难。

确定手杖高度的方法：保持身体直立，以肘关节屈曲约 30°、腕关节背屈约 30°的状态握住手杖，使手杖支脚垫位于足尖前方和外侧方直角距离各 15cm 处；或者保持身体直立，手杖高度与髋关节大转子（关节突起部）处于等高的位置。

确定腋下拐高度的方法：取站立位，将腋下拐放于腋下，与腋窝保持 3～4cm（2～3 指）的距离，两侧腋下拐支脚垫分别置于足尖前方和外侧方直角距离各 15cm 处，肘关节屈曲约 30°，把手部位与髋关节大转子高度相同。

确定平台拐高度的方法：取站姿，肘部呈 90°角屈曲为合适高度，且测量前臂至地面的长度。

助行器的合适高度为老年人腕褶痕水平，测量时老年人保持身体直立，双臂放松放于两侧，在此高度握住助行器，肘部呈 15°～30°自然屈曲。

（二）使用得当

手杖应持于无力或疼痛下肢的对侧（健侧或相对较好一侧），与对侧下肢同步前行。使用助行器时，双足应在助行器两个后腿或助行器后两轮连线之间。使用手杖或助行器时，保持身体直立，不能向后或侧方倾斜。拐弯时要慢，不能将助行器提离地面。使用助行器上楼梯时，应该先用健侧下肢上楼梯；而下楼梯时则相反，应先用患侧下肢下楼梯。牢记"上用好，下用坏"口诀，有助于正确使用助行器。

(三)安全使用

手杖的把手不能太滑,底部一定要有底垫防滑。手杖的重量要合适,可选用拿在手里有沉稳感、实心木质或较粗的竹质手杖。

第二节　协助更换卧位及移动

一、床上移动的照护

长期卧床的老年人,其局部组织持续受压,血液循环往往会出现障碍,易发生压疮;呼吸道分泌物不易咳出,易发生坠积性肺炎。此外,长期卧床还易导致消化不良、便秘、肌肉萎缩、骨质疏松等。因此,照护者应定时为卧床老年人更换体位,预防并发症的发生。

(一)移向床头

协助滑向床尾又不能自行移动的老年人移向床头,使之恢复正常且舒适的体位,这可以满足老年人的身心需要。

1.一人协助法

该方法适用于轻症或疾病恢复期老年人。

(1)向老年人及其家属解释操作的目的、过程及注意事项,取得合作。

(2)固定床轮,松开盖被(必要时将盖被折叠至床尾或一侧),将各种导管及输液装置等安置妥当。

(3)视病情放平床头支架或靠背架,将一软枕横立于床头,以免移动老年人时发生撞伤。老年人仰卧屈膝,双手握住床头栏杆,也可搭在照护者肩部或抓住床沿。

(4)照护者一手托住老年人肩部,另一手托住臀部,同时让老年人双臂用力,脚蹬床面,托住老年人重心顺势向床头移动。

(5)放回软枕,根据病情支起床头支架或靠背架,整理床单位。

2.二人协助法

该方法适用于重症或体重较重的老年人。

(1)同一人协助法(1)—(3)。

(2)两名照护者分别站在床的两侧,交叉托住老年人颈肩部和臀部;或一人托住老年人肩部及腰部,另一人托住老年人臀部及腘窝部,两人同时抬起老年人移向床头。

(3)放回软枕,协助老年人取舒适卧位,整理床单位。

(二)翻身侧卧

协助不能起床的老年人更换卧位,使老年人感觉舒适,也可以满足治疗与照护的需要,如背部皮肤照护、更换床单或整理床单位等。此外,还可以预防并发症的发生,如压疮等。

1. 一人协助法

该方法适用于轻症或体重较轻的老年人。

(1)核对床号、姓名,向老年人及其家属解释操作的目的、过程及注意事项,取得合作。

(2)将各种导管及输液装置等安置妥当,以免翻身导致导管连接处脱落或扭曲受压。必要时将盖被折叠至床尾或一侧。

(3)老年人仰卧,双手放于腹部。

(4)将老年人肩部、臀部移向照护者侧床沿,照护者两腿分开 11～15cm,以保持身体平衡,稳定重心。

(5)照护者将老年人近侧肩部稍抬起,一手伸入肩部,并用手臂扶托颈项部;另一手移至老年人对侧肩背部,用力抬起老年人上身(上身重心位于肩背部)移向近侧。然后将老年人臀部、双下肢移近并屈膝,使老年人尽量靠近照护者。

(6)照护者一手托肩,另一手托膝,轻轻将老年人转向对侧,背向照护者。

(7)按侧卧位要求,在老年人背部、胸前及双膝间垫上软枕。

(8)记录翻身时间和老年人皮肤情况,做好交班。

2. 二人协助法

该方法适用于重症或体重较重的老年人。

(1)同一人协助法(1)—(3)。

(2)两名照护者站在床的同一侧,一人托住老年人颈肩部和腰部,另一人托住老年人臀部和腘窝部,两人同时抬起老年人移向近侧。

(3)分别托扶老年人的肩、腰、臀和膝部,轻轻将老年人翻向对侧。

(4)同一人协助法(7)—(8)。

二、更换卧位

卧位是指老年人卧床的姿势。为了便于检查、治疗和照护,临床上常根据老年人的病情与治疗的需要将老年人安置于不同的卧位。正确的卧位对增加老年人舒适感、治疗疾病、预防并发症发生等均能起到良好的作用。对于易发生意外的老年人,如烦躁不安、意识不清、谵妄、精神异常以及年老体弱者,在其卧床及转运过程中,为了防止发生机械性损伤,常需要结合使用某些保护器具来限制老年人的肢体活动,以确保其安全及治疗和照护工作的顺利进行。照护者应熟悉各种卧位的基本要求,协助或指导老年人采取舒适、安全、正确的卧位。

(一)卧位的分类

根据卧位的自主性可将卧位分为主动、被动和被迫三种。

1. 主动卧位

老年人根据自己的意愿和习惯采取最舒适、最随意的卧位,并能随意改变卧位姿势,称之为主动卧位。主动卧位见于轻症、术前及恢复期老年人。

2. 被动卧位

老年人自身无力变换卧位,处于由他人安置的卧位,称之为被动卧位。被动卧位常见于昏迷、极度衰弱的老年人。

3.被迫卧位

老年人意识清晰,也有变换卧位的能力,但为了减轻疾病所致的疼痛或治疗需要而被迫采取的卧位,称之为被迫卧位。如老年肺源性心脏病患者由于呼吸困难而被迫采取端坐卧位。

(二)常用卧位

1.仰卧位

仰卧位也称平卧位,基本姿势为老年人仰卧,头下置一枕,双上肢放于身体两侧。根据病情或检查、治疗的需要,仰卧位可分为去枕仰卧位、中凹卧位、屈膝仰卧位。

(1)去枕仰卧位

1)姿势:老年人去枕仰卧,头偏向一侧,双上肢放于身体两侧,双下肢伸直,自然放置。将枕横立于床头。

2)适用范围:①昏迷或全身麻醉后清醒的老年患者,取去枕仰卧位,头偏向一侧,可防止呕吐物误入气管而引起窒息或肺部并发症。②椎管内麻醉或脊髓腔穿刺后的老年患者,取去枕仰卧位,可预防颅内压减低而引起的头痛。

(2)中凹卧位

1)姿势:抬高头胸部 $10°\sim20°$,抬高下肢 $20°\sim30°$。

2)适用范围:老年休克患者。抬高头胸部,有利于保持气道通畅,增强通气功能,从而改善缺氧症状;抬高下肢,有利于静脉血回流,增加心排血量而使休克症状得到缓解。

(3)屈膝仰卧位

1)姿势:老年人仰卧,头下垫枕,双上肢放于身体两侧,双膝屈起,并稍向外分开。在检查或操作时,注意保暖及保护老年人隐私。

2)适用范围:腹部检查,以及导尿、会阴冲洗等。

2.侧卧位

(1)姿势　老年人侧卧,双上肢屈肘,一手放在枕旁,一手放在胸前,下腿伸直,上腿弯曲。必要时两膝之间、胸腹部、后背部放置软枕,以扩大支撑面,增加稳定性,使老年人感到舒适、安全。

(2)适用范围

1)灌肠、肛门检查,以及配合胃镜、肠镜检查等。

2)预防压疮。侧卧位与平卧位交替,便于照护局部受压部位,避免局部组织长期受压。

3)臀部肌内注射(上腿伸直,下腿弯曲)。

3.半坐卧位

(1)姿势

1)摇床法:老年人卧于床上,以髋关节为轴心,先摇起床头支架使上半身抬高,与床成 $30°\sim50°$,再摇起膝下支架,以防老年人下滑。必要时,床尾可置一软枕,垫于老年人足底。放平时,先摇平膝下支架,再摇平床头支架。

2)靠背架法:如无摇床,可在床头垫褥下放一靠背架。将老年人上半身抬高,下肢屈膝,用中单包裹膝枕垫于膝下,将中单两端的带子固定于床沿,以防老年人下滑。床尾足底垫一软枕。其余同摇床法。

(2)适用范围

1)某些面部及颈部术后老年人,取半坐卧位,可减少局部出血。

2)心肺疾病引起呼吸困难的老年人,取半坐卧位,由于重力作用,部分血液滞留于下肢和盆腔,使得回心血量减少,从而减少肺部淤血和减轻心脏负担;同时,可使膈肌位置下降,胸腔容积扩大,减轻腹腔内脏器官对心肺的压力,增加肺活量,有利于气体交换,改善呼吸困难等症状。

3)腹腔、盆腔术后或有炎症的老年人,取半坐卧位,可使腹腔渗出液流入盆腔,有助于感染局限化。因为盆腔腹膜抗感染能力较强,而吸收功能较弱,故可防止炎症扩散和毒素吸收,减轻中毒反应。同时,取半坐卧位也可防止感染向上蔓延引起膈下脓肿。此外,腹部手术后取半坐卧位,还可减小腹部切口缝合处的张力,缓解疼痛,增加舒适度,并有利于切口愈合。

4)疾病恢复期体质虚弱的老年人,取半坐卧位,可使其逐渐适应体位改变,有利于向站立位过渡。

4.端坐卧位

(1)姿势　扶老年人坐起,身体稍向前倾,床上放一跨床小桌,桌上放软枕,老年人可伏桌休息。用床头支架或靠背架将床头抬高 70°～80°,使老年人同时能向后倚靠;膝下支架抬高 15°～20°。必要时加床挡,以保证老年人的安全。

(2)适用范围　心力衰竭、心包积液、支气管哮喘发作的老年人,由于极度呼吸困难而被迫端坐。

5.俯卧位

(1)姿势　老年人俯卧,双上肢屈曲放于头的两侧,双下肢伸直;胸下、髋部及踝部各放置一软枕,头偏向一侧。

(2)适用范围

1)腰背部检查,以及配合胰、胆管造影检查。

2)脊椎术后或腰、背、臀部有伤口,不能平卧或侧卧的老年人。

3)胃肠胀气导致腹痛时。取俯卧位,使腹腔容积增大,可缓解胃肠胀气导致的腹痛。

6.头低足高位

(1)姿势　老年人仰卧,将一软枕横立于床头,以防碰伤头部。床尾用支托物垫高 15～30cm。处于这种体位的老年人会感到不适,因而不宜过长时间使用。颅内高压者禁用该体位。

(2)适用范围

1)肺部分泌物引流,使痰易于咳出。

2)十二指肠引流术,有利于胆汁引流。

3)跟骨或胫骨结节牵引时,利用人体重力作为反牵引力。

7.头高足低位

(1)姿势　老年人仰卧,床头用支托物垫高 15～30cm 或根据病情而定,床尾横立一枕。

如为电动床,则可使整个床面向床尾倾斜。

(2)适用范围

1)颈椎骨折:采取头高足低位,可以利用重力作为反向牵引力,有助于稳定颈椎结构。

2)颅内高压:采取头高足低位,有助于减少脑血流量,预防或缓解脑水肿,降低颅内压。

3)颅脑手术后:采取头高足低位,有助于减少头部血流,降低颅内压。

8.膝胸卧位

(1)姿势　老年人跪卧,两小腿平放于床上,稍分开;大腿和床面垂直,胸贴床面,腹部悬空,臀部抬起,头转向一侧,双上肢屈肘,放于头的两侧。

(2)适用范围　肛门、直肠、乙状结肠镜检查及治疗。

9.截石卧位

(1)姿势　老年人仰卧于检查台上,双下肢分开,放于支腿架上(支腿架上放软垫),臀部齐台边,双手放在身体两侧或胸前。注意保暖及保护老年人隐私。

(2)适用范围　会阴、肛门部位的检查、治疗和手术,如膀胱镜检查、妇产科检查、阴道灌洗等。

(三)注意事项

1.协助老年人更换卧位时,应遵循节力原则。如翻身时,尽量让老年人靠近照护者,使重力线通过支撑面来保持平衡,缩短重力臂而省力。

2.协助老年人翻身时,应将老年人稍抬起再行翻身,切勿使用拖、拉、推等动作,以免擦伤皮肤。两人协助翻身时,须注意动作要轻柔、稳妥、协调。

3.协助老年人更换卧位时,应注意观察病情与受压部位情况,并确定翻身间隔时间,同时做好交接班。

4.特殊情况的老年人更换卧位应由专业护士操作,须注意:①对于有各种导管或输液装置者,应先将导管安置妥当,翻身后仔细检查,确保导管通畅。②对于颈椎或颅骨牵引者,翻身时不可放松牵引,并保持头、颈、躯干在同一水平位翻动;翻身后注意牵引方向、位置以及牵引力是否准确。③对于颅骨手术者,应取健侧卧位或平卧位;在翻身时,要注意头部不可剧烈翻动,以免引起脑疝,压迫脑干,导致死亡。④对于石膏固定者,应注意翻身后患处位置及局部肢体的血运情况,防止受压。⑤对于一般手术者,翻身时应先检查敷料是否干燥、有无脱落,如分泌物浸湿敷料,应先更换敷料并固定妥当后再行翻身,翻身后注意伤口不可受压。

5.舒适卧位,即老年人卧床时,身体各部位均处于合适的位置,感到轻松、自在。为了协助或指导老年人处于舒适卧位,照护者必须了解舒适卧位的基本要求,并按照老年人的实际需要使用合适的支持物和保护性设施。舒适卧位的基本要求如下:

(1)卧床姿势　应尽量符合人体力学的要求,体重平均分布于身体的各个部位,关节维持在功能位,体内脏器在体腔内拥有最大的空间。

(2)体位变换　应经常变换体位,至少每2h变换1次。

(3)身体活动　在无禁忌证的情况下,老年人身体各部位每天均应活动,改变卧位时应进行全范围关节运动练习。

(4)受压部位　应加强皮肤照护,预防压疮的发生。

(5)保护隐私　照护者进行照护或其他操作时,应注意保护老年人隐私,根据需要遮盖老年人的身体,维护老年人的尊严。

6.做好健康教育

(1)向老年人及其家属说明协助翻身的目的,鼓励老年人与家属积极、主动参与。

(2)向老年人及其家属讲解适度的活动、正确的卧姿可避免并发症的发生,如协助活动受限的老年人更换卧位,可改善局部皮肤受压情况,预防压疮的发生。

(3)教会家属掌握正确翻身的方法以及翻身时的注意事项,同时教会老年人如何配合。

三、床上移动到平车的照护

(一)操作目的

运送不能自行下床的老年人。

(二)操作评估

1.了解老年人的病情、生命体征、意识状态、肢体功能,以及配合程度。

2.了解老年人有无约束,身上各种管道情况。

3.对于清醒的老年人,解释操作目的以取得其配合。

(三)操作准备

1.照护者准备

着装整洁、规范,仪表端庄、大方。

2.用物准备

平车,毛毯或棉被。必要时,备中单或医用过床易(即医用转移板或医用过床器)。

(四)操作步骤

1.检查平车的性能,清洁平车。

2.住院时,由专业护士核对住院老年人的床号、姓名、住院号,评估老年人状况,向老年人解释操作目的及方法,取得其配合。

3.洗手,戴口罩,推平车至老年人床旁。

4.根据老年人活动能力的不同,选择相应的移动方法。床上移动到平车有六种方法,即挪动法、一人法、二人法、三人法、四人法和使用医用过床板法。

(1)挪动法　该法适用于能在床上活动的老年人。操作流程如下:

1)移开床旁桌椅,松开盖被,协助老年人穿好衣服并协助其移向床边。

2)推平车至老年人床旁并紧靠床边与床平行,固定平车以防移动。

3)将平车与床调至同样高度,将盖被平铺于平车上。

4)照护者抵住平车,协助老年人按上身、臀部、下肢的顺序向平车挪动(从平车移回床上时,先协助老年人移动下肢、臀部,再移动上身)。

5)为老年人盖好盖被,使其舒适。

6)拉起平车护栏。

(2)一人法　该法适用于体重较轻的老年人。操作流程如下:

1)移开床旁桌椅,推平车至老年人床尾,使平车头端与床尾成钝角,固定平车。

2)松开盖被,协助老年人穿好衣服。

3)将盖被平铺于平车上,老年人移至床边。

4)协助老年人屈膝,照护者一臂伸入老年人腋下至对侧肩部外侧,一臂伸入老年人大腿下。

5)嘱老年人双臂交叉于照护者颈后并双手用力握住照护者。

6)托起老年人,移步转身,将老年人轻放于平车上,为老年人盖好盖被。

7)拉起平车护栏。

(3)二人法　该法适用于不能自行活动或体重较重者。操作流程如下:

1)移开床旁桌椅,推平车至老年人床尾,使平车头端与床尾成钝角,固定平车。

2)松开盖被,协助老年人穿好衣服。

3)将盖被平铺于平车上。

4)两人站于床同侧,将老年人移至床边。

5)一名照护者一手托住老年人颈肩部,另一手托住老年人腰部。

6)另一名照护者一手托住老年人臀部,另一手托住老年人腘窝处,使老年人身体稍向照护者倾斜。

7)两名照护者同时用力抬起老年人并移向平车,将老年人轻放于平车上。

8)为老年人盖好盖被。

9)拉起平车护栏。

(4)三人法　该法适用于不能自行活动或体重较重者。操作流程如下:

1)移开床旁桌椅,推平车至老年人床尾,使平车头端与床尾成钝角,固定平车。

2)松开盖被,协助老年人穿好衣服。

3)将盖被平铺于平车上。

4)三人站于床同侧,将老年人移至床边。

5)第一名照护者托住老年人头颈部、肩胛部。

6)第二名照护者托住老年人背部、臀部。

7)第三名照护者托住老年人腘窝、小腿部。

8)三人同时抬起老年人,使老年人身体稍向照护者倾斜,同时移步转向平车,将老年人轻放于平车上。

9)为老年人盖好盖被。

10)拉起平车护栏。

(5)四人法　该法适用于病情危重或颈椎骨折的老年人。操作流程如下:

1)移开床旁桌椅,推平车至老年人床尾,使平车头端与床尾成钝角,固定平车。

2)在老年人腰部、臀下铺中单。

3）松开盖被,协助老年人穿好衣服。

4）将盖被平铺于平车上。

5）第一名照护者站于床头,托住老年人头部及肩部。

6）第二名照护者站于床尾,托住老年人双下肢。

7）第三、四名照护者分别站于床及平车两侧,紧握中单四角。

8）四人同时用力抬起老年人,将老年人轻放于平车上。

9）为老年人盖好盖被。

10）拉起平车护栏。

(6)使用医用过床板法　该法适用于不能自行活动的老年人。操作流程如下:

1）移开床旁桌椅,推平车至床旁,与床平行并紧靠床边。

2）平车与床的平面处于同一水平,并固定平车。

3）照护者分别站于平车与床的两侧并抵住。

4）站于床侧的照护者协助老年人向床侧翻身。

5）将医用过床板平放在老年人身下 1/3 或 1/4 处,然后向斜上方 45°轻推老年人。

6）站于平车侧的照护者向斜上方 45°轻拉老年人协助移向平车。

7）待老年人上平车后,协助老年人向平车侧翻身。

8）将医用过床板从老年人身下取出。

9）为老年人盖好盖被。

10）拉起平车护栏。

5.询问老年人需求,进行相关知识宣教。

6.整理床单位,还原床旁桌椅。

7.洗手,摘下口罩。

(五)指导内容

1.告知老年人在移动到平车时的安全要点及配合方法。

2.告知老年人如感觉不适,应及时告知医护人员或照护者。

(六)注意事项

1.搬运老年人时动作要轻柔、稳妥、协调一致,确保老年人安全、舒适。

2.尽量使老年人靠近搬运者,以达到省力的目的。

3.将老年人的头部置于平车的大车轮侧,以减轻颠簸与不适。

4.推平车时车速适宜,小轮在前。照护者站于老年人头侧,以观察病情。上下坡时应使老年人头部在高处一端。

5.对于骨折的老年人,应请有经验的医护人员和照护者搬运,一般要妥善固定骨折部位,然后垫上木板搬运。如果怀疑脊柱损伤,那么搬运时更要小心,必须用硬板作为支撑。

6.在搬运老年人过程中要保证输液和引流通畅,特殊引流管可先行夹闭,防止牵拉、脱出。

四、轴线翻身技术

(一)操作目的

1.协助颅骨牵引、脊椎损伤、脊椎术后、髋关节术后的老年人在床上翻身。

2.预防脊椎再损伤及关节脱位。

3.预防压疮,增加老年人舒适感。

(二)操作评估

1.住院时,由专业护士评估老年人病情、生命体征、意识状态、损伤部位、肢体功能及配合程度。

2.评估老年人体位是否舒适,肢体关节是否处于功能位,了解有无约束、管道、牵引及夹板,身体有无移动障碍。

3.告知老年人轴线翻身的目的和方法,取得其配合。

(三)操作准备

1.专业护士准备

着装整洁、规范,仪表端庄、大方。

2.用物准备

治疗车、翻身软枕(2个)。

(四)操作步骤

1.2名护士核对医嘱。

2.核对床号、姓名、住院号,评估老年人状况,解释操作的目的及方法,取得其配合。

3.洗手,戴口罩。

4.备齐用物,携至老年人床旁,再次核对。

5.酌情关闭门窗,拉好围帘。

6.移开床旁桌椅。

7.协助老年人移去枕头,松开被尾,拉起对侧床栏。

8.3名护士站于老年人同侧,护士甲双手扶托老年人头颈部,护士乙双手分别平托于老年人肩部和腰部,护士丙双手分别平托老年人臀部和腘窝处;由护士甲发出口令,三人同时用力将老年人平移至护士同侧床旁。

9.怀疑老年人有颈椎损伤时,护士甲站于老年人床头,一手固定老年人头颈部,移去头颈外固定物,另一手沿纵轴向上略加牵引,使头、颈随躯干一起缓慢移动;护士乙将双手伸至老年人对侧,分别扶托老年人肩部和背部;护士丙将双手伸至老年人对侧,并分别平托老年人腰部和臀部。由护士甲发出口令,三人同时用力将老年人平移至护士同侧床旁,使头、颈、肩、腰、髋保持在同一水平,三人同时用力翻转老年人至侧卧位。翻身时注意观察其病情变化。老年人无颈椎损伤时,可由 2 名护士(护士乙和护士丙)完成轴线翻身。

10.观察老年人枕后、肩胛、骶尾部、足跟部受压皮肤情况。

11.将一软枕放于老年人背部支持身体,另一软枕放于两膝之间,并使双膝呈自然弯曲状。

12.整理床单位,保持老年人肢体各关节处于功能位。

13.询问老年人需要,拉起同侧床栏,给予相关知识宣教。

14.整理用物。

15.洗手,摘下口罩。

16.记录翻身时间及皮肤情况。

(五)指导内容

1.告知老年人翻身的目的和方法,取得其配合。

2.告知老年人及其家属不要自行更换卧位。

(六)注意事项

1.翻转老年人时,应注意保持脊椎平直,以维持脊柱的正常生理弯度,避免由于躯干扭曲加重脊柱骨折、脊椎损伤和关节脱位;翻身角度不可超过 60°,避免脊柱负重增大而引起关节突骨折。

2.老年人有颈椎损伤时,勿扭曲或旋转颈部,以免加重神经损伤,引起呼吸肌麻痹而导致死亡。

3.对于颈椎或颅骨牵引的老年人,翻身时不可放松牵引。

4.翻身时注意为老年人保暖并防止坠床。

5.翻身过程中注意观察老年人的病情、生命体征变化,准确记录翻身时间、卧位、皮肤受压情况。

五、床椅转移技术

(一)操作目的

通过床椅转移训练提高老年人的自主转移能力,促进其功能恢复。

(二)操作评估

1.评估老年人的患肢关节活动度、肌张力、平衡能力。

2.评估老年人的配合程度及皮肤情况。

3.评估老年人有无体位性低血压。

(三)操作准备

1.照护者准备
着装整洁、规范,仪表端庄、大方。

2.用物准备
轮椅。

(四)操作步骤

1.核对老年人的床号、姓名、住院号,评估患肢的关节活动度、肌张力、平衡能力、配合程度及皮肤情况,询问有无体位性低血压,并向老年人解释操作的目的及方法,取得其理解和配合;同时协助老年人如厕。

2.洗手,备物。检查轮椅的刹车性能及大小是否适合老年人。

3.将轮椅推至老年人健侧方向的床尾1/3处,与床尾成45°角,并刹车固定。

4.再次核对老年人信息,向其解释训练的目的,消除其紧张心理。

5.一名照护者站在老年人患侧,协助老年人坐起,另一名照护者在老年人身旁保护老年人。①协助老年人向患侧翻身:老年人取仰卧位,双手呈 Bobath 握手(见图9-1),向上伸展上肢,健侧下肢屈曲;老年人双上肢向左右侧方摆动,当摆向患侧时,照护者顺势将老年人身体翻向患侧。②协助老年人由侧卧位转为坐位:嘱老年人将健侧下肢插至患侧下肢下方,用健侧下肢将患侧下肢移至床边外,患膝自然屈曲;然后头向上抬,健手横过身体,在患侧用手推床,把自己推至坐位,同时摆动健侧下肢下床。

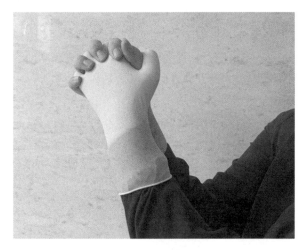

图 9-1　Bobath 握手示意

6.床椅转移方法有照护者帮助和老年人自助两种。

(1)照护者帮助　老年人健手扶在轮椅远端的扶手上,患手搭在照护者肩上。照护者双手置于老年人双髋部,双膝合拢与老年人患侧膝盖对立,同时使力,帮助老年人站立,然后协助老年人转至轮椅坐下。在转移过程中,老年人移动的患侧下肢要始终保持在照护者的双膝范围内,确保稳定。

(2)老年人自助　老年人健手扶在轮椅远端的扶手上,以健侧下肢为支撑,旋转身体,转移至轮椅上。

7.帮助老年人将双足分别放于轮椅的踏板上,系好安全带,松开刹车。

8.整理床单位,询问老年人需求。

9. 整理用物，洗手。

（五）指导内容

1. 告知老年人转移的方法，取得其配合。
2. 指导老年人正确的 Bobath 握手。

（六）注意事项

1. 保护患肢，避免受伤。
2. 转移后保持肢体处于良肢位，预防发生痉挛。
3. 注意保暖。

对于步行困难的老年人，轮椅是一种重要的移动手段。对于轮椅已成为日常生活一部分的老年人，照护者有必要掌握从轮椅到床或坐便器或浴池等的移动技术。此外，照护者还应开阔视野，学习帮助老年人更好地参加社会生活的技术。

六、老年人移动照护的技巧

老年人移动照护的技巧包括：①充分考虑老年人的身体状况；②向老年人说明所采取的操作；③促进老年人正常运动；④采用合适的技术和方法；⑤人体力学原理的应用是安全、合理的移动所不可缺少的。在了解运动、移动照护原则的基础上，还要学习身体重心和稳定、重心线及回转轴、正确姿势，灵活应用身体功能。

七、人体力学原理的应用

人体力学原理的合理应用指没有多余的动作，采用最小的动作即可取得最佳的效果，并且保持平衡。所谓掌握某种动作，指移动时，对老年人来说无疲劳感、疼痛和不安等；对照护者来说这种动作是安全的，能避免自己腰部等部位发生损伤。此外，从自主支援的角度来看，还应重视引导和发挥老年人的残存活动能力。人们需要树立"照护是照护者与老年人合作的一种技术"的观点。

第三节　失明老年人照护

许多疾病，尤其是眼科疾病可导致老年人失明，如白内障、青光眼、黄斑变性、角膜病变等。预防和及早治疗是关键，一旦突然出现失明，老年人应及时到眼科或神经科检查、治疗。

一、诱发失明的常见眼科疾病

（一）白内障

白内障是导致失明的第一大眼病，其常由晶状体变混浊引起。在 60 岁以上人群中，约

80％会受到白内障的困扰。白内障一旦确诊,就应尽早实施手术,否则可能导致永久性失明。因此,中老年人如果视力越来越差、眼前有黑影,就应及时到医院检查、治疗。在日常生活中应注意避免过多紫外线照射,勿频繁用手揉眼睛,多食胡萝卜、鱼类等食物,每 45min 远眺一次。

(二)青光眼

青光眼是导致失明的第二大眼病。调查数据显示,青光眼患者中,双目失明的患者比例达 15.8％,单目失明的患者比例达 16.9％。因此,青光眼也被喻为"无声的光明偷盗者"。多数患者早期无明显症状,一旦有所察觉,损伤往往已比较严重。因此,及早发现青光眼是预防失明的关键。有青光眼家族史、近视度数在 600 度以上等人群都属于高危人群,每年至少进行 1 次眼科检查。如有眼部肿胀等不适,则每隔半年检查 1 次。

(三)眼底黄斑变性

眼底黄斑变性多发生于老年人。如果出现视物变形、感觉变暗、眼前出现小的黑影飘动等情况,就应高度重视。糖尿病患者是眼底黄斑变性的高危人群,其在控制血糖的基础上,每年必须检查 1 次眼底。目前,治疗眼底黄斑变性的方法有多种,药物治疗、手术等都可以取得较好的疗效,关键是早发现、早治疗。

(四)角膜病变

角膜病变也是失明的原因之一。角膜位于眼睛的最外层,最易受到外伤,导致角膜混浊,甚至失明。在角膜病变中,角膜炎的发病率非常高,如果不及时、不正确治疗,就会导致失明,需要实施角膜移植。因此,一旦出现畏光流泪、视物不清,就应及时治疗。

二、失明老年人的日常照护

(一)预防疾病

失明老年人需注意保暖,预防感冒。

(二)饮食卫生

日常禁烟禁酒,忌食辛、辣、炸烤食物,勿饮浓茶。日常生活中应该选择清淡、易消化并且营养丰富的食物,多进食新鲜水果、蔬菜,以及动物肝脏、牛奶、蛋黄,避免暴饮暴食。烟草中的尼古丁可引起视网膜血管痉挛,导致视神经缺血,视网膜和玻璃体积血。此外,大量吸烟还可引起咳嗽,导致伤口裂开、前房出血。大量饮酒可造成眼球毛细血管扩张,眼部充血加重。饮浓茶可致神经过度兴奋,影响睡眠,易引起眼压升高。

(三)环境整洁

失明老年人的居所应保持整洁、安静,空气流通,光线柔和偏暗,以保证充足睡眠,防止烫伤、跌倒等意外发生。尽量让失明老年人做力所能及的事,培养和训练他们自理生活的能力,让他们能较好地照顾自己,提高生活质量。尊重失明老年人的生活习惯,物品放置以个人方便为原则,使老年人感到方便、自如。

(四)滴眼药水法

1.目的

(1)检查、诊断、治疗眼科疾病(如需滴用散瞳或缩瞳、表面麻醉药)。

(2)术前准备、术后抗感染。

2.用物准备

医嘱执行单、指定的眼药水、消毒棉签或棉球、弯盘、快速手消毒液,必要时备无菌眼垫及胶布。

3.操作方法及程序

(1)评估和观察要点

1)评估环境是否清洁。

2)评估老年人病情、意识状态、过敏史、自理能力与配合程度。

3)评估眼部情况,如眼睑、结膜、角膜有无异常,有无眼球穿通伤。

4)评估药物性质,观察用药后反应。

(2)操作要点

1)核对医嘱,包括老年人的姓名、床号、性别、眼别,眼药水的名称、质量、规格及有效期。

2)协助老年人取坐位或仰卧位,头略后仰,眼向上注视,用左手示指或棉签轻拉其下睑,暴露结膜囊下穹隆部。

3)右手持眼药水瓶,先弃去1~2滴,将药液滴入下穹隆部1~2滴。

4)轻提上睑使药液充分弥散,嘱老年人轻轻闭目2~3min,用棉签拭去外溢药液。

5)必要时遮盖无菌眼垫。在医嘱执行单上签名。

(3)指导要点

1)告知老年人用药的方法和目的,取得其配合。

2)告知老年人用药后要闭目休息,勿用手揉眼睛。

3)告知角膜溃疡、眼球穿通伤及术后勿压迫眼球。

4)告知老年人如有不适,应及时通知医护人员。

4.注意事项

(1)严格执行查对制度,核对无误后方可用药,尤其是散瞳及缩瞳、腐蚀性药物,切勿滴错,以免造成严重后果。

(2)滴眼药水前后应洗手,防止发生交叉感染。

(3)滴混悬液前应充分摇匀。

(4)对于眼部有分泌物者,应先用棉签擦拭干净。

(5)在双眼滴药时,应先滴健眼后滴患眼;或先轻后重,防止两眼间发生交叉感染。

(6)滴管距眼睑2~3cm,勿触及眼睑、睫毛,以免划伤或污染药液。

(7)眼药水勿直接滴在角膜上。操作时动作要轻柔,以免刺激双眼紧闭用力而将药液挤出,且会增加角膜溃疡患者穿孔的风险。对于眼球穿通伤、角膜瘘、术后患者,滴药时勿压迫眼球。

(8)滴用散瞳、缩瞳(阿托品、毛果芸香碱等)或毒性较大的药物时,滴药后即用棉球压迫泪囊区 $2\sim3$min,以减少药液经泪道排泄进入鼻黏膜经吸收引起中毒反应。

(9)同时滴数种药物或重复用药时,两药之间需间隔 $3\sim5$min。使用眼药水的顺序依次为水溶性、悬浊性、油性。先滴刺激性弱的药物,再滴刺激性强的药物。与眼药膏同用时,先滴眼药水再涂眼药膏。

(10)正常结膜囊泪液容量最多为 $10\mu l$,每次滴入 1 滴即可。

(11)传染性眼病老年人的眼药水及用物的管理应严格执行消毒隔离制度。

(五)涂眼药膏法

1.目的

(1)治疗眼科疾病(如眼睑闭合不全者、绷带加压包扎前需保护角膜者、需行睑球分离者)、散瞳检查眼底。

(2)用于治疗术后或眼部表面病损,增加与眼药接触的时间,起到润滑、衬垫作用,缓解眼部刺激症状。

2.用物准备

医嘱执行单、消毒棉签或棉球、圆头玻璃棒、抗生素眼药膏、快速手消毒液、弯盘、一次性手套,必要时备无菌眼垫及胶布。

3.操作方法及程序

(1)评估和观察要点　同滴眼药水法。

(2)操作要点

1)玻璃棒法　①核对医嘱,包括老年人的姓名、床号、性别、眼别,眼药膏的名称、质量、规格及有效期;②检查玻璃棒的完整度和光滑度,用消毒的玻璃棒一端蘸少许眼药膏;③同滴眼药水法,轻拉下睑,嘱老年人眼球向上注视;④手持玻璃棒与睑裂平行,将眼药膏放在下穹隆部,嘱老年人闭眼;⑤旋转玻璃棒,自颞侧从外眦部水平方向轻轻抽出,用棉签擦去外溢的眼药膏,必要时用无菌眼垫遮盖;⑥嘱老年人转动眼球或轻轻按摩,使眼药膏均匀分布于结膜囊内,以提高疗效;⑦在医嘱执行单上签名。

2)软管法　①手持眼药膏软管,将眼药膏挤入下穹隆结膜囊内,提起上睑,轻轻将眼睑闭合;②用棉签轻轻擦去外溢的眼药膏;③在医嘱执行单上签名。

(3)指导要点　同滴眼药水法。

4.注意事项

(1)操作前后应洗手,给多位老年人用药时,操作中间应洗手或进行快速手消毒。

(2)检查玻璃棒是否完整,两端是否光滑,以免有破损而擦伤角膜、结膜。

(3)涂散瞳、缩瞳眼药膏须用干棉球压迫泪囊数分钟。

(4)涂眼药膏时,软管切勿碰到角膜和睫毛,以免擦伤角膜、结膜和眼药膏污染引起眼部不适及刺激症状。

(5)对于外伤、角膜溃疡、内眼术后的老年人,操作时动作要轻柔,勿压迫、按摩眼球,以免造成角膜穿孔。

(6)对于双眼均需涂眼药膏的老年人,应使用不同的玻璃棒,以防发生交叉感染。

第四节　失聪老年人照护

一、老年性聋的日常照护

(一)避免噪声刺激

较长时间接触噪声,会导致老年人已开始衰退的听觉受损;内耳的微细血管常处于痉挛状态,导致内耳血供不足,听力就会迅速减退,甚至发生噪声性聋。

(二)预防耳道损伤、感染

部分老年人喜欢用耳勺、火柴棒等掏耳朵,这是由于老年人的生理性血液循环减弱,耳道内分泌物减少,出现干裂感,有时感到奇痒,不堪忍受。通过掏耳刺激,这些症状可以得到暂时缓解。但是这种方法易损伤外耳道,引起感染、发炎,严重的甚至导致鼓膜穿孔。

(三)慎用耳毒性药物

老年人往往患有多种疾病,经常需要使用多种药物。需要注意的是,使用耳毒性药物不要一次过量或者使用时间过长,可与其他药物交替使用;此外,也可换用中药治疗。

(四)戒烟

相关研究证实,与不吸烟者相比,每天吸烟 10 支以上者,老年性聋的发生风险增加。

(五)减少高脂饮食

研究发现,约 70% 的老年性聋患者同时伴有动脉粥样硬化症,且两者的严重程度存在相关性,而高脂血症是导致动脉粥样硬化的主要因素。

(六)增加户外活动

老年人往往久居室内,很少到户外活动,体内维生素 D 含量不足,导致听觉功能障碍。

(七)注重固护肾气

中医学认为,肾开窍于耳,听力的衰退与肾虚有着密切的关系。

(八)按摩耳朵

每日揉搓耳廓,按摩耳部,帮助耳部活动,促进耳部血液循环,从而增加血供。

二、助听器选择

听力下降的老年人需要及时佩戴助听器。老年人的生理功能不断衰退,听觉系统功能也日趋减弱。部分老年人因听力下降,与人交流减少,心理变得孤僻,甚至发生老年痴呆,严重影响生活质量。因此,失聪老年人应尽早佩戴助听器。及早佩戴助听器能够减缓老年人听力损失,维持正常的听力,减少对晚年生活的影响。如果残余听力尚好、耳聋时间短,那么及时佩戴助听器刺激耳神经,有可能恢复听力。因此,尽早为老年人佩戴助听器,有利于提高其生活质量。

(一)咨询并进行专业的听力测试

在选配助听器前,应先到专业的助听器验配机构咨询,并进行专业的听力测试。测试后,可在专业人员的指导下选配助听器。

(二)选择合适的助听器

助听器价格不一,特点亦不同。如盒式助听器,价格低但噪声大;深耳道式助听器,价格较高,美观度好;耳背式助听器,价格适中,美观度和隐藏性很好。助听器的平均使用寿命5～8年。可根据验配师的建议为老年人选择适合的助听器,确保质量。

(三)佩戴助听器需耐心适应

老年人佩戴助听器需耐心适应,不要期望立即恢复正常听力:初期佩戴时,声音应适当调小,以后逐渐增大;可先在室内使用助听器,然后在室外使用。

(四)定期到助听器验配机构调试

老年人使用助听器适应后,还需定期到专业助听器验配机构进行调试,并根据具体情况确定下次调试时间。一般情况下,老年人应每年定期到专业助听器验配机构测试听力并重新调试助听器。正确使用助听器并定期清洗和检测,可延长助听器的使用寿命。

（诸葛毅）

第十章　失语症老年人照护

失语症(aphasia)指由脑部损伤引起的语言功能丧失,是脑卒中的常见症状之一。失语症老年人的听觉、视觉正常,他们能够听到他人的话语,但听不懂话语所表达的意思;他们能够看到文字,但看不懂文字所表达的意思;他们想表达自己的思想,但找不到恰当的词汇,或说不出正常的话语。此外,失语症老年人还可能伴有失写(即不能以书写形式表达其思想),以及失认、失用等。

第一节　失语症老年人的康复

语言康复训练是一种有效治疗失语症的方法。实践表明,语言康复训练可以使失语症老年人较快地恢复语言功能。

一、失语症的康复适应证和治疗过程

原则上,所有失语症都是康复治疗的适应证。对于有明显意识障碍的失语症老年人,或情感、行为异常的失语症老年人等,如无法进行正常的康复训练,可给予合适治疗,待病情改善,能够配合时再进行康复训练。失语症的康复治疗过程分为开始期、进行期和结束期三个时期。

(一)开始期

原发疾病不再进展,生命体征稳定。此期应尽早开始训练,并使失语症老年人及其家属充分了解语言障碍和训练的有关情况。

(二)进行期

在训练室训练的频率和时间是有限的,故要求失语症老年人在病房或家中配合训练。此期可发现初期评定中存在的问题,适时调整训练方案。

(三)结束期

当经过一段时间的训练,失语症老年人病情改善达到一定程度后几乎不再进展或进展

很缓慢时,说明康复进入一个平台期;此时要将以前掌握的内容或再获得的能力再进行训练。训练结束后,可向失语症老年人的家属介绍训练情况,并设法提供一定的指导和帮助。

二、失语症的康复训练方法

(一)一对一训练

一对一训练指一名治疗师对一名失语症老年人进行训练(见图10-1)。该训练要求创造一个安静、稳定的环境,以语言康复刺激为中心内容。优点是失语症老年人注意力集中、情绪稳定,刺激条件易控制,训练课题针对性强,并可及时调整。语言认知康复系统训练仪见图10-2。

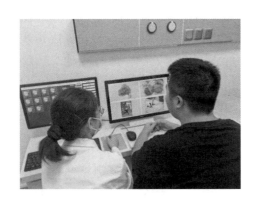 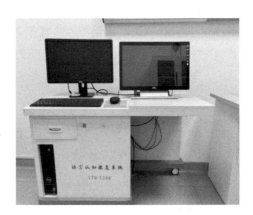

图10-1　一对一的语言康复训练示意　　　　图10-2　语言认知康复系统训练仪

(二)自主训练

在失语症老年人经过一对一训练,充分理解语言康复训练的方法和要求,具备独立练习的基础后,可将部分需要反复练习的内容让失语症老年人进行语言康复自主训练,治疗师定期检查。可选择图片或文字卡片来进行命名训练和书写训练,也可用录音机进行复述、听理解和听写练习。

(三)小组训练

小组训练又称集体训练。小组训练可逐步接近日常交流的真实情景,通过相互接触,减少老年人的孤独感,使他们学会将个人训练的成果在实际中加以有效应用。

(四)家庭训练

家庭训练指治疗师将评估结果及制订的治疗计划向家属介绍和示范,并通过观摩、阅读指导手册等方法教授家属掌握训练技术,再逐步过渡到在家里进行训练。治疗师定期检查和评估,及时调整训练课题及告知进一步语言康复训练的注意事项,也可以通过网络平台进行远程指导。

（五）Schuell 刺激促进法

Schuell 刺激促进法是一种语言康复治疗方法，其核心原则包括利用强烈的听觉刺激、适当的语言刺激、多途径的语言刺激，并通过反复的感觉刺激引发反应。该方法通过刺激→产生反应→进一步刺激的循环机制，形成有效的反馈回路。在治疗过程中，最重要的是强化正确的反应并对刺激进行适时调整，以促进语言功能的恢复。同时，治疗师应注意避免过度矫正，以免失语症老年人产生抵触情绪，加重他们的心理负担。

（六）阻断去除法

阻断去除法指失语症老年人保留有部分语言功能，但脑部损伤导致这部分功能被阻断，通过刺激失语症老年人残存的语言功能，将阻断消除而恢复语言功能，并通过训练使失语症老年人重新获得语言运用能力。该方法强调在失语症老年人无意识状态下，将未受阻断的较好的语言材料作为"前刺激"，引出另一语言形式中有语义关联的语言材料的正反应，去除"阻断"。

（七）功能重组法

功能重组法指通过对语言功能系统残存成分进行重新组织或添加新的成分，并通过训练使功能重新得到组合、开发，以达到运用语言的目的。该方法强调利用正常的功能系统来协助受损功能系统的改善，意识化的手段在反复运用中逐渐内在化、自动化。

（八）脱抑制法

脱抑制法指利用失语症老年人自身可能保留的语言功能，如唱歌等来解除功能的抑制。

（九）功能性交际治疗

功能性交际治疗指在语言康复训练中利用接近于实际交流的对话结构及信息，医患进行双向交流，训练交流技能。

（十）交流板的应用

交流板的应用指医患共同设计交流板，包括失语症老年人的姓名、住址、电话、联系方式、日常用语、图片，指导失语症老年人反复学习使用，增强日常交流能力。

三、失语症的语言康复训练措施

（一）语音训练

1.口腔动作

失语症老年人从镜子中观察自己的口腔动作是不是与治疗师做的各种口腔动作一样，反复模仿。

2. 口腔动作＋发音

失语症老年人模仿治疗师发音,包括汉语拼音的声母、韵母和四声。此外,还可以画口形图,告诉失语症老年人舌、唇和齿的位置,以及气流的方向和大小。

(二)听理解训练

1. 单词辨别

每次出示一到几个常用物品的图片,治疗师说出一个物品名称,让失语症老年人指出相应的物品图片,逐渐增加辨别数量。

2. 语句理解

每次出示常用物品的图片,治疗师说出其中一个物品的功能或所属范畴,失语症老年人指出相应图片,或者用情景画片表示。

(三)口语表达训练

1. 主动说话

从最简单的数字、儿歌、诗词或歌曲开始,让失语症老年人发出声音。

2. 完成词句练习

可以用反义词、关联词、惯用词的方法,鼓励失语症老年人进行口语表达。

3. 单词复述

先进行听觉训练,将图片与文字卡片相配,然后让失语症老年人一边看图文,一边注意听;接着让失语症老年人跟着复述,逐渐增加复述单词的长度。

4. 句子、短文复述

将复述练习中的单词与其他词语组合成简单的句子或短文反复练习。

5. 实用化练习

将练习的单词、句子应用于实际生活中。

6. 自发口语练习

看人物动作图,让失语症老年人用口语说明;看情景画,鼓励失语症老年人自由叙述;鼓励失语症老年人叙述某日某时发生的事情等。

(四)阅读理解及朗读训练

1. 视觉认知

摆出几张图片,让失语症老年人看相应的文字,然后进行组合练习,逐步增加数量。

2. 听觉认知

按组摆出单词的文字卡片,失语症老年人听治疗师读一个词后指出相应的文字卡片,用文字卡片进行2个及以上单词的认知练习,增强认知功能。

3. 单词朗读

出示单词卡,反复读给失语症老年人听,然后鼓励其一起朗读,最后让失语症老年人自己朗读。

4.句子、短文理解和朗读

利用句子或短文的卡片,让失语症老年人指出情景画与对应的物体;用"是""不是"回答提问;利用短语卡和短文卡,按单词朗读的要领练习,由慢速逐渐接近正常。反复练习,逐渐增加难度。

5.篇章朗读

从报纸的记事、小说、故事中选出失语症老年人感兴趣的内容进行同步朗读,开始就以接近正常速度朗读,即使失语症老年人跟不上也不等待,不纠正错误;同步朗读数次后,鼓励失语症老年人自己朗读。尽量选择有趣的读物反复练习,且每日坚持,以提高朗读的流畅性。

(五)书写训练

1.单词的听写

使用单词文字卡片,让失语症老年人书写卡片上的单词,再让失语症老年人看相应图片的同时听写单词,最后不看图片,听写该单词。

2.句子、短文的听写

使用句子、短文的文字卡片,训练从简单的短句逐渐进展到复杂的长句、短文。

3.自发书写练习

失语症老年人看物品图片,写出单词;看动作图片,书写叙述短句;看情景图片,书写叙述句、日记,以及给朋友写信。

第二节　失语症老年人的照护方法

失语症老年人存在语言沟通障碍,增加了照护的难度。因此,与失语症老年人进行有效沟通是照护的要点。

一、失语症老年人的照护要点

(一)理解失语症老年人的非语言沟通信息

家属及照护者要细心体察失语症老年人的情绪、神态、手势及特殊语言(如哼、哈、嗯)所表达的内容含义,以便向失语症老年人提供及时、满意的服务。

(二)制订康复训练计划

针对失语症老年人语言功能障碍制订语言康复训练计划,每日不间断地反复多次训练。

(三)坚持听说读写康复训练

对于保留部分"听""说""读""写""用"功能的失语症老年人,嘱其每天坚持听说读写训练,还可为其制作一些日常生活用语的卡片或小牌,如"喝水""吃饭""大便""小便"等,方便失语症老年人表达日常生活以及照护的需求。

(四)加强心理照护

失语症老年人虽然不能用语言来表达自己的思想感情,但其思维与情感活动可能是正常的,此时他们的痛苦是常人难以想象,也是难以承受的。因此,家属及照护者要关怀失语症老年人,及时缓解或消除其焦虑、紧张、悲观、轻生等消极心理情绪,增强他们与疾病斗争的信心,主动配合康复训练。

(五)与大小便失禁的失语症老年人进行有效沟通

1.沟通要领

(1)如果失语症老年人知道自己大小便失禁,那么此时照护者可以用手势打招呼,提示老年人回房间,并帮助清理。

(2)失语症老年人大小便失禁后,需要站起离开时,为了不引起周围人的注意,照护者要站在老年人的旁边,尽量遮挡其他人的视线。失语症老年人走动时可能有污物漏下,此时可以劝其坐轮椅离开,维护失语症老年人的自尊。

(3)如果失语症老年人自己未察觉到大小便失禁,那么照护者要及时提示或告诉失语症老年人,请其回房间,并帮助清理。

2.沟通技巧

当失语症老年人出现大小便失禁时,可以采取下列有效的沟通方法。

(1)照护者可以说:"我们到那边去一下好吗?"先提醒老年人离场,然后给予帮助。

(2)在失语症老年人能够洗浴的情况下,可以说:"洗个澡吧,您会感觉舒服一些的。"

(3)当失语症老年人因失禁而情绪低落时,可以这样安慰:"只是稍微弄脏了一点儿,没事的,不必介意。我帮您换一下衣服吧。"

3.注意事项

(1)应根据失语症老年人排泄的时间规律,及时给予提醒。

(2)失语症老年人有无发热。

(3)失语症老年人有无腹痛、腹泻。

(4)污物是否漏下。

(5)在不引起周围人注意的情况下,提醒失语症老年人离开。

二、失语症老年人的日常照护

(一)选择有效的沟通方式,满足失语症老年人的生活需要

1.把信号灯放在失语症老年人的手边。

2.注意观察失语症老年人的非语言沟通信息。

3.在与失语症老年人交流时,注意减少环境中的干扰因素,如正在播放电视或收音机节

目、病室内人员过多等。

4.所提出的问题应直接、简短,一次只提问一个问题,并且失语症老年人能用"点头"或"摇头"来回答问题。

5.安排熟悉失语症老年人情况、能与其进行有效沟通的照护者为失语症老年人提供连续照护,以减少无效交流;同时,应尽量避免更换照护者。

(二)病情平稳后,尽早进行语言康复训练

1.鼓励失语症老年人早开口,多说话。

2.给予失语症老年人充足的时间回答问题。

3.照护者与失语症老年人说话时,语速要缓慢,发音要清楚,必要时重复关键词;适当使用肢体语言,促进相互理解和交流。

4.对于失语症老年人,语言康复训练是非常重要的,应指导失语症老年人及其家属进行语言康复训练。练习发音和说话要从单音节开始,由易到难。鼓励失语症老年人主动练习、反复练习、坚持练习,以使语言功能得到更好、更快的恢复,甚至完全康复。

(三)给予心理照护

家属和照护者要耐心对待失语症老年人,及时了解其心理变化,并给予心理支持。在心理照护过程中,应注意以下事项:

(1)鼓励失语症老年人积极与他人沟通。

(2)当失语症老年人进行尝试和获得成功时,要给予肯定和鼓励。

(3)避免在失语症老年人面前说"这位老年人不能说话",以免挫伤其自尊心。

(4)不要对失语症老年人大声说话,除非其有听力障碍。

(5)与失语症老年人说话时,要站在其面前,视线要注视失语症老年人,并且聚精会神地倾听。

(6)理解失语症老年人的挫折感以及焦虑、忧郁情绪。

(7)鼓励失语症老年人慢慢说,说话之间可以停顿。

(8)鼓励家属探视,增进失语症老年人与家属之间的交流。

（朱美香　　徐淑芬）

第十一章　失智症老年人照护

随着人类平均寿命的增加和人口老龄化的发展,失智失能且伴有各种精神行为症状的老年人失智症的患病率也在不断升高,目前已成为全球各个国家面临的重大疾病负担和公共卫生难题。失智症是一种慢性脑部疾病,患者脑细胞退化的程度远远高于正常老化的进展,属于病理性改变。失智症患者具有渐进性的认知功能退化和(或)精神症状及行为障碍:认知功能减退,包括记忆力减退、健忘,尤其是近事记忆力下降,以及学习、定向、理解、判断、计算、语言、视空间功能、分析及解决问题的能力等减退;精神症状包括焦虑不安、多疑、幻觉和妄想等;行为障碍包括日常生活能力退化,以前熟练掌握的技能变得生疏,以前会做的事情变得不会做。

在我国人口老龄化程度不断加深的背景下,对失智症的认识和治疗仍处于患病率高、知晓率低、诊断率低、治疗率低的"一高三低"状态。目前对导致失智症的疾病仍缺乏对因治疗药物或药物昂贵等而影响治疗,因此失智症老年人照护已成为失智症管理不可替代的手段,其质量可直接影响失智症老年人的生活质量和疾病进展。

第一节　老年人认知状态的评估

认知反映思维能力,是老年人认识、理解、判断、推理事物的过程,并通过老年人的行为和语言表达出来。认知功能对老年人晚年能否独立生活以及生活质量有着重要影响。

一、认知状态评估

认知状态评估通常包括对个体总体认知功能的评估,涵盖记忆力、执行功能、语言能力、运用能力、视空间功能等。常用的评估量表有简易精神状态量表(Mini-Mental State Examination,MMSE)、蒙特利尔认知评估量表(Montreal Cognitive Assessment Scale, MoCA)、Mattis痴呆评估量表(Mattis Dementia Rating Scale,MDRS)、阿尔茨海默病评估量表认知分量表(Alzheimer's Disease Assessment Scale-cognitive subscale,ADAS-cog)、血管性痴呆评估量表认知分量表(Vascular Dementia Assessment Scale-cognitive subscale, VaDAS-cog)等。

(一)外观

是否健康、整洁,外表与实际年龄是否相符。

(二)态度

是否配合,还是猜疑、害怕、顾虑。

(三)活动能力

日常独立活动是否矫健,还是迟钝、缓慢。平时的协调与适应能力及其完成情况如何。

(四)沟通

表情及语言、体态是否自然,语言表达能力是否正常,发音等是否清晰。

(五)思维知觉

判断力、思维内容等是否正常。

(六)记忆力与注意力

短时或长时的记忆能力、学习新事物的能力及定向力是否正常。

(七)高级认知功能

如计算能力、抽象思维能力等是否正常。

二、简易精神状态量表的应用

(一)老年人认知状态的评估要点

1.根据失智症老年人的临床表现结合量表评估结果确定病期。

2.记忆力障碍严重程度。

3.定向力障碍严重程度。

4.失语严重程度。

5.失用严重程度。

6.失认严重程度。

7.有无焦虑、抑郁、情绪失控、兴奋欣快、幻觉妄想。

8.有无攻击性。

9.有无人格改变。

10.是否保留有自理能力。

(二)评估工具

临床上常用简易精神状态量表来初步评估老年人的认知状态。该量表由佛史丹

(Folstein)提出,国内常用修订版的简易精神状态量表进行评估。简易精神状态量表评估的具体项目共分为 11 项,包括时间定向、地点定向、即刻记忆、注意和计算、近记忆检查、物体命名、语言复述、语言理解、阅读理解、句子书写以及图形描画,总分为 30 分。简易精神状态量表见表 11-1。

表 11-1　简易精神状态量表

项目	得分	项目	得分
时间定向 　　今天是 　　　　哪一年? 　　　　什么季节? 　　　　几月? 　　　　几日? 　　　　星期几?	 1 1 1 1 1	**语言复述** 　　让失智症老年人复述句子:四十四只石狮子	1
地点定向 　　我们现在在 　　　　省(区、市)? 　　　　县(市、区)? 　　　　乡镇(街道)? 　　　　小区? 　　　　楼栋?	 1 1 1 1 1	**语言理解** 　　按命令执行三步动作:用右手拿纸,将纸对折,把纸放在地板上。每做对 1 步得 1 分	3
即刻记忆 　　说出 3 种物品的名称,每种间隔 1s。失智症老年人每说对 1 种得 1 分。重复这 3 种物品的名称,直至失智症老年人都说对。按第 1 次的结果计分	3	**阅读理解** 　　按所写的指令执行:请闭上你的眼睛	1
注意和计算 　　要求失智症老年人计算 100－7,余数再减 7,连续减 5 次。每个步骤回答正确得 1 分	5	**句子书写** 　　随意写(说)一个句子,如果句子有主语和谓语并能表达一定的意思,即得 1 分(字写错不影响给分)	1
近记忆检查 　　要求失智症老年人说出刚才识记时学会的 3 种物体的名称。每说出 1 种得 1 分	3	**图形描画** 　　按下图(放大)画,画出 2 个五边形,中间交叉成一个四边形,即得 1 分 	1
物体命名 　　指着铅笔和手表让失智症老年人说出名称,每说出 1 种得 1 分	2	**总分**	30

（三）评估的注意事项

老年人可在家属协助下使用简易精神状态量表进行评估。关于地点定向中的"县（市、区）"问题，失智症老年人如非本地人，可改成问他熟悉的城市。关于即刻记忆的问题，评估者连续说出 3 种物体。关于阅读理解的问题，评估者需要连续说出 3 个动作指令，再查看失智症老年人能否续贯完成（对于偏瘫失智症老年人，指令可以由健侧手执行）。关于句子书写的问题，可以向失智症老年人强调句子要完整；对于失智症老年人说出的句子，主谓宾语齐全才能得分。关于图形描画的问题，失智症老年人所画出的图形有正确的空间关系才能得分。总分是 30 分，答对 1 项得 1 分，答错不得分。初中及以上文化水平的老年人得分 ≥27 分为正常，≥80 岁高龄老年人得分 ≥25 分为正常。此外，该评估受教育水平和年龄的影响，85 岁且接受 5 年以下教育的老年人得分期望值是 20，接受 5～8 年教育的是 24，接受 9～12 年教育的是 26，接受 12 年以上教育的是 28。若得分低于相应年龄和教育水平期望值，则意味着认知功能损伤：文盲（未受教育），得分 ≤17 分；小学（受教育年限 ≤6 年），得分 ≤20 分；中学（包括中专），得分 ≤22 分；大学（包括大专），得分 ≤23 分；得分在 16 分及以下为重度认知功能损伤。

三、老年人失智症的表现和分型

老年人失智症是一种临床综合征，是后天的智力和行为及人格的持续性障碍，是由躯体或脑部病变等引起的大脑功能异常的表现，临床上有语言、记忆力、抽象思维、定向力、视空间功能、情绪、人格、认知、计算、判断和执行能力等障碍，同时伴有社会活动能力减退。老年人失智症可分为以下四种类型：①阿尔茨海默病，50～60 岁发病的称为早老性痴呆，65 岁以上发病的称为老年性痴呆；②血管性失智症；③混合性失智症，为上述两种疾病导致；④其他因素引起的失智症，如脑炎或外伤等引起。

老年人失智症与受教育程度有关，受教育程度越低，患病率就越高。在我国，老年人失智症以阿尔茨海默病和血管性失智症常见。重度失智症老年人生活不能自理，常伴有营养不良，从而加重原有的躯体疾病。失智症老年人所需的医疗和护理服务明显高于其他人群，应当引起全社会的重视。失智症老年人的生活能力下降，甚至丧失生活自理能力，从而给社会和家庭带来很大负担。因此，对于老年人失智症，积极预防、及早发现和正确治疗是十分必要的。

第二节　失智症老年人的日常照护

目前，照护失智症老年人面临的一个最大的难题是处理失智症老年人的行为改变。此外，对失智症老年人和照护者来说，穿脱衣、洗澡、进食等这些日常基本活动也非常困难。照护是延缓病情进展并提高失智症老年人生活质量的主要手段，做好失智症老年人的照护及为照护者提供支持在当今社会广受关注。为照护者提供支持，提高其照护水平，这对做好失智症老年人的照护具有重要意义。

一、分级照护

(一)轻度失智

此阶段失智症老年人的日常生活能力部分受损,需要帮助维持和改善工具性日常生活活动能力,如处理财务、乘车、做家务、使用家电等。照护者尽量督促失智症老年人自己料理生活。失智症老年人保持生活规律,注意饮食、营养和清洁卫生,适度运动,参与社会活动,保持心情愉悦,以尽可能长时间、较大程度地维持独立生活的能力。

(二)中度失智

此阶段失智症老年人认知功能逐渐减退,日常生活活动能力降低,需要照护者帮助失智症老年人应对生活中的各种障碍,在照护者的协助下进行简单、有规律的生活活动;培养失智症老年人的自信心和安全感,陪同失智症老年人完成力所能及的任务,体会参与的乐趣。

(三)重度失智

此阶段失智症老年人基本丧失了生活自理能力,需要重点关注其口腔卫生、营养状况、排泄情况,避免发生吸入性肺炎、压力性损伤、深静脉血栓等并发症。

(四)终末期

如果监护人决定积极延续失智症老年人的生命,那么可将其送往医疗机构,以减少失智症老年人痛苦、维护尊严为原则,给予舒缓治疗与临终关怀。例如,采用鼻饲、胃造瘘、肠外营养等措施;发生感染或脏器衰竭时给予必要的治疗与抢救,以适当方式延续生命。

二、日常生活照护措施

(一)生活照护

照护者可根据失智症老年人的自理程度选择"全补偿"、"半补偿"或"支持教育法"。"全补偿"指全部负责失智症老年人的生活照护;"半补偿"指除督促失智症老年人训练外,另给予协助;"支持教育法"指做好指导,协助失智症老年人养成良好的习惯。

生活照护的内容包括:预防发生感染;保持环境整洁,空气清新;根据天气变化为失智症老年人增减衣物;保持卧床及大小便失禁的失智症老年人皮肤清洁、干燥、勤沐浴。

(二)饮食照护

一日三餐应做到定量、定时。多数失智症老年人因缺乏食欲而少食甚至拒食,进而造成营养不良。因此,需要为他们提供营养丰富、清淡适口的食物,荤素搭配,温度适中,无刺无骨,易于消化,保证老年人吃饱吃好,但不宜过饱。对于吞咽困难者,应指导其缓慢进食,不可催促,以防发生呛噎。对于少数食欲亢进、暴饮暴食者,要适当限制食量,以防其因消化吸收不良而发生呕吐、腹泻。

合理安排膳食，适量补充维生素、微量元素，有利于延缓病情进展。失智症老年人要多食含维生素、矿物质的食物，如谷物、瘦肉、豆类、海产品等，以提高人体免疫力。各类矿物质，如锌、铁、钙、磷等可以延缓衰老，改善失智症老年人的身体状况，延长生命，提高生活质量。

失智症老年人的餐具应选择不易破损的不锈钢制品。对于能自己进食的失智症老年人，建议将几种菜肴放在一个托盘里，食用鱼肉时要提前剔除骨刺。不要让失智症老年人使用尖锐的刀、叉进食。如果失智症老年人视力较差，那么需要把餐桌安放在明亮显眼的地方。食物要切成小块，方便失智症老年人入口。

不要让失智症老年人食用黏性食物，液体和固体食物要分开盛放。盛有热烫食物的器皿要远离失智症老年人放置，以免老年人烫伤。进餐时，应征得失智症老年人的同意，给其戴上围嘴布，防止把衣服弄脏。对于需要喂食的失智症老年人，要嘱其坐起，一次不要喂太多，速度不宜太快；给失智症老年人足够的咀嚼时间，使摄入的食物得到充分消化、吸收。

防止失智症老年人发生呛噎、误吸。咽部感知觉功能减退、协调功能不良、吞咽反射功能降低、服用抗精神病药、进食过快等均易导致呛噎、误吸，故应对失智症老年人家属及照护者进行预防失智症老年人误吸和误食的饮食安全指导，将有吞咽风险的失智症老年人列入重点交接班。

失智症老年人应戒烟酒，严格控制饮食，定时定量，切勿暴饮暴食，以维持正常的消化功能。多食富含卵磷脂、乙酰胆碱的食物，如鸡蛋、鱼、瘦肉等，多食坚果、牛奶、麦芽等。

根据中医学理论熬制一些补益脑细胞的食物，如山药粥具有补脑髓、补五脏的作用，芝麻核桃粥具有补肾润燥、健脑和中的作用。

（三）衣着得体

为失智症老年人准备的衣服质地要好，特别是内衣要柔软、舒适，最好是纯棉的，以免化学纤维对失智症老年人皮肤造成不适或意外着火而粘在身上。同时衣服要宽松，外衣最好选用无须熨烫的面料，尽量不用拉链，最好用按扣或布带代替拉链，既方便失智症老年人穿脱，又防止拉拉链时受伤。

（四）居室环境

为失智症老年人营造一个舒适、安全、宽敞、整洁、光线充足、空气流通、设施简单的居室环境。室内无障碍（如门槛等），地面要防滑，以免失智症老年人摔倒。失智症老年人生活环境中的各种物品要固定，照护者不宜经常更换。对于卧床的失智症老年人，给予床挡加护，地面保持干燥，通道无障碍物。家属要督促和协助失智症老年人做好个人卫生。对于有异常行为的失智症老年人，应反复进行强化训练。

防止失智症老年人跌倒而致损伤。对于失智症老年人，入院后即进行安全风险评估，针对不同评估结果，对失智症老年人及其照护者进行入院宣教和相关健康指导。同时，病区内设置各种防滑设施，防止失智症老年人跌倒导致骨折等意外的发生。

加强危险物品的管理,妥善保管刀、剪、药品、杀虫剂等物品,煤气、电源等的开关要有安全装置,不要让失智症老年人随意打开。防止失智症老年人利用危险物品自伤、自杀以及伤害他人,并做好失智症老年人及其家属的宣教和心理护理。

(五)皮肤照护

失智症老年人因长期卧床、大小便失禁,加之营养摄入不足,往往极度消瘦,肢体运动和感觉功能发生障碍,局部血液循环差,如不注意保护,极易发生压疮。因此,在护理时要做到"三勤":勤翻身、勤按摩、勤换纸尿裤。保持失智症老年人所用床铺、衣服、床单、被褥平整、干燥、清洁。除了定时翻身、按摩外,坚持做到每次更换床单、衣裤时,连同失智症老年人臀部下的小海绵垫一起更换,并用温水擦洗失智症老年人,同时按摩皮肤,促进血液循环,改善局部营养状况,以增强皮肤抵抗力。做好保暖工作,并根据病情帮助失智症老年人进行肢体主动运动或被动运动,以缓解肌肉废用性萎缩。皮肤按摩可采用抚摸或揉捏,不同部位采取不同方法。

(六)沐浴照护

失智症老年人可能因为害怕、健忘、忧郁或害羞而不愿洗澡,因而要合理满足失智症老年人沐浴的需求及喜好,妥善准备沐浴用品,如换洗衣物、肥皂、毛巾、温水等。不要询问失智症老年人"要不要洗澡",代之以"衣服准备好了"等肯定字词;不要用批评的语气,如"你看,那么脏,该洗澡了"。若失智症老年人拒绝洗澡,则可以先转移其注意力,等会再洗。提供明显的时钟、白(黑)板或清楚的记事板,让失智症老年人记录洗澡时间。尽量让失智症老年人有主动权,适时提醒下一步要做什么,或提醒未洗的部分,若失智症老年人无法完成,则应协助其完成。避免使用刺激性肥皂。观察失智症老年人身体状况,评估是否有皮肤受损或其他问题。

(七)如厕照护

如果失智症老年人出现随地大小便,照护者就应掌握失智症老年人大小便规律,定时督促其如厕。训练失智症老年人有规律地生活,排便时间不宜过长,周围环境保持安静。注意排尿、排便形态改变,尽早发现异常,以便及时处理。如果失智症老年人做出令人尴尬的事情,只要言行不伤害他人,就不要刻意纠正,最好的方法是用其他事物转移其注意力。

(八)心理照护

在白天,尽可能让失智症老年人进行一些有益于身心健康的活动,如养花、养鱼、画画、散步、打太极拳、编织等,也可读报、听广播、选择性观看一些娱乐性节目,忌看恐怖、惊险及伤感的节目。多与失智症老年人交流,使其充分感受到生活的乐趣,保持轻松、愉快的心情。

失智症老年人的早期性格、人格和情感活动比较稳定,故照护者的言语对其有着不同的影响。该类失智症老年人早期表现为记忆力减退、健忘、易激动,自己不能胜任的事情或不该做的事情坚持要做,往往劝说无效,此时他们需要的是耐心、关怀,要做好其心理护理。

照护者与失智症老年人交流要采取语言沟通策略,交谈时可寻找愉快的刺激因子(记忆与情感交流密切相关,当人的后天生活习惯难以维持时,固有的个人愉快回忆可以作为刺激因子使记忆再生),引起失智症老年人的关注,激发他们的兴趣,调动他们的思维。沟通时要恰当地运用肢体语言,表达鼓励、同情,使失智症老年人感到被尊重与关怀。每次只提问一些简单的问题,以诱导为主,避免使用斥责、拒绝等语言。

亲情人际疗法指增加亲属、晚辈、朋友的探视与交流,给予失智症老年人心理支持。增加失智症老年人的文体活动,以提高他们的沟通能力,培养乐观情绪,延缓疾病的发展,也有助于失智症老年人独立发挥潜能。

取得失智症老年人的信任,使失智症老年人在生活中感受到周围人的理解与支持,从而稳定其情绪。照护者应避免对失智症老年人的部分异常行为发生误解或加以指责,加重其心理创伤。同时,在住院期间,医护人员应对失智症老年人家属进行适当的心理辅导,有助于其缓解压力,增强治疗疾病的信心。

(九)认知功能障碍照护

1. 对记忆障碍的照护

加强记忆锻炼,增加信息的刺激量,经常鼓励失智症老年人回忆过去的生活经历,帮助其认识目前生活中的真实人物和事件。定时看电视、报纸,了解国内外大事,保持良好的社会互动,以获得更多的信息。

2. 对智力障碍的照护

鼓励失智症老年人多思考、勤思考,以刺激大脑的思维活动。为失智症老年人制订切实可行的功能训练计划,包括语言、计算及理解功能训练,做到循序渐进,反复强化,持之以恒。

3. 对思维障碍的照护

对于思维贫乏的失智症老年人,多给予信息及语言刺激,寻找失智症老年人感兴趣的话题,如选择失智症老年人曾经历的重大事件来诱导、启发其用语言表达,刺激大脑兴奋。对于思维活跃但紊乱的失智症老年人,改变话题,分散其注意力,转移思路,使思维恢复至正常状态。对于有妄想的失智症老年人,照护者应态度和蔼亲切,语言恰当,掌握谈话技巧,不可贸然触及失智症老年人的妄想内容。

4. 对定向力障碍的照护

必须有专人陪护,防止失智症老年人单独外出而走失或发生意外。对轻度失智症老年人进行定向力训练,如在日常生活照护时反复向失智症老年人讲述日期、时间、地点、天气等,使失智症老年人逐渐形成时间概念。可为失智症老年人佩戴有定位功能的安全手环。

(十)精神症状照护

关心失智症老年人,了解失智症老年人的焦虑、害怕与不安情绪;提供现实感,与失智症老年人讨论真实的事物,不与失智症老年人争辩或否定其信念;给予倾听陪伴,减少环境的刺激,让失智症老年人知道照护者能接受其错误的信念,但是不表示认同;当失智症老年人受幻觉、妄想影响而产生自伤或紊乱行为时,给予其保护约束,密切观察、护理,了解其异常的精神活动,并及时向医生汇报,给予必要的药物治疗。

(十一)睡眠照护

评估失智症老年人睡眠紊乱的原因,记录其睡眠形态及时间。睡眠紊乱的失智症老年人易出现行为异常,甚至攻击行为。保持正常的作息,为失智症老年人安排丰富的日间活动,白天尽量不安排睡眠时间。采用亮光刺激或设计室内光线(自然或人工光线)体现白天和黑夜的不同。采用协助入睡的方法,如饮用温和、非刺激性的饮料,食用清淡的小点心,或睡前饮用少量牛奶等;温水沐浴及背部按摩,睡前做松弛运动有助于入睡。睡前不应大量进食,不过多饮水;限制饮用含咖啡因的饮料,如浓茶、咖啡及可乐。环境中的不良刺激可加重失智症老年人原有的烦躁不安;而营造一个舒适的环境有助于入睡,如保持安静、保暖。对于夜间入睡困难的失智老年人,遵医嘱给予相应药物治疗。

(十二)游走行为照护

由于药物的不良反应或受环境的干扰,或受幻觉妄想的影响,失智症老年人常会出现寻找食物、饮水、如厕;或找人陪伴,想找熟悉的人或事物,或想逃离等游走行为。照护者应关心失智老年人,为失智老年人提供安全的活动,如看电视、打扫卫生等;消除环境中易造成意外的因素;适时告知其他失智症老年人,避免与该失智症老年人产生无谓的争吵。

由于失智症老年人记忆力减退,存在不同程度的定向力和判断障碍,其往往会迷路走失。对于轻度失智症老年人,可限制其单独外出活动。对于中重度失智症老年人,入院后应有专人陪护。照护者应加强对失智症老年人的看管,失智症老年人外出时应有专人陪伴,同时在失智症老年人口袋内放入写有姓名、地址、联系电话的安全卡片或布条,或佩戴有定位功能的手环,万一走失,方便寻找。

(十三)夜间紊乱症状照护

失智症老年人在夜间或傍晚时易出现精神、行为紊乱,这可能由环境光线的刺激减少所致。夜间紊乱症状照护的内容包括:提供足够的照明,如房间活动区明亮;减少咖啡因的摄入;保持安静,减少环境中的各种刺激;养成规律的睡眠习惯,白天提供足够的活动,避免白天长时间卧床或者睡眠;提供能使失智症老年人舒适的事物,如音乐、食物或玩具。

(十四)病情观察

失智症老年人年老体弱,机体抵抗力差,加之记忆和智力受损,因此表述症状往往十分困难,使得症状隐蔽、不典型。照护者要仔细、耐心地观察病情,发现问题及时处理,以免贻误病情,并做好记录。

严格管理药物,确保用药安全,防止失智症老年人误服或漏服药物。对于伴有抑郁症、幻觉妄想和自杀倾向的失智症老年人以及拒绝服药的失智症老年人,除了监督失智症老年人服药外,服药后还应要求失智症老年人张嘴,检查是否已将药物咽下。

(十五)健康教育

失智症老年人的照护与医院、社会和家庭息息相关。健康教育应该分层次进行：对于大众，应该宣传失智症老年人的早期症状，有助于早期诊断和治疗；宣传如何与失智症老年人相处，使失智症老年人时刻得到社会的关爱。对于家庭，应教授居家照护的技能，包括沟通技能、失智症老年人异常行为的处置、认知训练、生活管理、卫生护理以及安全管理教育等；同时，还包括照护者自身压力的疏解以及如何获得帮助等，以提高失智症老年人和家庭的生活质量。家庭成员和照护者要特别注意对失智症老年人的态度，以及突发情况的处置。

(十六)智慧社区养老服务

信息技术在养老方面的应用日益重要。在做好失智症老年人隐私保护的前提下，远程监控和远程自助服务的应用有助于社区或居家养老。"智慧养老"实际上就是利用物联网技术，通过各类传感器，使老年人的日常生活处于远程监控状态。这些传感器被精心放置在老年人活动的关键地点，如浴室、厨房和卧室，用于监测老年人在家中的情况并记录他们的行为。客服人员及时安排人员提供上门养老服务，这不仅提高了社区养老服务的效率，而且提高了老年人的安全系数。

（诸葛毅）

第十二章　失能老年人心理照护

人到老年，对复杂变化的应激能力和挫折的承受能力均明显降低。面对退休、空巢和丧偶等生活事件，以及老年期机体衰老速度加快，老年病发生率明显增高，出现失明、失听、失语、大小便失禁、失智以及失能等症状，老年人可能出现悲观、无助、抑郁等复杂的心理问题。虽然现代医学对老年病的诊疗水平已有明显提高，但老年病患者具有多种疾病并存、病程长、预后差、治愈率不高、存在后遗症等特点，成为老年人沉重的精神负担，从而产生更为严重的心理问题，包括精神病性症状、情感性障碍，特别是抑郁症和焦虑症；此外，还包括认知功能损伤等。失能老年人的心理状态与疾病的发生、发展及预后有着密切的关系。

第一节　心理健康评估

心理健康评估指运用心理学的理论和方法对个体的心理现象进行全面、综合的评估，以了解个体的心理健康状态。常用的心理健康评估方法包括观察法、访谈法、心理测验法等。

一、观察法

观察法指对个体的外显行为进行直接或间接的观察评估，从而了解个体的心理特征和状态。观察的方法根据被观察个体的情况及资料采集需要而定，如自然观察法、特殊情境观察法。自然观察法指对被观察个体的行为活动及情境不予控制，采集其真实、自然的心理反应状态。该方法客观、真实，但较费时费力。特殊情境观察法指对被观察个体的行为活动及情境予以控制，采集其相应的心理反应状态，目的是了解被观察个体在特定条件下的心理活动。该方法能够快速、高效地获得评估结果，但有时会获得不真实的评估结果。

二、访谈法

访谈法是一种通过与个体交谈来了解个体的心理特征和状态的方法。访谈法根据访谈目的预先设定结构和程序，主题由访谈者掌控。该方法可以高效、灵活地获得个体的心理状态资料，但较易偏离主题及获取的资料不全。访谈时，谈话要有技巧、有礼貌，措辞要通俗易懂；语速要慢，声音要让老年人听得到、听得清；内容要让老年人听得懂；访谈者要耐心倾听，及时做出点头、微笑、赞许等反馈。

三、心理测验法

心理测验法指按照一定程序,在特定情境下,对个体行为进行客观测量、分析、评价。该方法是心理评估的主要方法。通常人们所说的心理测验与心理量表测验是同一意思。

通常使用抑郁自评量表(Self-Rating Depression Scale,SDS)、焦虑自评量表(Self-Rating Anxiety Scale,SAS)、汉密尔顿抑郁量表(Hamilton Depression Scale,HAMD)、老年抑郁量表(Geriatric Depression Scale,GDS)对老年人的情感状态进行评估。同时,应用 90 项症状自评量表(Symptom Check List-90,SCL-90)进行评估,掌握老年人目前所存在的心理问题的性质、程度,采取有针对性的干预措施,以改善老年人的心理状态。

(一)心理信息的采集

1.基本资料

基本资料包括姓名、性别、年龄、籍贯、出生地、民族、职业、工作单位、文化程度、宗教信仰、婚姻状况、家庭地址及居住情况等;有无酗酒、吸毒、药物滥用等;有无农药等有毒物质接触史;既往心理问题就诊史等。

2.精神健康史

运用观察法、访谈法观察老年人的表情、反应、动作,倾听老年人及其家属和陪伴人员的叙述,收集老年人的心理状况信息,分析老年人的基本心理状态,并选用有效的心理量表进行心理测评。

(二)情感状态的评估

1.广泛性焦虑量表

广泛性焦虑量表(7-Item Generalized Anxiety Disorder Scale,GAD-7)是 2006 年由美国学者 Spitzer 等根据广泛性焦虑的诊断标准编制而成的,用于广泛性焦虑筛查及症状严重度的评价。实践表明,该量表具有良好的信度和效度、可重复性和多语言环境下人群适用性,在多个国家得到广泛应用。

GAD-7 是一种简明、有效的焦虑自评工具,由 7 个条目组成,用于了解患者在过去 2 周有多少时间受到包括"难以放松""对各种各样问题担忧过多"等 7 个问题的困扰。每个条目的分值如下:0 分=从来没有;1 分=偶尔几天有;2 分=经常有,过去 2 周有多于 1 周的时间有;3 分=几乎天天有。量表总分 21 分,得分为选择相应选项后的分值总和,其中 0~4 分表示无焦虑,5~9 分表示轻度焦虑,10~14 分表示中度焦虑,≥15 分表示重度焦虑。分值 5、10、15 分别对应代表"轻度""中度""重度"焦虑程度分界值。GAD-7 见表 12-1。

表 12-1 广泛性焦虑量表(GAD-7)

在过去 2 周,有多少时间您受到以下问题的困扰?	从来没有	偶尔几天有	经常有,过去 2 周有多于 1 周的时间有	几乎天天有
(1)感觉紧张、焦虑或急切	0 分	1 分	2 分	3 分
(2)不能停止或控制担忧	0 分	1 分	2 分	3 分
(3)对各种各样问题担忧过多	0 分	1 分	2 分	3 分
(4)难以放松	0 分	1 分	2 分	3 分
(5)由于不安而无法静坐	0 分	1 分	2 分	3 分
(6)变得易烦恼或急躁	0 分	1 分	2 分	3 分
(7)感到似乎将有可怕的事情发生而害怕	0 分	1 分	2 分	3 分

得分:

注:得分为选择相应选项后的分值总和。

2.简版老年抑郁量表

简版老年抑郁量表(15-Item Geriatric Depression Scale,GDS-15)是一种常用的评估老年人抑郁症状的工具,1983 年由 Yesavage 等开发。该量表包含 15 个项目,主要涉及情感、生活态度和身体反应等方面,通过对老年人的回答进行评分,可以判断其是否存在抑郁倾向(见表 12-2)。该量表条目简单、直观,易为被评估者理解和回答;适用范围广,不仅可用于医院、社区、养老院等公共场所,也可用于家庭访视等私人环境。该量表在识别老年人抑郁方面具有较高的敏感性和特异性。GDS-15 由于省时实用,被广泛应用于老年人抑郁筛查。该量表可作为初步筛查工具,不能替代专业医师的临床诊断。GDS-15 只是检测被评估者是否存在潜在的心理问题,并不能确定其具体原因或治疗方案。GDS-15 对部分文化背景不同的被评估者可能产生偏差。

GDS-15 为老年人的抑郁筛查表,阳性者提示有抑郁症状,需要进一步检查确诊。GDS-15 总分 15 分,分值表示被评估者可能存在的抑郁症状的严重程度:0～4 分表示正常;5～8 分表示轻度抑郁,9～11 表示中度抑郁,12～15 表示重度抑郁。

表 12-2 简版老年抑郁量表(GDS-15)

根据下述问题,请为您在过去 1 周内的感受选择最佳答案	是	否
(1)您对生活基本满意吗	0 分	1 分
(2)您是否放弃了许多爱好和兴趣	1 分	0 分
(3)您是否觉得生活空虚	1 分	0 分
(4)您是否常感到厌倦	1 分	0 分
(5)您是否大部分时间精力充沛	0 分	1 分
(6)您是否害怕会有不幸的事在您身上发生	1 分	0 分
(7)您是否大部分时间感到幸福	0 分	1 分
(8)您是否常感到孤立无援	1 分	0 分

根据下述问题,请为您在过去 1 周内的感受选择最佳答案	是	否
(9)您是否宁愿待在家里而不愿去室外做些新鲜事	1 分	0 分
(10)您是否觉得记忆力比以前差	1 分	0 分
(11)您觉得现在活着很开心吗	0 分	1 分
(12)您是否觉得像现在这样活着毫无意义	1 分	0 分
(13)您觉得生活充满活力吗	0 分	1 分
(14)您是否觉得您的处境已毫无希望	1 分	0 分
(15)您是否觉得大多数人比您强得多	1 分	0 分
得分:		

注:得分为选择相应选项后的分值总和。

3.汉密尔顿抑郁量表

汉密尔顿抑郁量表(HAMD)适用于评估有抑郁症状的成年人,是临床上评定抑郁状态应用最广泛的量表。该量表有 17 项、21 项和 24 项三种版本。一般运用 HAMD 采用交谈和观察的方式,两名经过训练的评估员对被评估者进行联合检查,待检查结束后,两名评估员独立评分。评分标准:量表中大部分项目采用 0～4 分的五级评分法,各级的评分标准为:0 分,无抑郁;1 分,轻度抑郁;2 分,中度抑郁;3 分,重度抑郁;4 分,极重度抑郁。少数项目采用 0～2 分的三级评分法,各级的评分标准为:0 分,无抑郁;1 分,轻度抑郁至中度抑郁;2 分,重度抑郁。结果分析:HAMD(17 项版本)总分<7 分,正常;7～17 分,轻度抑郁;18～24 分,中度抑郁;>24 分,严重抑郁。HAMD(21 项版本)总分<7 分,正常;7～19 分,轻度抑郁;20～29 分,中度抑郁;>29 分,严重抑郁。HAMD(24 项版本)总分<7 分,正常;7～20 分,轻度抑郁;21～35 分,中度抑郁;>35 分,严重抑郁。

(三)人格评估及其他

1.90 项症状自评量表

90 项症状自评量表(SCL-90)的适用对象为成年人。该量表共有 90 个项目,有 9 个分量表,即躯体化、强迫症状、人际关系敏感、抑郁、焦虑、敌对、恐怖、偏执、精神病性等,包含有较广泛的精神病症状学内容,从感觉、情感、思维、意识、行为直至生活习惯、人际关系、饮食睡眠等,均有涉及,并采用 10 个因子分别反映 10 个方面的心理症状情况。该量表对有心理症状(即有可能存在心理障碍或处于心理障碍边缘)者有良好的区分能力。SCL-90 适用于测查某人群中哪些人可能存在心理障碍,哪些人可能有何种心理障碍及其严重程度。SCL-90 评定的范围是"现在"或者"最近 1 周"的实际感觉。根据全国常模结果,总分>160 分,或者阳性项目数>43 项,或任一因子评分>2 分,均需考虑筛选阳性,并做进一步检查。

2.艾森克人格问卷

艾森克人格问卷(Eysenck Personality Questionnaire,EPQ)是英国心理学家艾森克编制的一种评估工具。他搜集了大量有关人格方面的特征,并通过因素分析归纳出三个维度,从而提出决定人格的三个基本因素:内外向、情绪性和心理变态倾向。目前,EPQ 有成人版问卷和青少年版问卷两种。通常使用 88 道题的成人版问卷,让被评估者根据自己的情况回答条目的是否。成人版问卷适合调查 16 岁及以上的成年人的人格,由三个人格维度量表和一个效度量表组成。

(1)E 量表,是内外向(extraversion)维度。分数高表示人格外向,可能是好交际、渴望刺激和冒险,情感易冲动。分数低表示人格内向,可能是好安静、富于内省,除了亲密的朋友之外,对一般人缄默冷淡,不喜欢刺激,喜欢有秩序的生活方式,情绪比较稳定。

(2)N 量表,是神经质(neuroticism)或情绪稳定性维度。反映的是正常行为,与病症无关。分数高表示可能是焦虑、担心,常常郁郁不乐、忧心忡忡,有强烈的情绪反应,以至于出现不够理智的行为。

(3)P 量表,是精神质(psychoticism)维度。精神质,又称倔强,讲求实际。若某人表现出明显程度,则易发展成行为异常。分数高表示可能是孤独,不关心他人,难以适应外部环境,不近人情,感觉迟钝,与他人不友好,喜欢寻衅搅扰,喜欢干奇特的事情,并且不顾危险。

(4)L 量表,是反映掩饰(lie)的效度量表,测定被评估者的掩饰、假托或自身隐蔽,或者测定其朴实或幼稚的水平。L 量表与其他量表的功能有联系,但它本身代表一种稳定的人格功能。

结果分析:标准分数换算采用标准 T 分数的换算方法,即根据被评估者在各量表获得的总分(粗分),并根据常模换算得到标准分,计算公式如下:

$$T = 50 + 10 \times (X - M) / SD$$

式中,X 表示某被评估者的问卷粗分,M 和 SD 分别表示该人群样本的均数和标准差。

然后将均数换成 50,标准差换算成 10,即以 50 为中值,以 10 为一个标准差。各量表 T 在 43.4~56.6 分为中间型,T 在 38.5~43.3 分或 56.7~61.5 分为倾向型,T 在 38.5 分以下或 61.5 分以上为典型。以此分析被评估者的个性特点。

3. 卡特尔 16 种人格因素问卷

卡特尔 16 种人格因素问卷(16 Personality Factor Questionnaire,16PF)是卡特尔根据人格特质学说,采用因素分析法编制而成的。卡特尔及其同事在几十年时间里对不同年龄、职业、文化背景的人进行了大量的测量,发现了 20 种基本的特质,最先用 A、B、C、D、E 等命名,后来又收集到更多的证据。他对表现特质进行因素分析,得出十几个隐蔽在表现特质后面的根源特质,并编制成 16PF。卡特尔认为 16 种根源特质是构成人格的内在因素,只要测出个体身上 16 种特质的表现程度,就可以知道该个体的人格特征。16PF 可用于测量和确定老年人的基本人格特征。该问卷共有 187 道题目,都是有关个人的兴趣和态度等的问题。

(1)测试方法 仔细阅读 187 道题目的每一条,回答没有对与错之分,只是表明被评估者对这些问题的态度。每一道测验题只能选择一个答案,不可漏掉任何测验题,尽量不选择中性答案。本测验不计时间,但应凭被评估者自己的直觉反应进行作答,不要迟疑不决、拖延时间。有些题目被评估者可能从未思考,或者感到不太容易回答,对于这样的题目,被评估者只需做出一种倾向性的选择。

(2)各项性格因素不同得分者的特征 每项因素得分在 8 分以上者为高分,3 分以下者为低分。被评估者在各项因素上得分不同,其适合的职业也不同。请综合参考各项因素测评结果,总体权衡被评估者自身的性格适合哪些类型的职业。

1)因素 A:乐群性。低分数的特征(简称低,下同):缄默、孤独、冷漠。标准分低于 3 分者通常固执,对人冷漠,落落寡合,喜欢吹毛求疵,宁愿独自工作,对事不对人,不轻易放弃自己的主见,为人做事的标准常常很高,严谨而不苟且。

2)因素 B:智慧性。低:思维迟钝,学识浅薄,抽象思考能力弱。低者通常学习与理解能力不强。高分数的特征(简称高,下同):聪明,富有才识,善于抽象思考,反映心理功能正常。

3)因素 C:稳定性。低:情绪激动,易生烦恼。低者通常不能以"逆来顺受"的态度应对生活中所遭遇的阻扰和挫折,易受环境的影响而心神动摇不定。所有神经病和精神病患者都属于低稳定性。高:情绪稳定而成熟,能面对现实。

4)因素 E:影响性。低:谦逊,顺从,通融,恭顺。低者通常行为温顺,迎合他人的意旨,也可能因为希望可遇而不可求,即使处于十全十美的境地,仍有"事事不如人"之感,许多精神病患者都有这种消极的心态。高:好强固执,独立积极。高者通常自视甚高,自以为是,刚愎自用。

5)因素 F:活泼性。低:严肃,谨慎,冷静,寡言。低者通常为人拘谨,内省而不轻易发言,较消极、忧郁。高:轻松兴奋,随遇而安。

6)因素 G:有恒性。低:苟且敷衍,缺乏奉公守法的精神。低者通常缺乏较高的目标和理想,对人及社会没有绝对的责任感,但是常能有效地解决实际问题,而不浪费时间和精力。高:持恒负责,做事尽职。

7)因素 H:交际性。低:畏怯退缩,缺乏自信心。低者通常在人群中羞怯,有不自然的姿态,有强烈的自卑感。高:冒险敢为,少有顾忌。

8)因素 I:情感性。低:理智的,着重现实,自食其力。低者常常以客观、坚强、独立的态度处理当前的问题。高:敏感,感情用事。高者通常软心肠,易受感动,缺乏耐心和恒心。

9)因素 L:怀疑性。低:信赖随和,易与人相处。低者通常无猜忌,不与人角逐竞争,顺应合作,善体贴人。高:多疑,刚愎,固执己见。高者通常怀疑、不信任他人,与人相处常常斤斤计较,不顾及他人的利益。

10)因素 M:想象性。低:现实,合乎成规,力求妥善合理。低者通常先要斟酌现实条件,后决定取舍,不鲁莽行事。高:幻想的,狂放不羁。高者通常忽视生活的细节,只以自身的动机、当时的兴趣等主观因素为行为的出发点。

11)因素 N:世故性。低:坦白,直率,天真。低者通常思维简单,感情用事,与世无争,自我感觉好,心满意足,但有时显得幼稚、粗鲁、笨拙,似乎缺乏教养。高:精明能干,世故。高者通常处事老练,行为得体;能冷静地分析一切,近乎狡猾;对一切事物的看法是理智的、客观的。

12)因素 O:忧虑性。低:乐群,沉着,有自信心。低者通常有信心,不轻易动摇,相信自己有应对问题的能力;有安全感,能适应世俗。高:忧虑抑郁,烦恼自扰。高者通常觉得世道艰辛,人生不如意事常八九,甚至沮丧、悲观,时有患得患失。各种神经病和精神病患者都有高忧虑性。

13)因素 Q_1:尝试性。低:保守的,尊重传统观念与行为标准。高:自由的,批评激进,不拘泥于现状。

14)因素 Q_2：独立性。低：依赖,随群附和。高：自立自强,自信果断。

15)因素 Q_3：自律性。低：矛盾冲突,不顾大局。低者通常既不能克制自己,又不能尊重礼俗,更不愿考虑他人的需要,充满矛盾却无法解决。生活适应有困难者多为低 Q_3 者。高：知己知彼,自律谨严。高者通常言行一致,能够合理地支配自己的感情、行动,为人处世总能保持自尊心,赢得他人的尊重,但有时不免固执己见。

16)因素 Q_4：紧张性。低：心平气和,闲散宁静。低者通常知足常乐,保持内心平衡。高：紧张不安,激动挣扎。高者通常缺乏耐心,心神不安,态度兴奋;时常感觉疲乏,又无法彻底摆脱以求宁静。

（3）测验题举例

1)我很清楚本测试的说明

(A)是的　　(B)不一定　　(C)不是的

2)我对本测试的每一个问题都能做到如实回答

(A)是的　　(B)不一定　　(C)不是的

3)如果我有机会的话,我愿意

(A)到一个繁华的城市旅行　　(B)介于 A 和 C 之间　　(C)浏览清静的山区

4)我有能力应对各种困难

(A)是的　　(B)不一定　　(C) 不是的

5)即使是关在铁笼里的猛兽,我见了也会感到惴惴不安

(A)是的　　(B)不一定　　(C)不是的

6)我总是不敢大胆批评别人的言行

(A)是的　　(B)有时如此　　(C)不是的

(四)压力与压力应对评估

压力在心理学上被称为应激,指由外部事物引发的一种身心紧张状态的体验。压力是压力源与压力反应共同构成的一种认知和行为体验过程。压力的产生过程:压力源作用于个体,在认知评价、应对方式、人格特征、社会支持等中介因素的作用下,个体产生生理、心理、行为等的反应。

1.压力源

压力源是指能够引起个体产生紧张反应的各种刺激。不同的个体在相同的压力源面前其心理过程是不同的,所表现出的反应亦是不同的。压力源按其性质可分为四类：①躯体性压力源,指直接作用于个体身体而产生压力的刺激物,包括理化因素、生物因素、疾病因素,如冷、热、噪声、饥饿、躯体创伤、疾病等;②心理性压力源,指导致个体产生焦虑、抑郁、恐惧等情绪反应的内在或外在的各种刺激,包括人际关系的冲突、个体不良体验、趋避冲突等;③社会性压力源,包括个体社会地位的变动、工作的调整、经济的变化、个人的社会交往、生活中大大小小的事、重大的社会政治制度变革等;④文化性压力源,指个体从熟悉的环境到陌生的环境,由语言、风俗、习惯、生活方式、宗教信仰等改变造成的刺激。

2.压力中介机制

压力作用于个体后并不直接表现为临床症状,而是进入中介系统,经过中介因素的增益

或消解,压力的相对强度发生变化。压力的中介因素包括认知评价、应对方式、人格特征、社会支持。

(1)认知评价 认知评价指个体对遇到的压力源或预感到压力源的性质、程度与可能导致的危害情况做出估计和判断。认知评价分为初级评价和次级评价。①初级评价:指个体接触到压力源,首先在觉察、理解的基础上评估压力源的性质、程度,以及压力源与个体有无利害关系。如与个体无关,则个体进入适应状态;如与个体有关,则进入次级评价。②次级评价:指初级评价与个体有利害关系,个体进而评估自身的能力,确定自身能否应对以及确定应对方式。正确地评估压力源、个体自身的能力,可使压力的强度相对降低。

(2)应对方式 应对方式指个体在遇到压力事件时,经认知评价后所采取的行为,以求能保持心理平衡。应对方式通常分为以下3种类型。①积极的认知应对:指个体以自信、有能力控制压力的乐观态度评价压力事件;②积极的行为应对:指个体采取明确的行动,以行动解决问题;③回避应对:指个体采取不直接对抗或间接方式,如大量饮酒、吸烟等方式来缓解压力带来的紧张情绪。

(3)人格特征 人格特征指在构成人格的各种因素中,能够激发和引导个体行为的心理结构。这些特征使得个体在面对不同类型的刺激时能够做出一致且稳定的反应。人格特征具体体现在个体的态度、信念、价值观、欲望和行为方式等方面,是每个人独特个性的体现。不同特征的人格应对压力源的反应亦不同。人格分型的方式较多,如卡特尔认为每个人身上都具备乐群性、智慧性、稳定性、影响性、活泼性、有恒性、交际性、情感性、怀疑性、想象性、世故性、忧虑性、尝试性、独立性、自律性、紧张性16种特质,只是不同个体身上的表现存在一定程度的差异。又如艾森克运用因素分析方法提出了人格的外倾性、神经质、精神质三因素模型。老年人的人格特征可发生以下一系列变化:变得以自我为中心、内向性、保守性、好猜疑(常往不好的方面猜测,且有嫉妒心理)、缺乏坚韧性和灵活性、较执拗、适应能力较差、怨天尤人、满腹牢骚、爱管闲事、依赖性强、有抑郁倾向。

(4)社会支持 社会支持指人们感受到的来自他人的关心和支持,是保护人们免受压力事件不良影响的有益人际交往。社会支持作为个体对其人际关系密切程度及质量的一种认知评价指标,是人们适应各种人际环境的重要影响因素之一。老年人的社会支持指老年人从社区、社会联系网络,或从家庭成员、亲戚朋友等获得的物质或精神帮助。良好的社会支持在维持老年人身心健康和预防疾病方面可起到积极的作用。

3.压力反应

压力反应是指个体在面对实际或感知到的威胁、挑战或需求时所经历的一系列生理、心理和行为上的变化。这些变化是由个体的认知评价所介导的,即个体如何解释和评估自己与环境之间的关系及其能力是否足以应对当前的情境。

(1)生理反应 赛里将压力的生理反应分为以下三个阶段。①警戒期:当个体感受到压力时,通过生理应对机制产生大量儿茶酚胺、肾上腺皮质激素等物质,从而使机体产生生理和心理反应,机体的防御系统被激发,以应对压力。②阻抗期:当压力持续存在时,个体通过提高机体的功能水平来增强应对压力的能力。③衰竭期:如果压力持续存在,阻抗期延长,那么机体会消耗大量热量,当超过机体的承受能力时,机体会丧失抵抗能力而进入衰竭阶段。

（2）心理反应　心理反应分为认知反应和情绪反应。①认知反应：分为积极认知反应和消极认知反应。积极认知反应指个体在压力状态下能正确评估压力的性质和程度，调动人的积极性，发挥人的潜能，以维持心理平衡。而消极认知反应指个体不能正确评估压力的状态，在一定程度上失去判断和决策的能力。②情绪反应：在压力状态下，如果机体不能适应和应对压力，就会产生挫折感，出现一系列不良情绪反应。一般来讲，急性的不良情绪反应主要有焦虑、恐惧、绝望等；慢性的不良情绪反应主要有愤怒、敌意、失望、自卑、痛苦等。

（3）行为反应　个体在压力状态下常出现的行为反应有回避、逃避、敌对攻击、退化依赖、自我放弃和躁动等。

4.压力应对

压力应对指任何预防、消除或减弱压力的努力，无论健康的还是不健康的，有意识的还是无意识的，个体都努力以最小痛苦的方式应对压力带来的影响。老年人处理压力源所造成的问题的能力可以通过压力评定量表进行测评。常用的压力评定量表有社会再适应评定量表、医院压力评定量表、应对方式评定量表。

5.压力应对的评估

社会再适应评定量表是由美国精神病学家霍尔姆斯等编制的。该量表中的43种生活变化事件都有量化分数，生活压力指数（life change unit，LCU）与10年中的重大生活事件有关。若一年的LCU<150分，则下一年没有健康风险；LCU为150~199分，下一年有轻微的健康风险（1/3的概率患病）；LCU为200~299分，下一年有中度的健康风险（1/2的概率患病）；LCU≥300分，下一年有严重的健康风险（80%的概率患病）。社会再适应评定量表见表12-3。

表 12-3　社会再适应评定量表

重大生活事件	LCU	重大生活事件	LCU
1.配偶死亡	100	14.家庭增加新成员	39
2.离婚	73	15.工作重新调整	39
3.夫妻分居	65	16.经济状况改变	38
4.服刑	63	17.亲密朋友死亡	37
5.亲密家庭成员死亡	63	18.职业改变	36
6.个人受伤或患病	53	19.夫妻不和睦	35
7.结婚	50	20.中等量负债（超过7万元）	31
8.被解雇	47	21.贷款或契约取消	30
9.复婚	45	22.工作职务改变	29
10.退休	45	23.子女离家	29
11.家庭成员健康发生变化	44	24.姻亲纠纷	29
12.妊娠	40	25.个人取得显著成就	28
13.性生活障碍	39	26.配偶参加或停止工作	26

续表

重大生活事件	LCU	重大生活事件	LCU
27.入学或毕业	26	35.宗教活动改变（如增加或减少参加次数）	19
28.生活条件发生变化	25	36.社交活动改变	18
29.个人习惯改变（如衣着、习惯等的改变）	25	37.小量负债（7 万元及以内）	17
		38.睡眠习惯改变	17
30.与上级产生矛盾	23	39.家人相聚次数改变	15
31.工作时间和条件改变	20	40.饮食习惯改变	15
32.搬家	20	41.休假	13
33.转学	20	42.过年	12
34.休闲方式改变	19	43.轻微违法行为	11

第二节　基本心理保健与心理健康维护

一、老年人常见的不良情绪

（一）抑郁

抑郁是老年人一种常见的负性情绪，其发生最主要的原因是老年人的健康问题。老年期各组织器官逐渐发生器质性变化、病变，尤其是长期患病甚至卧床的失能老年人，他们每天要忍受病痛的折磨，有的甚至感受到死亡的威胁，因而易产生抑郁的情绪。许多老年人在家庭内部出现矛盾和纠纷，子女在升学、就业、婚姻等方面遇到困难时，就会长吁短叹、烦躁不安、情绪低落或者郁郁寡欢。

（二）焦虑

老年人因力不从心、行动不便、体弱多病，甚至身体部分功能丧失，生活往往不能自理，需要他人照料，并且经济收入减少、生活水平下降等，故常处于焦虑状态。

（三）恐惧

随着机体的逐渐老化，老年人对患病的惧怕也日益加重。一方面，老年人担心患病后自己生活难以自理，给家人带来麻烦，成为家庭的累赘；另一方面，住院老年人，特别是重症老年人，看到自己疾病治疗进展缓慢、周围老年人离世，往往感到自己也离死亡不远了，从而产生低落的情绪。因此，老年人对疾病和死亡通常会产生恐惧感。

（四）失落

老年人，尤其是刚刚退休的老年人，由于离开了原来的工作岗位，其受到的关心、关怀、尊重明显减少，易产生"人走茶凉""门前冷落鞍马稀"的感叹，一种被忽视、被遗忘、被冷落的感觉就会油然而生。加之老年人的子女忙于工作，对老年人的关心或与老年人的沟通时间较少，也使老年人感到自己是个多余、无用的人。

（五）孤独

老年人远离社会生活，且体力渐衰，行动不便，与亲朋好友的联系减少，信息交流不畅；同时，老年人具有自己既定的人际交往模式，不易结交新朋友，人际关系范围逐渐缩小，从而形成封闭性的心理状态。丧偶的老年人形单影只，会倍感寂寞和孤独。如果社会交往需求得不到满足，老年人就会产生寂寞、冷落甚至被遗弃的感受。孤独感是老年人一种较常见的消极情绪，严重的孤独感对老年人的身心健康是极其有害的，它可以造成老年人心理的自我封闭，减少与外界的交流，甚至导致老年人人格变态。

（六）自卑

随着社会经济、科技、文化等的发展革新，老年人常常感到原有的生活经验在现实生活中不够用，觉得自己落后于社会。特别是随着信息技术的快速发展，很多与生活密切相关的联系交流、资金流通、身份识别等均需要使用电子设备，老年人甚至没来得及学习，就已陷入被动，从而造成老年人产生被时代淘汰的自卑感。老年人的失落感常表现为对生活缺乏自信和兴趣，常常感叹自己没用，已经被时代淘汰，进而闷闷不乐，不愿与他人交往。

二、老年人心理问题的疏导

（一）宣传心理保健知识，劝导老年人自我心理调适

老年人的心理疏导要从刚进入老年期开始。老年人要调整好心态，适应社会角色的转变，根据自己的爱好、身体与精力情况制订计划。要从社会角色定位，给自己找到恰当的位置，无论过去从事什么工作，担任什么职务，都要转变角色，回到现实生活中来。老年人要积极参加力所能及的社会活动或工作，培养兴趣爱好，陶冶情操，保持心境平和、愉快，避免生气和烦恼。对待疾病不要焦虑、烦躁、悲观、失望、忧心忡忡，要乐观，坚强面对，积极治疗；不要过度担心和忧虑，要学会接受和应对种种困难。正确处理好家庭关系，享受亲情；待人要宽容、豁达、善意；要学会稳定情绪，勿乱发脾气；要寻找生活乐趣，安享晚年。

（二）接纳愉悦自己，保持心态平稳

老年人面临的是人生的晚期，他们遇到的问题也是人生中最困难的问题。老年人要尽量保持活泼、进取、开朗、参与的生活态度，在任何情况下都能够接受自己和自己的生活状况。老年人最关键的事是接纳和愉悦自己，尽量满足自己的生活，不要嫉恨他人，避免对环

境和他人提出不切实际的、非分的要求。快乐的核心就是知足常乐。老年人要保持健康的生活方式和稳定的经济收入，与家人、亲属及社会上的人愉快交往，要有充实的生活安排。在体力和健康允许的条件下，鼓励老年人积极参加各种活动，增加与社会的接触，尽可能为社会服务，使其觉得活得有价值。同时，适度的社交活动会给老年人带来心理上的愉悦和满足。

（三）加大支持力度，消除孤独感

社会支持对老年人是非常重要的。子女除要依法承担老年人的赡养义务外，还应从心理上多关心和照顾老年人。因工作、学习而与老年人分居两地的子女要经常探望老年人，多打电话或视频连线，有孙辈的应多让他们与老年人相聚，以满足老年人享受天伦之乐的心理需求。空巢家庭或独居的老年人，以及听力、视力明显下降的老年人，在本来就孤独的情况下，他们的态度会更加冷淡，内心也十分寂寞。对于这些老年人，社会及家庭成员要多方关心，积极采取相应的治疗措施改善他们的听觉、视觉功能，要经常与他们谈心，鼓励他们走出个人世界，重建生活信心，融入正常的人际关系中。老年人应多参加有组织的活动。无论是单位、社区，还是养老机构，要经常组织老年人参加文艺体育活动、谈心、书画练习等。对于老年人生活中的实际困难，单位、社区应及时解决，并鼓励老年人多参加有益的活动，不断扩大人际交往的范围，让老年人相互交流，这有益于老年人之间加强沟通，消除烦恼，分享快乐，安度晚年。

（寿　棘　王小同）

第十三章　家庭支持与社会支持

诸多因素会影响老年人的晚年生活,而家庭支持与社会支持是其中两个重要的影响因素。老年人在衰老过程中会出现相当多的变故,如退休、丧偶、亲友去世、患病和经济状况改变等,这些都会对老年人的生活产生很大影响,需要老年人及时做出调整。如果适应不良,老年人就会无所适从。而有些老年人虽然遇到了许多人生事件或冲突,但能够良好适应,除个人因素(过去经验、适应技巧等)外,还因为他们有着良好的支持系统,包括来自家庭、社区及社会的支持。

第一节　角色与角色适应的评估

一、角色评估

(一)角色的定义

角色(role)是指个人在特定社会环境中相应的社会身份和地位,并按照一定的社会期望,运用一定权力来履行相应社会职责的行为。

社会生活中个体通常集多种角色于一身,角色可以是暂时的,也可以是长期的。角色存在于与他人的相互关系中,承担某角色,必然有一个或几个互补角色。当互补角色的行为模式改变时,角色行为者必须对自己的行为做出相应的调整以满足需要,否则会出现角色适应不良。

(二)角色的分类

第一角色,也称基本角色,是决定个体的主体行为,由个体年龄、性别赋予的角色,如妇女、儿童、老年人。

第二角色,也称一般角色,是个体为完成某个生长发育阶段特定任务必须承担的、由所处的社会情形和职业确定的角色,如母亲、教师。

第三角色,又称独立角色,可自由选择,是个体为完成某些暂时性发展任务而临时承担的角色,如经理、组长。

老年人一生中会经历多重角色的转变,如第一角色:男性或女性;婴儿、儿童、青少年、青年人、中年人、老年人。第二角色:子女、父(母)亲、祖父(母);丈夫或妻子;学生、某一职业从事人员、退休人员。第三角色:班长、会员等临时性的角色。

二、角色适应的评估

在现实生活中表现出来的与个体的身份、地位、年龄相符的行为模式称为角色扮演。当个体的角色表现与角色期望不协调或无法达到角色期望的要求时,便会发生角色适应不良,这是一种来自社会系统的外在压力所导致的主观情绪反应。角色适应的评估可以及时了解老年人角色的特点,及早发现老年人有无角色适应不良的情况,并采取有效的干预措施,以使老年人尽快适应角色的转变,减少角色适应不良引起的后果。

我们可以通过会谈和观察的方法对老年人的角色适应情况进行评估,评估的主要内容包括以下几个方面。

1.角色数量和任务

(1)一般角色　评估时要了解老年人过去的职业、退休年龄和现在有无工作等。

(2)家庭角色　了解老年人在家庭中所承担的角色,如父母角色;如有第三代,则还有祖父母角色;又如丈夫或妻子角色,若丧偶,则失去丈夫或妻子角色。

(3)社会角色　评估老年人的社会关系和退休后是否承担一些社会职务;老年人每天的活动和个人的兴趣、爱好。

2.角色认知

让老年人描述对现在角色的感知以及别人对其承担的角色期望,询问老年人是否认同别人对他的角色期望,评估老年人是否清楚自己的角色权利和义务。

3.角色满意度和影响因素

让老年人描述对现在角色的满意度,与角色期望是否相符;评估影响老年人角色满意度的因素(如性别、经济状况、家庭与社会支持系统等)。

4.角色适应不良

老年人角色适应不良有以下几种类型。

(1)角色冲突　角色冲突指角色期望与角色表现之间差距太大,使个体难以适应而发生的心理冲突与行为矛盾。主要原因有个体需同时承担两个或两个以上在时间或精力上相互冲突的角色,以及不同个体对同一角色有不同的角色期望标准。

(2)角色模糊　个体对角色期望不明确,不知道承担该角色应如何行动而造成不适应反应。主要原因有角色期望太复杂,以及角色改变太快或主要角色与互补角色之间沟通不良等。

(3)角色匹配不当　角色匹配不当指个体的自我概念、自我价值观或自我能力与其角色期望不匹配。

(4)角色负荷过重或不足　角色负荷过重,个体角色行为难以达到过高的角色期望;角色负荷不足,对个体的角色期望过低,不能完全发挥其能力。角色负荷过重或不足的发生和个体的知识、技能、经历、观念以及动机等与角色需求是否吻合有关。

观察评估个体有无因角色适应不良而出现身心反应,如疲劳、头痛、头晕、失眠等躯体症状和紧张、焦虑、抑郁或绝望等心理反应。

三、老年人角色的改变和适应

随着生命历程的推进,老年人必然会经历许多角色的转换,如退休、家庭角色的改变、丧偶等,有的是增加新的角色,有的则是一种角色的退出。每一种变化都可能伴随生理、心理、社会层面的重新整合与适应,是生命过程中相当巨大的危机或转折。

(一)退休

对于老年人而言,退休所带来的工作角色的丧失是一个极大的改变,尤其工作是其活动及社交的主要来源。退休导致因工作所建立的社会关系随之终止,这会使老年人突然觉得空闲时间增多,生活变得单调乏味。

(二)配偶过世

在老年期,配偶是老年人最重要的亲人和主要照护者,对失能老年人而言尤为如此。配偶过世是早晚会发生的事情。丧偶是老年人需要面对的一个重要的事件和应激源。失去一同走过大半辈子、共享生活快乐和辛酸的老伴,对于健在的老年人而言,是一种难以言状的伤痛,继而往往产生前所未有的孤独感。一项针对丧偶老年人的研究显示:丧偶事件发生后,与男性老年人相比,女性老年人更多会面临经济状况的变化;与女性老年人相比,男性老年人更多会面临家务劳动和精神慰藉方面的变化。无论是男性还是女性,老年人在丧偶后所面临的主要变化是生活照护和精神慰藉的缺乏。经过长期婚姻后的老年人在配偶过世的前几个月会有极度哀伤、忧郁的情绪反应,对未来丧失信心,有的甚至会产生罪恶感。良好的健康与社会支持会帮助丧偶老年人顺利度过悲哀阶段。若丧偶老年人能度过丧偶后的危机时期,则往往能与社会建立一种新的关系和生活形态,如再婚或独居。

(三)老年期家庭关系改变

家庭是老年人获得生活满足感的重要来源,也是其情感支持的基本来源。身边有关心、亲近的人,可以大大充实老年人的生活。退休或衰老丧失劳动力而失去社会地位,加之经济收入减少,可能使老年人由生产者变成消费者,由决策者变成依赖者,从而失去家庭中原先的地位。随着机体不断老化,老年期家庭关系的变化所带来的家庭角色的改变,包括子女搬离、成年子女结婚、三代或四代共处、升格为祖父母等,对老年人而言都是不小的冲击。

(四)患病、死亡

生理变化会直接或间接影响老年人的身体健康。随着年龄的增长,多数老年人会患有一种或多种疾病,常见的有高血压、听力障碍、糖尿病、心脑血管疾病等。

年轻时,大部分人不会认真思考"死亡"的问题,更不会去想"立遗嘱"等事情。而当年老时,老年人会感到身体状况大不如前,尤其是身体的疼痛感,加之不时收到一些老友或亲人离世的消息,会感受到自己离"死亡"并不遥远。但一般而言,老年人对"死亡"不会像中年人那样焦虑,这是因为经历了许许多多的人事,包括经历了亲朋好友的死亡,他们已经逐渐调整自身对"死亡"的认知和情绪。部分老年人会更加重视心灵寄托,有更多的时间去思考生命的意义。

第二节　社会支持的评估

有关社会支持的研究始于 20 世纪 60 年代后期人们探索生活压力对身心健康的影响,研究表明相同的压力情景对不同的个体所产生的影响和作用是不同的。相对而言,受到来自家人或朋友等较多支持的人比很少获得类似支持的人的心理承受能力更强,身心也更加健康。总的来说,研究者将社会支持分为客观的(物质、实际可见的)支持和主观的支持(如精神上的关注、安慰等),且倾向于认为社会支持是一个以个体为中心,个体及其周围与之有联系的人,以及个体与这些人之间的社会互动关系所构成的系统。

一、家庭评估

(一)家庭的定义与特征

家庭是由一个或多个基于婚姻、血缘或收养关系的个体组成的社会生活基本单位。家庭的主要特征有:婚姻是家庭的基础;家庭包含两个或两个以上的成员,他们共同生活,有着密切的经济、情感交往;家庭的组成是一种社会制度,有赖于法律的支持与认可。

(二)家庭评估的重要性

家庭是个体身心成长发展的重要环境,是满足人们需求的最佳场所,家庭的健康与个体的健康密切相关。健康的家庭对家庭成员的身心健康与发展以及疾病的痊愈起着举足轻重的作用。个体的健康知识、健康信念、健康行为在家庭中会受到其他成员的影响。同时,家庭对个体健康感知、健康管理信念与行为的影响也不容忽视。老年人退休后的主要活动场所是家庭,家庭状况是影响老年人晚年生活的一个重要因素。因此,有必要及时对老年人所生活的家庭进行全面、细致的评估,以发现家庭中存在的各种问题,及早进行有效干预,维持家庭的最佳功能,维护和促进老年人的健康。

(三)家庭功能的评估

家庭具有情感功能、社会化功能、生殖与性需要功能、经济功能及健康照顾这五大功能。家庭能满足家庭成员衣、食、住、行、育、乐等方面的基本生活需要。家庭评估最重要的内容包括:营造家庭关爱氛围,使每一个成员充分享受家庭的温馨、快乐,有归属感、安全感、亲密感和幸福感;培养家庭成员的社会责任感、社会交往意识与技能,促进、健全人格发展;维护家庭成员的安全与健康,为健康状态不佳的成员提供良好的支持与照顾。家庭功能的健全与否关系到每个家庭成员的身心健康及疾病的预防。

家庭功能评估的主要方法有交谈法、观察法和量表评定法。

1. 交谈法

通过提问、交谈等方法获知老年人所在家庭的居住条件、家庭成员基本资料、家庭类型、家庭结构、家庭功能、家庭生活周期、家庭氛围、家庭成员之间的亲密程度、家庭资源以及家庭压力等方面的内容。例如,你家有几口人? 家里的大事小事由谁做主? 你感到家庭和睦、快乐吗? 家庭主要的日常生活规则有哪些? 家庭成员之间能否彼此照应,尤其对患病的家庭成员?

针对评估目的的不同,采用不同的问题提问或交谈,对老年人的价值观、信念与信仰、习惯进行评估。例如,对你来说,什么是健康? 什么是不健康? 你认为你的健康问题是由什么引起的? 你平常喜欢吃哪些食物? 评估者可通过与老年人或家属交谈,获知老年人的家庭环境、经济状况、收入来源、医疗费用保障情况,以及饮食、睡眠、娱乐、活动等方面的习惯,有无不良生活方式等。

2. 观察法

通过观察老年人与家庭成员之间的关系状态、语言和非语言沟通行为,以及老年人的生活方式、在家庭中的地位等,获得与家庭评估相关的信息;评估者通过与老年人交谈,以及观察老年人的神情、姿势、眼神等进行评估,获得老年人的语种、语言禁忌、语言及非语言沟通方式等资料。

3. 量表评定法

Lubben 社会网络量表,又称 Lubben 社会网络量表简表(Lubben Social Network Scale-6,LSNS-6),由两个维度组成家庭网络和朋友网络,用于测量家庭网络以及朋友网络的结构性特征以及个体社会网络中的支持功能。每个维度有 3 个条目,共 6 个条目,较为简洁明了,可以快速、准确地评估个体的社会网络水平。每个条目的评分为 0~5 分,得分范围为0~30 分,得分越高表明社会网络水平越好,得分＜12 分为社交孤立。Lubben 社会网络量表见表 13-1。

表 13-1　Lubben 社会网络量表

问　　题	无	1 个	2 个	3~4 个	5~8 个	9 个及以上
您 1 个月至少能与几个家人/亲属见面或联系	0 分	1 分	2 分	3 分	4 分	5 分
您能和几个家人/亲属放心地谈您的私事(不可代答)	0 分	1 分	2 分	3 分	4 分	5 分
当您需要时,有几个家人/亲属可以给您提供帮助	0 分	1 分	2 分	3 分	4 分	5 分
您 1 个月至少能与几个朋友见面或联系	0 分	1 分	2 分	3 分	4 分	5 分

问　题	无	1个	2个	3~4个	5~8个	9个及以上
您能和几个朋友放心地谈您的私事(不可代答)	0分	1分	2分	3分	4分	5分
当您有需要时,有几个朋友可以给您提供帮助	0分	1分	2分	3分	4分	5分
得分:						

注:得分为选择相应选项后的分值总和。

(四)照护者负荷的评估

随着人口结构的调整与疾病谱的改变,失能老年人的数量呈逐年递增的趋势。在我国,由于目前社会福利和保障体系尚不完善,绝大多数失能老年人选择居家养护。对于失能老年人,家庭是其重要的支持系统,家属必须接受老年人失能的事实并承担起照顾的责任。家庭照护者指在家庭中对老年人进行护理照顾的子女、亲属和保姆等。当一个家庭有一个需要被照顾的老年人时,家庭照护者就开始背负起照顾的责任。由于失能老年人照护具有长期、繁琐、复杂等特点,在经过一段时间的照护后,照护者常因生理、心理的过度负荷而疲惫不堪,甚至无法持续照顾老年人。忽视对照护者的照护,一方面会引起他们生理、心理等方面的疾病;另一方面,照护者生理、心理等方面的变化也会影响对老年人的照护,造成老年人活动减少,身体康复减缓或病情恶化。因此,了解照护者所承受的负荷,为他们提供所需的资源,减轻照护者因照顾失能老年人带来的压力,将对老年人的照顾产生正面影响。

1.照护者负荷的定义

多数研究认同"负荷"是一种主观的感受,应涵盖生理、心理(情绪)、社会及经济四个层面。照护者负荷(caregiver burden)指照护者长期照顾老年人所引起的主观、负向的认知过程及感受,是照护者所面临的问题及需求无法得到解决或满足,或无法达到平衡所呈现的负向反应。老年人的生理功能和问题行为、照护者的自身健康和工作冲突等都可能影响照护者的负荷状况。以往的研究结果表明,照护者所承担的工作越多,其负荷就越重。

2.照护者负荷的表现形式

照护者负荷分为主观和客观两个方面。主观负荷指照护者的感受、态度或情绪反应;客观负荷指能客观测量的工作量,如照顾的工作量、耗费的时间、经济支出等。根据以往的研究结果,可以将照护者负荷大致分为以下几类。

(1)生理负荷　照护者生理方面的负荷主要表现为睡眠不足、肠胃不适、食欲不振、疲倦、关节腰背酸痛、体重改变、免疫功能下降、饮食过量、头痛等。

(2)心理(情绪)负荷　心理(情绪)负荷指照护者在照顾过程中经历的情绪困扰或心理症状。有文献报道,照护者的社会心理疾病发生率等于或大于老年癌症患者。因照顾家人而使照护者感觉被束缚,或无人帮忙或无法出门,产生心理上的反应,表现为否认、失落、担心、不安、抑郁、沮丧、焦虑、挫败感、生气、害怕、孤独以及无助感等负性心理。

(3)社交负荷　社交负荷指照顾导致的社会压力。长期的家庭照顾使照护者社交减少、日常生活和习惯改变,有的影响了工作,有的甚至暂时辞去工作。长期的照顾会使照护者产生负性情绪,进而影响照护者与他人的和睦相处。相关研究显示,主要照护者在社交和个人发展方面的负荷最重。

(4)经济负荷　经济负荷指照护者请假、提前退休,甚至辞去工作,使得经济收入减少,加之生活费用与医疗费用等,如果没有人分担,就会使照护者的家庭经济陷入困境。

(5)家庭负荷　家庭负荷指家庭面临照顾老年人所带来的关系疏离或冲突,如婚姻危机、家庭适应的问题、家务无法料理、因照顾老年人的事与家人发生争执、夫妻关系改变、亲友关系改变、家庭氛围沉重及作息改变等。

3.影响照护者负荷的因素

相关研究结果显示,下列因素与照护者负荷有关。

(1)受照顾失能老年人的个体情况　照护者负荷与需要照顾的老年人的数量、身体状况/失能程度、住院次数、自我照顾能力、社交功能、症状的严重程度等因素有关。一般而言,失能老年人年龄越大、疾病越复杂、失能程度越高,照护者的负荷就越大。此外,照护者的负荷还与受照顾老年人的人际与社交互动障碍密切相关,照护者与受照顾老年人的关系越亲密、互动越好,其感受到的负荷也就越小。失能老年人,尤其失智老年人的问题行为与情绪问题出现的频率越高,照护者感受到的负荷就越大。

(2)照护者的个人基本情况　照护者的个人属性,包括性别、年龄、身体状况、婚姻状况、经济状况、与受照护者接触时间等与负荷有关。有研究显示,男性照护者较女性照护者在照顾工作上花费的时间多,感受到的负荷也大。照护者的年龄与负荷成正相关,而教育程度低的照护者往往负荷较大。配偶照护者感受到的负荷比非配偶大,且生活满意度低,有较多的压力症状。当子女照顾父母时,成年子女承担的责任较多,这是因为除了要照顾老年人之外,还要照顾自己的子女、家庭,承受的压力更大。这种照护者负荷被称为“三明治的世代经验”。此外,女儿照护者较儿子照护者易产生紧张情绪。收入较低、自觉经济状况困难的照护者则会比无经济负担者的负荷大。

(3)照护者的支持系统　根据研究资料,照护者承受的最大压力不是来自体力或精神方面的压力,而是觉得被孤立,无人支持;有家属支持的负荷比没有家属支持要小。而照护者压力和负荷可通过下列几个方面减轻:主要照护者获得他人的支持和帮助,或者有更多的家人分担照顾责任;认识到自己工作的价值,即照顾老年人具有重要性。

4.评估照护者负荷的方法

首先进行问题筛选:“在照顾这位老年人时,您最担心的是什么事?”如果照护者存在担心的事,就进入评估流程。评估的内容包括:需照顾老年人的数量及老年人自己可完成的自我护理活动;照护者必须为老年人提供哪些照顾措施;照顾老年人所需的时间和照护者自己能支配的时间;照护者获得的支持、帮助等。

有关照护者负荷的评估工具有专门针对生理功能障碍老年人照护者和失智老年人照护者的量表,使用时可以根据实际情况选择合适的量表。

(1)照护者压力指标量表　照护者压力指标(caregiver strain index,CSI)量表为常用的负荷评估量表之一,主要测量照护者的客观负荷。该量表共有 13 个条目,分别从职业、经济、生理、社交和时间 5 个方面进行测量,采用“是”“否”(是为 1 分,否为 0 分)的方式回答。除可以单独评估照护者的各项压力外,该量表还可将回答"是"的条目累加得出 0~13 的分数,此分数可作为照护者负荷程度的指标,分数越高表示照护者的负荷越大,得分 7 分以上表示有压力性负荷。该量表可用于评估任何年龄层的照护者。照护者压力指标量表见表 13-2。

表 13-2　照护者压力指标量表

序号	项目内容	是(1 分)	否(0 分)
1	睡眠受到干扰(例如,因为夜间照护老年人而失眠)		
2	造成生活上的不便(例如,将时间用于照顾老年人日常生活)		
3	体力上的负担(例如,需要协助老年人上下床、清洁、盥洗)		
4	社交活动受到限制(例如,空闲时间受到限制,无法拜访朋友)		
5	家庭需做一些调适(例如,因为照顾老年人使家庭原本的生活习惯、家务分配改变)		
6	改变个人的计划(例如,需辞去工作、无法度假)		
7	除了照顾老年人外,还需将个人的时间分配给其他家人,满足他们的需求		
8	在照顾过程中,自己的情绪需做一些调适(例如,老年人心情不好或与家人发生严重争吵时)		
9	老年人的某些行为令我感到困扰(例如,老年人无法进食、愤怒、哭泣、自暴自弃)		
10	老年人患病以来改变许多,令我感到烦恼(例如,与以前比较,老年人的外观或个性有明显改变)		
11	工作需做一些调整(例如,需请假或调班)		
12	经济上的负担		
13	照顾老年人的压力使我感到自己完全被击垮,无法承受(例如,担忧老年人病情,但自己又不知如何处理)		

(2)照护者负荷量表　照护者负荷量表(Caregiver Burden Inventory,CBI)是一种多维度测量照护者负荷的工具。该量表能较全面、有效地评定照护者的负荷,并在国际上被广泛应用。该量表的 24 个条目中有 8 个条目来自编制者 Novak 对相关文献的回顾,其余 16 个条目来自编制者对照护者的访谈结果。CBI 分别测量了生理性负荷、情感性负荷、社交性负荷、时间依赖性负荷、发展受限负荷这 5 个方面。每个条目按照负荷的轻重程度分为 0~4 分五级,0 分表示从不,1 分表示偶尔,2 分表示有时,3 分表示经常,4 分表示总是。得分范围为 0~96 分,得分越高,说明照护者的负荷就越重。照护者负荷量表见表 13-3。

表 13-3　照护者负荷量表

序号	项目内容	从不	偶尔	有时	经常	总是
1	老年人的大部分日常活动需要我协助才能完成	0	1	2	3	4
2	老年人对我很依赖	0	1	2	3	4
3	我不得不一直看护老年人	0	1	2	3	4
4	我不得不帮助老年人完成很多基本活动	0	1	2	3	4
5	在照顾老年人的过程中,我得不到片刻的休息	0	1	2	3	4
6	我感到不能享受自己的生活	0	1	2	3	4
7	我希望从目前的生活状态中摆脱出来	0	1	2	3	4
8	我的社交活动受到了影响	0	1	2	3	4
9	由于照顾老年人,我内心已精疲力竭	0	1	2	3	4
10	我原来所期望的生活不是现在这个样子	0	1	2	3	4
11	我睡眠不足	0	1	2	3	4
12	我的健康受到了影响	0	1	2	3	4
13	照顾老年人使得我身体不适	0	1	2	3	4
14	我觉得体力不支	0	1	2	3	4
15	我和家人的相处没有以前融洽	0	1	2	3	4
16	我辛苦照顾老年人,可没有得到家人的理解	0	1	2	3	4
17	我的工作没有以前做得那么好	0	1	2	3	4
18	我怨恨那些能帮忙但不帮忙的亲属	0	1	2	3	4
19	老年人的行为使我感到尴尬	0	1	2	3	4
20	我因为有这样的老年人而觉得丢脸	0	1	2	3	4
21	我讨厌我照顾的老年人	0	1	2	3	4
22	有朋友拜访时,我会觉得不自在	0	1	2	3	4
23	与老年人打交道使我生气	0	1	2	3	4
24	我的婚姻出现了问题	0	1	2	3	4

二、环境评估

环境评估包括物理环境评估和社会环境评估,可以采用会谈法、实地考察法和评定量表来进行评估。

(一)物理环境评估

物理环境是指一切存在于机体外环境中的物理因素的总和。居住环境是老年人生活的主要场所,评估时要了解老年人的生活环境、社区中的特殊资源及老年人对目前生活(或社区)的特殊要求,应将居家安全环境作为评估的重点。

主要评估内容包括:地面是否平整? 地板的光滑度和软硬度是否合适? 垫子是否滑动? 入口及通道是否通畅? 台阶、门槛、地毯边缘是否安全? 卫生间及浴室是否适合老年人使用,是否防滑? 有无扶手等借力设施? 卧室有无夜间照明设施,有无紧急呼叫设施? 厨房、餐厅及起居室有无安全设施? 灯光是否合适? 是否有安全隐患? 等等。

主要环境评估量表有居家危险因素评估量表(Home Fall Hazards Assessment,HFHA)、护理院治疗环境筛查量表(Therapeutic Environment Screening Survey for Nursing Home,TESS-NH)、阿尔茨海默病老年人长期居住病房环境质量评估量表(Assessing the Environment Quality of Long-Stay Wards for the Confused Elderly)、护理单元评估量表(The Nursing Unit Rating Scale,NURS)和专业性环境评估量表(Professional Environmental Assessment Protocol,PEAP)等。

(二)社会环境评估

老年人的社会环境评估应着眼于经济、生活方式、社会关系和社会支持等方面。

1.经济

评估时,应询问老年人的经济来源、日常支出、经济是否困难、医疗费用及支付方式等。

2.生活方式

通过交谈和观察了解老年人的日常生活,如饮食、睡眠、活动和娱乐等习惯,有无不良生活方式,如吸烟、饮酒等。

3.社会关系和社会支持

家庭成员间关系是否稳定和彼此尊重;与同事的关系如何;家庭成员或同事能否提供所需的支持与帮助。

三、文化评估

由于价值观、信念与信仰、习俗、语言等文化因素可直接影响老年人的健康和健康保健,因此文化评估也是老年人健康评估的一项重要内容。可以使用会谈法、观察法等方法对老年人进行文化评估,也可以根据需要自行设计调查问卷对老年人进行文化评估。

(一)文化的定义

文化是社会及其成员所特有的物质财富和精神财富的总和,即特定人群为适应社会环境与物质环境而共有的行为模式和价值观念。知识、艺术、价值观、信念与信仰、法律法规、习俗和道德等均属于文化的范畴。文化不是与生俱来的,而是在后天的生活环境及社会化进程中逐渐养成的,是后天习得的。

（二）文化要素

1.价值观

（1）价值观的定义　价值观是个体对生活方式、生活目标和价值的看法或思想体系。价值观是信念、态度和行为的基础，对人的社会生活起着重要作用。最有代表性的价值观是人生观、行为观、人际观、时间观、人对自然的控制观和健康观，不同的人、社会和民族有着不同的价值观。

（2）价值观与健康保健　价值观会影响人们对健康问题的认识，左右人们解决健康问题轻重缓急的决策，影响人们对治疗手段的选择及对疾病、治疗和护理的态度。

2.信念与信仰

（1）信念与信仰的定义　信念是个体认为可以确信的看法，是与个性和价值观相联系的一种稳固的生活理想。信仰是人们对某事物、思想或主义的极度尊崇与信服，并将其作为自己的精神寄托和行为准则，是人们在接受外界信息的基础上沿着认知、情感、意志、信念和行为的轨道持续发展，最终融合而成的。

（2）信念、信仰与健康

1）信念与健康：对健康和疾病的定义就是一种信念。不同社会和文化背景的人对健康与疾病有着全然不同的理解和认识。

2）信仰与健康：信仰可以影响个体的健康观、疾病观。

3.习俗

（1）习俗的定义　习俗是指一个群体或民族在生产、居住、饮食、沟通、婚姻与家庭、医药、丧葬、节日、庆典、礼仪等物质与文化生活方面的共同喜好、习尚和禁忌。在文化的各种要素中，习俗最易被观察到。

（2）与健康相关的习俗

1）饮食：最难改变的习俗。饮食习俗的表现有饮食习惯、主食选择、烹饪方式与进餐时间、对饮食与健康关系的认识等。

2）沟通：具有高度的文化含量，存在文化的差异。语言沟通中的文化差异有语种、方言、语言禁忌等。非语言沟通中的文化差异有声音、面部表情、身体姿态、手势行为、皮肤接触等。

3）传统医药：是与健康行为关系最为密切的习俗，几乎所有的民族均有其独特的传统医药、家庭疗法、民间疗法。

（三）文化休克评估

1.文化休克的概念

文化休克指某一种文化环境中的人初次进入另一种不熟悉的文化环境中所产生的思想混乱与心理上的精神紧张综合征。对于住院的老年人，医院就是一个陌生环境，特别是与家人分离、缺乏沟通、日常活动改变、对疾病和治疗的恐惧等均可导致住院老年人发生文化休克。

2.文化休克的原因

(1)文化背景不同而对沟通内容产生误解。

(2)适应新文化环境和文化模式受挫。

(3)异域文化导致孤独与无助。

(4)适应新习俗的困惑。

(5)不同文化价值观产生冲突。

老年人的居住环境常因生理、心理与社会因素的改变,而必须迁移至一个原先不熟悉的住所。例如,旧城改造需要易地搬迁;或因疾病需要他人照护,而搬至子女家中或者照护机构;或因照顾孙子(女),而必须与子女同住。这些都是老年人居住环境改变的原因。离开原来熟悉的环境之后,老年人必须重新适应新的环境,若不能成功调适这一转变,则会使老年人产生较大的心理压力,导致行为退缩,对其心理、社会层面的健康产生负面影响。

3.文化休克的分期和表现

(1)兴奋期　初到新环境,被新环境中的人文景观和意识形态所吸引,对一切事物都感到新奇,渴望了解新环境中的风俗习惯和语言行为等,主要表现为迷茫或兴奋,情绪亢奋和高涨。从进入新环境开始,一般持续数周到数月。老年人刚入院或刚搬入一个新的环境时,对新环境,或对将要接受的诊疗感到陌生、迷茫,不知所措。

(2)意识期　好奇、兴奋的感觉被失望、失落、烦恼和焦虑代替,开始意识到必须适应新环境的生活方式、风俗习惯,原有的文化价值观与新环境的文化价值观可能产生冲突,个人的信仰、角色、行为、自我形象和自我概念等受到挫伤,并由此产生退缩、愤怒和沮丧等表现,这是文化休克表现最重、最难度过的一期。此期一般持续数周、数月甚至更长的时间。意识期的老年人因不得不改变自己的习惯而产生挫折感,可有失眠、食欲下降、焦虑、恐惧、沮丧、绝望等反应。

(3)转变期　经历困惑和沮丧后,开始学习、适应新环境的文化模式,原来心理上的混乱、沮丧、孤独感和失落感渐渐减少,开始慢慢适应新文化环境。此期开始解决文化冲突问题,所需时间比较长。

(4)适应期　已完全接受新环境的文化模式,建立起符合新环境要求的行为、习惯、价值观、审美意识等,认为新环境和以往的环境一样令人舒适、满意,在新环境中有安全感。

4.文化休克的预防应对措施

(1)通过观察、交谈、心理测试、问卷调查等方法及时评估老年人是否存在发生文化休克的各种因素、是否已经发生文化休克、文化休克所处时期及具体表现。

(2)对于进入一个新环境的老年人,首先应做好相应的健康教育,使其能获取新环境中主流的价值观、信念、信仰、风俗习惯、人际关系,以及在新环境中老年人所承担的新角色等信息,做好适应新环境的准备。例如,老年人需要住院治疗,在老年人进入医院或照护机构等陌生环境以后,应主动向老年人介绍科室主任、护士长、责任护士、主管医生和照护人员等;介绍病房环境,如配餐间、热水房、污物间的位置;告知一日三餐如何订制,探视时间、作息时间等,使老年人对病房环境及医院制度有所了解。对于有听力障碍或语言不通的老年人,尽可能有家属陪护,也可用图片、文字等方式告知。在老年人住院期间,可以采用个别或集体指导方法,通过口头、宣传册、多媒体等方式对疾病的预防、治疗、护理、康复知识进行宣教,使老年人正确认识疾病,积极配合治疗和护理,最大限度减轻老年人知识缺乏所引起的文化休克。

(3)配偶、家庭其他成员和朋友等是老年人重要的社会支持系统,良好的社会支持可以缓解老年人因环境改变带来的压力,帮助其融入新环境。应帮助老年人妥善处理新环境中的人际关系,营造和谐的家庭或病房氛围,使其有安全感,保持情绪稳定。对于已经发生文化休克的老年人,应指导其采用合适、有效的应对方法,如心理宣泄、转移疏导疗法等,以缓解文化休克症状。对于症状较严重者,应寻求专业帮助,通过心理干预或药物干预等方法来帮助老年人克服文化休克,适应新环境。

（吴建军）

第十四章　预防与控制养老机构感染

感染性疾病是危害人类健康的主要疾病之一。在全球范围内,感染性疾病致死患者数约占人类死亡总数的1/3。老年人的感染性疾病发病率高,临床表现不典型,并发症多,且处理难度大,病死率高,是老年照护工作中的难点。免疫功能减退、多种慢性疾病并存、营养不良、体质虚弱以及医源性干预措施等诸多因素导致失能老年人成为感染性疾病的高危和高发人群。

各级养老机构应当把预防与控制养老机构感染作为一项重要的管理内容来抓,建立感染管理责任制,制定并落实相关规章制度,严格执行有关技术操作规范和工作标准,提高管控水平,从而有效预防与控制养老机构感染。同时,失能老年人照护者也应当学习和掌握预防老年人感染的相关知识,如学习清洁、消毒技术,灭菌技术,无菌操作技术等,有利于预防感染性疾病的发生。在失能老年人患病住院期间,照护者应遵守医疗机构的有关规定,尤其是无菌技术、隔离技术规范。

第一节　清洁、消毒和灭菌技术

一、清洁、消毒和灭菌的概念

清洁指采用物理方法清除物体表面的污垢、尘埃和有机物,以去除或减少有害微生物。

消毒指采用物理、化学或生物学方法清除可能致病的微生物,使其数量减少,达到无害化。

灭菌指采用物理、化学或生物学方法杀灭所有微生物,包括致病的和非致病的微生物,以及细菌的芽孢。

二、餐具清洁和消毒

规范管理餐具清洁、消毒,以有效预防与控制养老机构的胃肠道感染,保障失能老年人和照护者的饮食卫生。其工作程序为一洗(清洁)、二消(消毒)、三冲(冲洗消毒剂残留)、四保洁(保持清洁直至使用)。

（一）餐具消毒方法

餐具使用后首先彻底清洗去污,然后消毒。消毒方法如下。

(1)流通蒸汽消毒20min(温度为100℃)。

(2)煮沸消毒15min。

(3)远红外线消毒箱消毒,温度达到125℃,维持15min,消毒后温度降至40℃以下再开箱,以防碗盘炸裂。

(4)自动冲洗消毒洗碗机消毒。

(5)对于不耐受热力消毒或不能使用热力消毒的餐具,可采用化学消毒法消毒:250mg/L有效氯的消毒液或二氧化氯溶液浸泡20～30min;或250mg/L有效溴的消毒液浸泡20～30min;或0.1%过氧乙酸溶液浸泡15min。

(6)消毒后的餐具不可再用抹布重新擦抹,而应用自来水冲洗,去除残留消毒剂后存放于清洁、密封的容器内,以免再次被污染。

（二）注意事项

1.餐具选择

一般情况下,可选用一次性餐具或患者自备餐具。但是,一次性发泡塑料餐具的生产、使用、回收等会对环保造成严重的威胁,使用后随意丢弃一次性餐具可导致严重的环境污染,如掩埋的塑料餐具很难降解,会污染土壤和地下水,而其回收和处理的难度又很大。通常一次性餐具使用前不做消毒处理,存在被细菌污染的可能。年老、体弱者使用不洁餐具,易发生消化道疾病等。

不锈钢餐具易清洗,具有耐酸、耐碱、耐高温的特性,消毒液浸泡不会被腐蚀,可重复使用,较一次性餐具造成的危害少,相对节省成本,值得推荐。

2.执行卫生标准

养老机构餐具的卫生合格标准为:餐具表面光洁,无油渍,无异味,干燥;烷基碘酸钠在餐具上的残留量低于0.1mg/100cm²,游离性余氯低于0.3mg/L;餐具不得检出致病菌,大肠菌群检测结果判定无菌生长,纸片法未发现大肠埃希菌群。

3.加强管理

餐具是预防与控制养老机构胃肠道感染性疾病的关键所在。除了进食不洁的食物外,不洁的餐具也可引起胃肠道感染性疾病。规范养老机构餐具的管理,保证餐具的消毒灭菌质量意义重大。要加强消毒人员的责任意识,做到有法可依、有章可循,从而有效预防与控制养老机构胃肠道感染性疾病,确保老年人和养老机构工作人员的饮食卫生。

4.技术培训

消毒是一项技术性很强的工作,消毒人员除了要思想素质高、工作认真负责外,还要经过技术培训,掌握消毒设备的性能、操作方法和消毒效果的监测方法。

5.传染性疾病患者的餐具消毒

传染性疾病患者的餐具应专人专用,先消毒后清洗,以减少病原微生物经水传播对环境造成的污染。为了保证消毒效果,应选用稳定、腐蚀性小的含氯消毒剂对餐具进行消毒处理,或采用合格的一次性餐具,使用后按传染性医疗垃圾处理(送焚烧)。

三、衣物、被褥消毒

被褥是入住养老机构的老年人必需的生活物品,也是养老机构内使用最普遍的公用物品。被褥较长时间交替使用,易成为养老机构发生交叉感染的媒介,以及养老机构内感染发生的重要途径之一。

(一)衣物、被褥消毒方法

1. 对于被血液、体液污染的衣物、被褥,应使用 2000～5000mg/L 有效氯的消毒液浸泡 30min,再单独清洗、消毒。

2. 对于感染性疾病患者使用后的被服,应先消毒后清洗,再消毒。对于被细菌或病毒污染的耐热、耐湿的纺织品,可煮沸消毒 30min,或用流通蒸汽消毒 30min,或用 2000～5000mg/L 有效氯的消毒液浸泡 30min。

3. 熏蒸消毒时,将需要消毒的衣物悬挂于室内(勿堆集一处),密闭门窗,糊好缝隙,每立方米用 15% 过氧乙酸溶液 7ml($1g/m^3$),放置于瓷质或玻璃容器内,加热熏蒸 1～2h。被细菌芽孢污染的,也可使用过氧乙酸溶液熏蒸消毒,每立方米用 15% 过氧乙酸溶液 20ml($3g/m^3$),加热熏蒸 1～2h;或将需要消毒的物品置于环氧乙烷消毒柜中,在温度 54℃、相对湿度 80% 条件下,使用环氧乙烷气体(800mg/L)消毒 4～6h;或采用高压灭菌蒸汽消毒。

4. 将清洁、消毒后的被服放置于干净被服存放室,存放室每日开窗通风换气,湿式清扫,减少棉絮、飞尘污染;每晚用紫外线灯照射 1h;地面每日用 500mg/L 有效氯的消毒液擦拭;置物架每周用清洁液擦洗 1 次,保证被服卫生质量。不耐热的毛衣、毛毯、被褥、化纤尼龙制品等可采用过氧乙酸溶液熏蒸消毒。定期对工作环境、清洁被服进行生物学检测,不得检出致病菌。

(二)注意事项

1. 提高认识

重视养老机构被服中心管理工作,及时发现被服清洁、消毒、管理过程中存在的问题,增加被服中心的软硬件投入,预防由被服引起的养老机构感染。

2. 健全制度

制定和完善被服中心管理制度和被服中心感染管理制度,包括被服收发注意事项,被褥清洁、消毒流程,以及被服报废后处理等的制度。工作人员要严格执行各项规章制度和操作规范。

3. 严格管理

对于失能老年人直接接触的床上用品如床单、被套、枕套等,应一人一更换;失能老年人住院时间较长时,应每周更换;污染后应及时更换。更换后的物品应及时清洗、消毒。对于失能老年人间接接触的被芯、枕芯、褥子床垫等,应定期清洗、消毒。如失能老年人患有感染性疾病或有不明病原体感染,上述物品使用后应彻底消毒。

4.加强被服中心环境建设

保持被服中心周围环境清洁,无污染源,室内宽敞、通风、采光良好,温湿度适宜,有充足的水电供给。被服中心划分工作区和清洁被服存放区,存放区备有紫外线灯和动态空气消毒器。

5.加强培训

养老机构被服中心应配备专职管理员,对被服中心工作人员进行养老机构预防和控制感染知识培训,明确消毒的重要性;按照标准预防的原则做好自身防护;指导规范七步洗手法洗手;掌握配制消毒液有效浓度的方法。

四、床单位消毒

入住养老机构的失能老年人是感染性疾病的易感人群。隐性感染者或携菌者排出的病原微生物污染环境,如床单位;后者成为感染的媒介。床单位包括床位、床垫、枕芯、毛毯、被褥、床单等,通常采用化学消毒和热力消毒的方法进行消毒。床垫、被芯和枕芯不如床单、被套、枕套等物品易清洗,且易被污染。床单位消毒是养老机构消毒的重要环节之一,也是一个易被忽视的薄弱点。

(一)床单位消毒方法

1.压力蒸汽灭菌法

压力蒸汽灭菌法经济且对环境无污染,但费时费力,循环使用频率相对较低。大型压力蒸汽消毒器利用真空和压力,保证蒸汽均匀穿透多孔材质的床垫、被褥,以达到深部消毒的目的。真空阶段可高效抽净腔内蒸汽,使床垫、被褥、枕芯快速干燥,保持松软、柔顺。大型压力蒸汽消毒器体腔容积为5350L,可容纳病床、床头柜、椅子及全套床上用品,并对其进行彻底的消毒处理,以切断上述用品在流通使用环节所导致的养老机构感染。该方法对常见的致病菌及床垫、被褥、枕头外表的细菌均有很强的杀灭作用,其体表细菌杀灭率>99.28%。该消毒器工作效率高,每炉每次可处理13张床垫,以8h工作时间计算,日处理量达104张床垫。

2.预真空压力蒸汽灭菌法

预真空压力蒸汽灭菌器为程序化操作,受人为因素的影响较小,消毒、灭菌效果更可靠。该灭菌器的压力可达205.8kPa,温度达132℃,灭菌时间维持4～6min。

3.酸性等电位水消毒法

(1)酸性氧化电位水(electrolyzed oxidizing water,EOW)对金黄色葡萄球菌和枯草杆菌黑色变种芽孢的灭菌作用非常强,15s内可将大肠埃希菌、铜绿假单胞菌及金黄色葡萄球菌等全部杀死(不包括芽孢);30s可将乙型肝炎病毒、人类免疫缺陷病毒和单纯疱疹病毒杀死或灭活;2.5min内可将手足口病EV71病毒和甲型H1N1病毒灭活。EOW常用于床单位及其附件(床旁桌椅、呼叫装置、照明灯、氧气管、负压吸引管等)的消毒。

(2)该方法对人体无不良影响,环境污染小,无异味,而且消毒后无须特殊处理即可将其还原为普通水,不必再用洁净水清洗,符合环保理念,又满足临床需求。但在非密闭避光的条件下 EOW 不稳定,可自行分解成水,故不宜长期保存。

4.紫外线消毒法

采用紫外线消毒法对床单位的不同层次部位进行消毒时,常需分次进行,故消毒所需的时间较长,使得床单位的消毒难以真正实施;另外,紫外线对眼睛和皮肤有刺激作用,直接照射 30s 就可引起眼睛炎症或皮炎,长期接触使用可导致白细胞减少,甚至皮肤癌。

5.其他消毒法

(1)床单位臭氧消毒法　床单位臭氧消毒器是一种较为理想的医院床单位用品消毒器具,能将高浓度臭氧以半封闭加压渗透方式渗透到被消毒单位深部及背面而达到消毒灭菌的效果。其设计原理是采用臭氧发生器产生高浓度臭氧($\geqslant 300mg/m^3$),用鼓风机将高浓度臭氧吹入消毒罩内,对罩内的床上用品进行消毒。臭氧属强氧化剂,具广谱杀灭微生物作用。臭氧消毒属于高水平消毒法,其杀菌速度较氯快 $300 \sim 600$ 倍,且具有浓度可调、使用方便、刺激性小、作用迅速、无残留污染等突出优点,适用于各种患者的床单位消毒。床单位臭氧消毒法对被褥的消毒效果与紫外线照射消毒法相似;对床垫的消毒效果则优于紫外线照射消毒法;并且整个床单位可同时得到全面的消毒,便捷、省时。另外,由于床单位臭氧消毒法的消毒过程几乎无臭氧向外泄漏,故不受室内人员的限制,在有患者的条件下也可进行。

(2)低温灭菌法　①环氧乙烷低温灭菌法;②甲醛低温灭菌法;③气化过氧化氢消毒法。

(3)过氧化氢等离子体灭菌法　过氧化氢等离子体以类似于气态物质的状态存在,能够将被服、床柜各个表面的细菌(包括芽孢)全部杀火,而不会对材料本身的性质造成影响。

(二)注意事项

上述消毒方法是目前国内外常用的床单位消毒方法,在实际工作中,可根据不同污染情况、不同物品,有针对性地加强养老机构中老年人使用的被褥消毒、更换,做到有的放矢,安全、经济、合理地减少各种因素导致的传染,以减少养老机构内的感染,促进失能老年人的健康。

五、排泄物、呕吐物及其器具消毒

失能老年人的排泄物、呕吐物及其器具的消毒是养老机构感染控制的一个重要环节,也是一个难点。因此,做好失能老年人排泄物、呕吐物及其器具的消毒十分重要。

(一)消毒方法

1.痰杯(盂)

(1)公用痰盂　将公用痰盂浸泡于 500mg/L 有效氯的消毒液或 500mg/L 有效溴的二溴海因消毒液中 30min,然后冲洗干净,备用。

(2)个人专用痰杯　根据痰量及时更换痰杯,非一次性痰杯使用后洗净,煮沸消毒 20min,或以 1000mg/L 有效氯或有效溴的消毒液浸泡 30min,洗净,干燥保存备用。一次性痰杯使用后予以焚烧处理。

2.脸盆

个人专用脸盆平时保持清洁。将脸盆清洗去污，然后浸泡于 500mg/L 有效氯的消毒液中，消毒 20min，取出冲洗干净，或煮沸消毒 20min，备用。若老年人患有感染性疾病，则先使用 2000～5000mg/L 有效氯的消毒液浸泡脸盆 30min，取出冲洗干净，或煮沸消毒 30min，备用。若使用一次性脸盆，则使用后作为医疗垃圾予以处理。

3.便器

（1）人工清洗与消毒　一是病房便器，使用后倒掉粪尿，有污垢时用清洁剂去污，清水冲净后，浸泡于 500mg/L 有效氯或有效溴的消毒液中 30min，取出冲洗干净，干燥保存备用。二是老年重症患者的便器应专人专用，每次使用后倒掉粪尿，刷洗干净继续使用；每周常规消毒 1 次。若使用一次性便盆，则使用后作为医疗垃圾予以处理。

（2）自动清洗与消毒　便器使用后倒掉粪尿，放入冲洗消毒器内，先用清水冲洗，然后用 90℃ 热水冲洗 1min，烘干。对于患有感染性疾病的老年人使用的便器，先用清水冲洗，然后用 90℃ 热水冲洗 5min，烘干。

（3）公用坐式便器　每日用 500mg/L 有效氯或有效溴的消毒液擦洗坐板及盖板，便器外表面用清水冲洗干净。

4.无感染性疾病的老年人粪便

每 1000ml 可加漂白粉 50g，或 20000mg/L 有效氯的消毒液 2000ml，搅匀后加盖，放置 2h。对于无传染性的老年人粪便、尿液，每 1000ml 加入干漂白粉 5g 或次氯酸钙 1.5g，或 10000mg/L 有效氯的消毒液 100ml，混匀放置 2h。成形粪便不能用干漂白粉消毒，可用 20％漂白粉乳剂（含有效氯 5％）或 50000mg/L 有效氯的消毒液 2 份加于 1 份粪便中混匀，2h 后再倒入坐便器中冲走。老年人使用后的便器用 1000mg/L 有效溴的二溴海因溶液或 2000mg/L 有效氯的消毒液或 0.5％过氧乙酸溶液浸泡 30min，消毒后用水冲洗干净，干燥备用。

5.患有感染性疾病的老年人粪便

患有感染性疾病的老年人的粪便及呕吐物常带有大量细菌或病毒，故每个人应有专用痰盂或其他容器盛放粪便和呕吐物。粪便和呕吐物经漂白粉或石灰等严格消毒处理后方可倒入坐便器中冲走。

（1）漂白粉消毒法　①稀粪便和呕吐物，每 1000ml 加漂白粉 200g，搅匀后加盖，作用 2h；②成形粪便和干呕吐物，不能用干漂白粉消毒，可用 20％漂白粉乳剂 2 份，加患者粪便及呕吐物 1 份，充分搅拌均匀，作用 2h；③患者的尿液，每 1000ml 可加干漂白粉 5～10g，搅匀后加盖，放置 10min 后可倒入坐便器中冲走。

（2）石灰消毒法　将石灰配制成 20％的乳剂，然后将患者粪便或呕吐物 1 份，加上述乳剂 2 份，搅拌后作用 2～4h 即可。

（3）氯胺消毒法　将氯胺配制成 30％的水溶液，然后将 1 份患者的排泄物加氯胺溶液 2 份，充分搅拌均匀，作用半小时也可杀死病菌。

6.分泌物

应将盛有 1000mg/L 有效溴的二溴海因溶液或 2500mg/L 有效氯的消毒液的容器置于病床边，以随时对分泌物进行消毒，作用时间 30～60min，经消毒后的呼吸道分泌物可倒入单元厕所。使用后的痰具每天消毒 1 次:用 0.5％过氧乙酸溶液喷洒或 1000mg/L 有效溴的二溴海因溶液或 2000mg/L 有效氯的消毒液浸泡痰具,作用时间 30～60min,消毒后冲洗干净,干燥备用。一次性痰杯使用后予以焚烧处理。

7.患有性病的老年人分泌物、排泄物及受污染的生活用品

(1)煮沸消毒　单纯疱疹病毒在湿热 52℃、干热 90℃条件下 30min 即可被杀灭。梅毒螺旋体离开人体,在 48℃的水中只能存活半小时,并失去传染性。淋球菌在 48℃的水中会很快死亡。因此,对于被老年性病患者污染的衣裤、被褥、毛巾等,煮沸是最方便、最经济、最有效的消毒方法。

(2)药物消毒　①衣服、被单、毛巾、浴巾等:使用 0.2％～0.5％的过氧乙酸溶液加水浸泡 2h 进行消毒。②分泌物:通常直接处理后丢弃,不需使用 1∶5 的溶液浸泡。如果需要消毒容器,那么可以使用合适的消毒剂进行消毒。③排泄物、呕吐物:使用 5％～10％的漂白粉溶液进行消毒,浸泡时间为 0.5h。④生活用品:使用 0.5％的漂白粉溶液进行消毒。处理时,应遵循当地卫生行政部门或医疗机构的具体指导,确保安全和有效性。

(3)焚烧或阳光暴晒　该方法简单易行,几乎适用于所有物品的消毒。一般要求在烈日下暴晒 6h 以上,衣物、被褥在暴晒一段时间后正反面更换。

(二)注意事项

1.对于患病老年人的排泄物、呕吐物及其器具的消毒,要做好日常检查、监督工作。

2.对于多重或泛耐药菌感染的患病老年人,参照患有感染性疾病的老年人的排泄物、呕吐物及其器具的消毒予以处理。

六、抹布、拖把消毒

未经彻底清洗、暴晒的污秽拖把带菌量最多,清洁拖把可使带菌量明显减少,而经 500mg/L 有效氯的消毒液浸泡的拖把带菌量很少。从地面细菌数来看,用清洁拖把擦拭地面后,细菌数减少不明显,而用经消毒的拖把擦拭地面后,细菌数明显减少,这说明使用经消毒的拖把擦地有明显的消毒作用。

(一)人工清洗与消毒

1.擦床抹布

采取一床一巾湿扫法,抹布使用后在 250mg/L 有效氯或有效溴的消毒液中浸泡消毒 30min,清洗干净,干燥备用。

2.拖把

拖把应有明显标识,严格分区使用。宿舍、办公室、医务室、走廊每次使用拖把拖地后,都要用清水冲洗干净,干燥备用。医务室等地面有血液、分泌物、排泄物时,先按有关要求清除污染物,然后用 1000mg/L 有效氯或有效溴的消毒液浸泡的拖把擦拭,再将拖把用 500mg/L 有效氯或有效溴的消毒液浸泡 30min,清洗干净,干燥备用。对于老年感染性疾病患者居住过的区域,使用后的拖把应先清洗干净,然后用 2000～5000mg/L 有效氯或有效溴

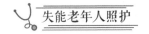

的消毒液浸泡30min,之后清洗干净,干燥备用。

(二)自动清洗与消毒

使用后的抹布、拖把等物品放入清洗机内,经水洗、洗涤剂洗、清洗、烘干后备用。要做到一床一巾、一桌一布、一室一拖把。

(三)其他

老年感染性疾病患者住所使用的抹布、拖把应单独清洗、消毒。

七、污水消毒

污水中含有多种致病菌、病毒、寄生虫卵和一些有毒有害物质,如果不经处理就排放进入城市下水管道或环境水体,那么势必引起多种疾病的发生和蔓延,严重威胁人们的身体健康。

(一)消毒方法

1.消毒剂选择

消毒剂的种类很多,一般有液氯、次氯酸钠、二氧化氯、臭氧、氯片等。

(1)液氯(Cl_2) 液氯成本低,不需要复杂的设备,投配操作简单,余氯具有持续消毒作用,目前是世界各国水处理工程中采用最多的一种消毒剂。但液氯也有比较严重的缺点,主要是因为氯气是一种有毒气体,一旦泄漏,会对人畜造成伤害。此外,水源受到有机物污染时,会产生有机氯化物而对人体造成损害。

(2)次氯酸钠($NaClO$) 次氯酸钠的有效氯含量为10%,多数生产厂家在溶液中加入稳定剂,可使次氯酸钠的储存期由1周增至20多天。次氯酸钠具有使用安全、管理方便、价格低廉、节约水电等优点,是一种很有前途的消毒剂。其缺点是在光照、高温和潮湿等条件下,会分解失去活性,降低消毒效果,故应将其存放在避光、干燥、通风的地方。

(3)二氧化氯(ClO_2) 二氧化氯是一种颇有应用前景的消毒剂,其优点是不会生成有机氯化物、对芽孢及肝炎病毒有较强的杀灭作用、接触时间短。其缺点是必须严格按照操作规程管理、现场制备、不能储存、气态二氧化氯和制造二氧化氯的原料氯酸钠都有发生爆炸的风险。

(4)臭氧(O_3) 臭氧具有强氧化能力,是最活泼的氧化剂之一。臭氧的优点是对微生物(包括芽孢)等均有较强的杀灭力,消毒效果好,接触时间短,并且与有机物接触不会生成氯化致癌物质。臭氧的缺点是制备设备复杂、管理繁琐、基建投入大、运行费用高。

(5)氯片$[Ca(OCl)_2]$ 氯片的有效氯含量为60%左右,具有制备设备简单、管理方便等优点。片状消毒剂必须密封储存,否则易分解失效。

2.污水预处理前加氯处理

对于老年感染性疾病患者居住过的住所及使用过的卫生间,应按每10个床位每日投放含25%有效氯的漂白粉1kg,分2~3次投放。最佳投放时间可在使用卫生间高峰期末,投放的漂白粉随流水冲入化粪池内,并在化粪池出口处进行余氯测定。

3. 老年感染性疾病患者住所的生活污水

老年感染性疾病患者住所的生活污水应尽量集中在缸、桶中进行消毒,每 10L 污水加入 1000mg/L 有效氯的消毒液 10ml,或加漂白粉 4g,混匀后作用 1.5~2h,余氯浓度为 4~6mg/L 时即可排放。

(二)注意事项

1. 污水处理人员要经过专业技术知识培训。

2. 有条件的养老机构可以建立污水处理系统,对排放的污水进行卫生质量自检。

3. 卫生行政部门要加大日常的监督检测力度,督促养老机构污水排放达到国家标准,防止发生环境污染,杜绝交叉感染的发生。

八、终末消毒

终末消毒是指在老年感染性疾病患者转移或去世后,对其住所及污染的物品进行彻底的消毒,其目的是杀灭或清除传染源遗留的病原微生物。对于甲类传染病和乙类传染病中的传染性非典型肺炎、炭疽、艾滋病、人感染高致病性禽流感等传染病,必须在当地疾病预防控制中心的监督指导下,由有关单位和专业人员及时进行终末消毒处理;或由疾病预防控制中心负责进行终末消毒处理。对于乙类传染病中的病毒性肝炎、细菌性和阿米巴痢疾、伤寒和副伤寒、脊髓灰质炎、白喉等,必须按照当地疾病预防控制中心提出的卫生要求,由老年人的陪伴人员或所在单位进行终末消毒处理,也可由当地疾病预防控制中心组织进行终末消毒处理。为了保证消毒效果,应根据国家卫生行政部门发布的《消毒管理办法》和《消毒技术规范》的有关要求开展终末消毒。非专业消毒人员开展消毒工作前应接受相关培训。

第二节 隔离技术

隔离指将传染源传播者和高度易感人群安置在指定地点或特殊环境中,暂时避免与周围人群接触。在医疗机构内,对感染患者采取传染源隔离,这是切断传染途径的主要措施,也是一项对易感人群的保护性措施。

一、隔离病区的管理

(一)传染病区隔离单位的设置

传染病区与普通病区应分开,并远离食堂、水源及其他公共场所,相邻病区楼栋相隔大约 30m,侧面防护距离为 10m,以防发生空气对流传播。病区应设有工作人员与患者分别进出的门。病区内配置必要的卫生、消毒设备。

1.以患者为隔离单位

每位患者要有独立的环境与用具,与其他患者及不同病种患者隔离。

2.以病室为隔离单位

同一病种患者应安排在同一病区,但病原体不同者要分室收治。凡未确诊者,或发生混合感染的患者,危重症患者以及传染性强的患者应安排在单独隔离室。

(二)工作区的划分及隔离要求

1.清洁区

清洁区是指未被病原微生物污染的区域,如医护办公室、治疗室、配餐室、更衣室、值班室等场所,以及病区以外的地方,如食堂、药房、营养室等。隔离要求:患者及患者接触过的物品不得进入清洁区;工作人员接触患者后经刷手、脱去隔离衣及鞋方可进入清洁区。

2.半污染区

半污染区是指有可能被病原微生物污染的区域,如走廊、检验室、消毒室等。隔离要求:患者或穿着隔离衣的工作人员通过走廊时,不得接触墙壁、家具等;各类检验标本设有一定的存放盘和架,检验后的标本及容器等严格按要求分别处理。

3.污染区

污染区是指患者直接或间接接触的区域,如病房、患者洗手间等。隔离要求:污染区的物品未经消毒处理不得带到他处;工作人员进入污染区,务必穿隔离衣,戴口罩、帽子,必要时换隔离鞋;离开前脱隔离衣、鞋,摘下口罩、帽子并消毒双手。

(三)隔离原则

1.病房和病室门口前悬挂隔离标志,门口放置消毒液浸湿的脚垫,门外设立隔离衣悬挂架,备消毒液、清水各一盆以及手刷、毛巾、避污纸等。

2.工作人员应按规定进入隔离室,戴口罩、帽子,穿隔离衣,并在规定范围内活动。

3.穿隔离衣前,必须将所需的物品备齐,各种护理操作应有计划地集中执行,以减少穿脱隔离衣和洗手的次数。

4.患者接触过的物品或落地的物品应视为污物,消毒后方可给他人使用;患者的衣物、信件、钱币等经熏蒸消毒后才能交给家属带回;患者的排泄物、分泌物、呕吐物经消毒处理后方可排放。

5.病室每日进行空气消毒,可采用紫外线照射或消毒液喷雾消毒;每日晨间护理后,用消毒液擦拭床及床旁桌椅。

6.了解患者的心理状态,尽可能消除患者因隔离而产生的恐惧、孤独、自卑等心理。

7.对于传染性分泌物三次培养结果均为阴性或已度过隔离期的患者,在医生开出医嘱后,方可解除隔离。

8.终末消毒指对出院、转科或死亡患者及其所住病室、用物、医疗器械等进行的消毒处理。

(四)隔离种类和传播途径及措施

1.严密隔离

严密隔离是为传染性强、病死率高的传染病所设计的一种隔离方法,其适用于经飞沫、分泌物、排泄物直接或间接传播的烈性传染病,如鼠疫、霍乱、炭疽等患者。具体措施如下:

(1)安排单间病房,门外悬挂隔离标志,不得随意开启门窗。禁止患者走出病室和探视。

(2)接触此类患者,必须戴口罩、帽子,穿隔离衣和隔离鞋,必要时戴橡胶手套。

(3)室内空气、地面用消毒液喷洒或紫外线消毒,每日1次。

(4)一切用物一经进入病室即视为污物,均应予以严格消毒处理或销毁;患者的分泌物、排泄物和呕吐物均应予以严格消毒处理。

2.呼吸道隔离

呼吸道隔离是对病原体经呼吸道传播的传染病所采取的一种隔离方法,其适用于麻疹、流行性感冒、百日咳、开放性肺结核等患者。具体措施如下:

(1)将相同疾病的患者安置在一室,病室通向走廊的门窗关闭,出入随手关门。

(2)接触患者须戴口罩、帽子,穿隔离衣。

(3)患者的口、鼻分泌物须予以消毒处理。

(4)注意病室通风换气,每晚进行紫外线照射或者过氧乙酸喷雾消毒。

3.消化道隔离

消化道隔离是对病原体通过被污染食物、饮用水、餐具或手,并经口传播的传染病所采取的一种隔离方法,其适用于伤寒、副伤寒、甲型肝炎、细菌性痢疾等患者。具体措施如下:

(1)不同病种的患者应分室居住;相同疾病的患者在同个病房时,须做好床边隔离。

(2)常用治疗器械应固定专用。

(3)每位患者应有自己专用的餐具和便器,其排泄物、呕吐物和剩余食物经消毒后方可排放。

(4)护理人员须按病种分别穿隔离衣,戴口罩、帽子,并消毒双手。

(5)病室应配有防蝇设备。

4.接触隔离

接触隔离是对病原体经皮肤或黏膜进入体内的传染病所采取的一种隔离方法,其适用于破伤风、狂犬病、气性炭疽、性传播疾病等患者。具体措施如下:

(1)患者须分室居住。

(2)密切接触患者时须穿隔离衣,戴口罩、帽子,工作人员的手或皮肤有破损时,应避免伤口换药或护理等操作,必要时戴橡胶手套。

(3)被患者伤口分泌物或皮肤脱屑污染的物品、器械、敷料等须予以严格消毒处理。

(4)患者接触过的一切污染物品应先灭菌再清洁。

5.昆虫隔离

昆虫隔离是对病原体以昆虫为媒介进行传播的传染病所采取的一种隔离方法,其适用于流行性乙型脑炎、流行性出血热、疟疾、斑疹伤寒、回归热等患者。具体措施如下:

(1)流行性乙型脑炎、疟疾由蚊叮咬传播,室内应有防蚊设备。

（2）流行性出血热由接触带有病毒的革螨，也可经呼吸道吸入带有病毒的尘埃，或经消化道进食被鼠粪、鼠尿污染的食物，或损伤的皮肤直接感染，或间接接触带有出血热病毒的排泄物或分泌物而引发。

（3）斑疹伤寒、回归热是由虱类传播的，患者须经灭虱处理、沐浴更衣后进入病室。

6.血液-体液隔离

血液-体液隔离是对病原体经血液-体液传播的传染病所采取的一种隔离方法，其适用于乙型肝炎、艾滋病等患者。具体措施如下：

（1）相同疾病的患者要置于一室，但出血不能控制的患者应单人隔离。

（2）接触血液-体液污染物时，须戴手套。工作时尽量避免损伤皮肤。

（3）其他人员被患者的血液、体液污染，以及不宜使用其他方法消毒的物品受污染时，立即用5.25％的次氯酸钠溶液擦拭消毒。

（4）使用后的一次性注射器、针头、输液器须经严格消毒处理，装入耐刺容器内，做好特殊标志后，送至规定地点集中销毁。

7.保护性隔离

保护性隔离是对某些免疫力特别低下或易感染的患者，为保护其不再受其他感染而采取的有具体应对措施的一种隔离方法，其适用于严重烧伤、血液病、骨髓移植、肾移植等患者。具体措施如下：

（1）患者单独隔离。

（2）接触患者须清洗双手，甚至消毒双手，戴口罩、帽子，穿隔离衣及隔离鞋。

（3）每日用消毒液擦拭所有家具、地面；每日用紫外线进行空气消毒1～2次，每次60min。

（4）尽量减少入室人员，医护人员患呼吸道疾病时或咽部携菌者应避免接触患者。

（五）隔离目的

防止病原菌在工作人员和患者之间传播，切断传播途径，防止发生医院感染。

（六）隔离的评估

1.评估病室环境是否符合隔离原则。

2.评估患者的病种、治疗和护理措施、目前状况；患者目前采取的隔离种类、隔离措施。

3.评估患者的心理状况和对疾病的认知程度。

二、隔离计划

（一）隔离目标

1.患者理解隔离的目的，能配合护理工作。

2.护患之间未发生交叉感染。

3.患者及其家属知晓隔离原则，学会简易隔离方法。

(二)用物准备

1. 治疗盘,内盛已消毒的手刷、10%皂液、清洁的干燥小毛巾、避污纸,以及盛放使用后的手刷、小毛巾、避污纸的容器(无洗手设备时,另备消毒液和清水各1盆)。

2. 隔离衣一件。

3. 按需准备操作用物。

三、隔离的实施

(一)口罩、帽子的使用

1. 操作步骤

(1)洗手后戴口罩、帽子,口罩应罩住口鼻,帽子应遮住全部头发。

(2)口罩使用后及时取下,并将污染面向内折叠,放入胸前小口袋或小塑料袋内。

(3)离开污染区前将口罩、帽子放入污物袋内,集中处理。

2. 注意事项

(1)戴、脱口罩前应先洗手,戴上口罩后,不可用已污染的手接触口罩;口罩不用时不宜挂在胸前。口罩应每4～8h更换一次,若有潮湿,应及时更换,保持清洁。

(2)口罩、帽子大小要适宜。手术室或严密隔离单位每次工作结束后应更换口罩、帽子。

(二)手的消毒

1. 操作步骤

(1)洗手　用肥皂或液体肥皂认真揉搓掌心、指缝、手背、手指关节、指腹、指尖、拇指、腕部,时间10～15s,最后用流动水冲洗干净。

(2)刷手　取无菌刷蘸肥皂乳(或肥皂块),按前臂、腕部、手背、手掌、手指、指缝、指甲顺序彻底刷洗,刷30s,用流动水冲净泡沫;换刷另一手;反复2次,共刷2min,最后用毛巾擦干双手。

(3)浸泡消毒手　将双手浸泡于消毒液中,用小毛巾或手刷反复擦洗2min,最后用清水冲洗干净。

2. 注意事项

(1)洗手时,要反复揉搓使泡沫丰富。

(2)刷手时,刷洗范围应超过被污染的范围,并且避免污水溅到身上。

(3)浸泡消毒手时,要浸没肘部及以下部位。

(4)擦洗时间要充足,保证消毒效果。

(徐淑芬　孟庆玲　汪新华)

第十五章 生命体征评估及异常时的照护

体温、脉搏、呼吸、血压、疼痛这类重要生命活动以及其状况的指标称为生命体征。生命体征是机体活动的客观反映，是监测、衡量机体内部状况的重要依据。健康时，生命体征变化很小；患病时，生命体征就可能发生明显变化，是人体健康的"晴雨表"。因此，通过测量生命体征，可以及时、准确地掌握病情变化，为临床诊疗、护理提供依据。

第一节 体温评估及异常体温的照护

一、体温测量

(一)定义

体温是指人体的温度。

(二)正常体温

在实际工作中，常用口腔、直肠、腋窝、外耳道、额头等处的温度表示体温。其中，肛门温度最接近人体深部温度，能最准确地反映体温；额头温度受外界环境的影响最大，不建议临床常规使用，可用于对流行性感冒等患者的快速非接触安全排查。临床上，常测量口温、腋温、肛温、耳温。成年人正常体温范围见表 15-1。

表 15-1 成年人正常体温范围

部位	简称	正常范围
口腔温度	口温	36.3～37.2℃
肛门温度	肛温	36.5～37.7℃
腋窝温度	腋温	36.0～37.0℃
外耳道温度	耳温	35.8～38.0℃
额头温度	额温	35.8～37.8℃

（三）体温计种类

1.水银体温计

最常见的体温计是水银体温计,如口腔体温计、腋下体温计、肛门体温计(见图 15-1 和图 15-2)。水银体温计可使随体温升高的水银柱保持在原有位置,便于使用者随时观测。该类体温计的玻璃结构比较致密,水银的性能非常稳定,但体温计易破碎,存在水银污染的可能,且测量时间比较长,老年人使用不方便。

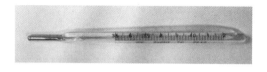

图 15-1　口腔体温计/腋下体温计

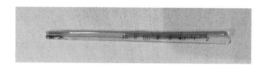

图 15-2　肛门体温计

2.电子式体温计

电子式体温计将体温以数字的形式显示,读数清晰,使用方便(见图 15-3)。其不足之处在于测量的准确度受电子元件及电池供电状况等因素的影响。目前有多种类型的电子式体温计可供选用。

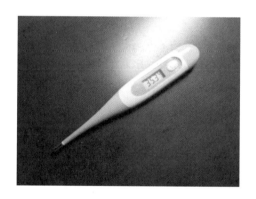

图 15-3　电子式体温计

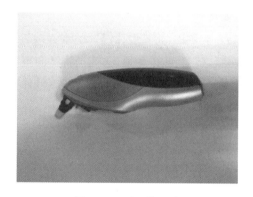

图 15-4　耳温体温计

3.耳温体温计

耳温体温计可以非接触测量人体温度(见图 15-4),即将探头对准外耳道,按下测量按钮,仅几秒就可得到测量数据,舒适又方便,非常适合老年人使用。但使用者在使用初期由于不太熟悉操作方式,可能得到几个不同的测量数据,一般来说实测最大值即所需数据。

4.多功能红外体温计

多功能红外体温计具有双功能模式,既可以测量耳温,也可以测量额温(见图 15-5)。多功能红外体温计适合在不同情况下使用,但在室温＞25℃及室温＜20℃时,体温计易受环境的影响,包括出汗、吹风、开空调等会对采集额部温度产生一定的影响。

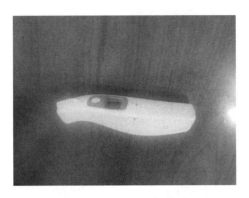

图 15-5　多功能红外体温计

(四)体温测量方法

1. 水银体温计测量体温

(1)测量前准备　洗手;准备体温盘、干净体温计、盛放污染体温计的容器、消毒纱布、污物桶、记录单、笔、洗手液;检查体温计水银柱是否在 35℃以下。评估老年人的个体状况及配合程度,向老年人及其家属解释测量的目的、方法、注意事项及配合要点。

(2)体温测量操作

1)口腔测温:将口腔体温计的水银端斜放在老年人舌下,嘱老年人闭上口唇,勿用牙咬,用鼻子呼吸,放置 3min 后取出,用消毒纱布擦净,读数后将体温计放入消毒容器中,记录体温值。

2)腋下测温:擦干腋窝汗液,将体温计的水银端放于腋窝顶部,用上臂半屈夹紧体温计,不能配合者应协助其夹紧上臂,10min 后取出,用消毒纱布擦净,然后读数并记录。此法不易发生交叉感染。

3)肛门测温:老年人取侧卧位,将肛门体温计的水银端用润滑剂润滑后,慢慢插入老年人肛门,深度为肛门体温计的 3～4cm,放置 3min 后取出,用消毒纱布擦净,然后读数并记录。

(3)水银体温计测量体温的注意事项

1)用水银体温计测量体温前后应清点体温计总数。手甩体温计时要用腕部力量,勿触及他物,以防撞碎体温计。切勿将体温计放入热水中清洗或放在沸水中煮,以防爆裂。

2)根据老年人病情选择合适的体温测量方法:①对于精神异常、昏迷、口鼻腔术后,以及呼吸困难、不能配合的老年人,不宜测量口腔温度;②对于消瘦而不能夹紧体温计或腋下出汗较多者,以及腋下有炎症、创伤或腋下术后的老年人,不宜测量腋下温度;③对于直肠或肛门术后、腹泻以及心肌梗死的老年人,不宜测量肛门温度。

3)若有运动、进食、饮水、洗澡、或雾化吸入、面颊冷或热敷等活动或操作,须隔 30min 测量口腔温度;腋窝局部冷或热敷后,须隔 30min 测量腋下温度;灌肠、坐浴后须隔 30min 测量肛门温度。

4)测量口腔温度时,如老年人不慎咬破体温计,应立即清除玻璃碎屑,以免损伤唇、舌、口腔、食管及胃肠道黏膜;口服牛奶或蛋清,以延缓水银的吸收;在病情允许的情况下,可服大量粗纤维食物,如韭菜等,以加快水银的排出。必要时,及时送医院就诊。

5)测量昏迷、危重症老年人及精神异常者的体温,应有专人看护,以免发生意外。

6)如发现体温与病情不符,应重新测量,必要时可同时测量口腔温度和肛门温度,以作对照。

(4)体温计消毒　使用后的体温计经消毒方可用于下一人测量,防止发生交叉感染。水银体温计消毒方法如下:将使用后的体温计放入盛有消毒液的容器中浸泡5min,取出后用清水冲洗,将体温计的水银柱甩至35℃以下,再放入另一消毒容器中浸泡30min,取出后用冷水冲洗,然后擦干放入清洁容器中备用。注意口腔体温计与肛门体温计要分别消毒和存放。

2.电子式体温计测量体温

(1)外耳道测温

1)正确放置耳温体温计的探头帽后,体温计自动开启,且发出蜂鸣声。

2)将探头轻柔地放入耳道,按下开始键,再放开。

3)一声长的蜂鸣声表示测量结束,显示屏上显示测量结果。

4)如需要进行下一次测量,则按弹出器将探头帽弹出,更换新探头帽后方可使用。

5)外耳道测温的注意事项:①耳道内不能有阻碍物或过多的耵聍;若老年人耳道有异常情况,如耳道内出血等,则切勿使用耳温体温计测量。②左耳和右耳测量得到的温度会有差异,应在同一侧耳内测量。③以下情况需等候20min,然后再进行测温:侧卧时压住的一侧耳朵、耳朵被盖住、耳朵暴露在过热或过冷的环境中、游泳或洗浴后、摘掉耳塞或助听器后等。④对于使用滴耳剂或耳道内放置其他药物的患者,应测量未接受治疗的耳朵。⑤耳温体温计的探头帽为一次性使用。⑥不要使用酒精之外的化学试剂清洁探头。

(2)额头测温　额头测温时,测量距离≤10cm,被测者不得戴帽或用物体遮挡额头。测量时应确保体温计指向前额正中并保持垂直方向。被测者来自室外,需要在测量环境中等待10min,与测量环境温度一致后再进行测量,以免影响测量结果。体温计从待测环境温度差异较大的地方取出时,应将该体温计放置在待测环境中至少20min方可使用。

(3)体温计消毒　电子式体温计消毒方法如下:仅消毒电子感应探头部分,并且根据探头材质选择不同的消毒方法,如浸泡、熏蒸等。

二、异常体温的照护

(一)体温过高

致热源作用于体温调节中枢,使得体温调节中枢的调节功能发生障碍,导致体温升高超过正常范围,称为发热。

1.发热程度分级

以口腔温度为标准,发热程度可分为:①低热(37.3～38.0℃);②中度热(38.1～39.0℃);③高热(39.1～41.0℃);④超高热(41.0℃以上)。

2.发热过程分期

(1)体温上升期 主要表现为乏力、畏寒、皮肤苍白、无汗等。出现寒战后,体温开始升高。体温升高有骤升和渐升两种方式。骤升指体温在几小时内迅速升高;渐升指体温逐日升高,然后达高峰。

(2)高热持续期 体温维持在高热状态,可表现为面色潮红、皮肤发热、口干舌燥、呼吸脉搏加快、头痛头昏、软弱无力等。

(3)退热期 表现为大量出汗、皮肤温度下降等。退热方式有骤退和渐退两种,骤退指体温急剧下降;渐退指体温逐渐下降。当体温下降时,老年人易出现血压下降、脉搏细速、四肢厥冷等虚脱症状,护理时要加强观察。

3.发热的照护

(1)降低体温 ①物理降温:利用传导方式达到散热的目的,可用冰袋、化学冷袋、冷毛巾等置于腋下、腹股沟等大动脉处降温;此外,也可采用温水擦浴、酒精擦浴等方式降温。②药物降温:通过药物作用于体温调节中枢或采取扩张血管、出汗等方式促进散热而降温。对于老年人,使用药物降温要注意其有无虚脱、休克等情况发生。实施降温措施30min后复测体温,观察降温效果。

(2)休息 发热时,机体消耗热量增加,体质虚弱,应当减少活动,协助老年人取舒适卧位休息,减少热量消耗,防止病情恶化。

(3)补充水、电解质及营养 呼吸加快及皮肤出汗可导致机体丢失大量体液,故鼓励老年人多饮水;少量多餐,给予高热量、高蛋白、维生素丰富、易消化的流质或半流质饮食。对于不能进食的老年人,可给予鼻饲流质饮食或静脉补充水、电解质及营养物质。

(4)观察病情变化 定时监测生命体征变化,体温≥39℃者每4h测量1次,体温降至正常后3天内,每天测量2次。观察老年人的出入量,注意尿量、饮水量等是否正常。观察头痛、全身乏力、恶心等发热伴随症状是否改善。

(5)心身护理 发热时,老年人会出现全身不适,产生焦虑、恐惧、紧张等情绪。故要多关心老年人的感受,耐心解答老年人的问题,满足其合理需求。保持老年人身体清洁,及时更换湿污的衣裤。

(二)体温过低

体温低于35℃,称为体温过低。体温过低见于机体长时间处于低温环境中者,或极度衰竭、重度营养不良者,或脑外伤、药物中毒、休克等急危重症患者。

1.临床表现

血压降低,心率及呼吸减慢,皮肤冰冷、苍白,颤抖,躁动不安,出现意识障碍甚至昏迷。

2.体温过低的照护

(1)保暖 室内温度维持在22~24℃。加盖棉被、衣物,用电热毯等取暖,饮热饮料。

(2)观察病情变化 定时监测生命体征变化,至少每小时测量1次体温,同时注意呼吸、脉搏、血压、意识等的变化。

(3)心理护理 陪伴老年人,关心其身体变化,满足老年人的合理需求。

第二节　脉搏评估及异常脉搏的照护

一、脉搏测量

(一)定义

随着心脏有规律的收缩和舒张,动脉内的压力发生周期性改变,可在浅表动脉上触摸到搏动,称之为动脉搏动,简称脉搏。

(二)正常脉搏

1.脉率

脉率指每分钟动脉搏动的次数,正常成年人在安静状态下的脉率为 60～100 次/min。脉率可以因性别不同或随着年龄、情绪、运动等的变化而发生改变。通常情况下,老年人的脉搏偏慢,同龄女性比男性快,情绪激动及运动后增快,休息和睡眠时较慢。

2.脉律

脉律指脉搏的节律。正常人的脉律是规则、均匀的,间隔时间相等。

(三)测量方法

1.操作前准备

(1)准备带有读秒功能的计时器、笔记本、笔、听诊器、消毒免洗手液等物品。

(2)评估老年人的年龄、病情、情绪是否稳定、配合程度,以及治疗情况等。

(3)选择合适的测量部位。选择浅表的大动脉,常用的有颈动脉、颞动脉、肱动脉、桡动脉、股动脉、腘动脉、胫骨后动脉、足动脉等,其中最常用的测量部位是桡动脉。

(4)向老年人及其家属解释测量的目的、方法及配合要点。若有剧烈运动、情绪激动等情况,应休息 20～30min 后再测量。

2.脉搏测量操作

以桡动脉为例,用示指、中指、无名指的指端轻按在桡动脉处,压力以能测到动脉搏动为宜。正常脉搏测量 30s,再乘以 2 即为 1min 的脉率。如为异常脉搏,应测量 1min;如为脉搏短绌,应两人同时测心率与脉率。

3.脉搏测量的注意事项

(1)脉搏细速难以触诊时,应使用听诊器测心率。

(2)测量偏瘫患者的脉搏,应选择健侧肢体。

(3)不可用拇指触诊脉搏,这是因为拇指小动脉的搏动较强,易与老年人的脉搏相混淆。

(4)脉搏测量时如发现异常,应及时向医生、护士报告。

二、异常脉搏的评估与照护

(一)脉率异常

1.脉搏增快

脉搏增快指脉率每分钟超过 100 次,称为速脉。速脉常见于发热、血容量不足、心功能不全、甲状腺功能亢进等患者。

2.脉搏减慢

脉搏减慢指脉率每分钟少于 60 次,称为缓脉。缓脉常见于颅内压增高、房室传导阻滞、甲状腺功能减退等患者。

(二)脉律异常

1.间歇脉

在正常、匀速的脉搏中出现一次提前而较弱的脉搏,其后有一个较正常的间歇,称为间歇脉。

2.脉搏短绌

在同一时间内脉率比心率少,称为脉搏短绌,简称绌脉。

3.强弱异常

有洪脉、细脉、交替脉、水冲脉、奇脉等。

(三)异常脉搏的照护

1.休息

指导老年人减少活动或增加卧床时间,必要时遵医嘱给予吸氧。

2.观察

密切观察脉搏频率、节律、强弱等变化;观察药物效果及不良反应;准备除颤仪、起搏器等抢救物品。

3.心理护理及健康宣教

指导老年人放松心情,消除焦虑,稳定情绪;饮食应清淡、易消化;禁烟禁酒;不要用力排便。

第三节　呼吸评估及异常呼吸的照护

一、呼吸测量

(一)定义

呼吸指机体在新陈代谢过程中,通过呼吸系统不断地从外界环境中摄取氧气,并排出机体产生的二氧化碳,从而完成机体与外界环境之间气体的交换。

(二)正常呼吸

正常成年人的呼吸频率为 16～20 次/min。呼吸可因性别不同或随着年龄、情绪、运动等的变化而发生改变。一般老年人的呼吸偏慢,同龄女性比男性稍快,情绪激动及运动后增快,休息和睡眠时较慢。

(三)测量方法

1.操作前准备

(1)准备带有读秒功能的计时器、笔记本、笔等物品。

(2)评估老年人的年龄、病情、情绪是否稳定、配合程度,以及治疗情况等。

(3)向老年人及其家属解释测量的目的、方法及配合要点。若有剧烈运动、情绪激动等情况,应休息 20～30min 后再测量。

(4)老年人取舒适、放松体位,保持自然呼吸状态。

2.呼吸测量操作

测量脉搏后,手仍保持测脉搏时的状态,眼睛观察老年人的胸部或腹部起伏,一次的起与伏为一次呼吸。正常呼吸测量 30s,再乘以 2 即为 1min 的呼吸频率;如为异常呼吸,应测量 1min。

3.呼吸测量的注意事项

(1)因呼吸可以用意识控制,故测量呼吸时不要提醒,测量过程中不使老年人察觉。

(2)对于呼吸微弱而不易察觉者,可以用少许棉花置于鼻孔前,观察棉花吹动次数,测量 1min。

二、异常呼吸的评估与照护

(一)频率异常

1.呼吸过快

呼吸过快也称气促,指每分钟呼吸次数超过 24 次,多见于发热、心肺疾病、甲状腺功能亢进等患者。一般体温每升高 1℃,呼吸频率增加 3～4 次/min。

2.呼吸过缓

呼吸过缓指每分钟呼吸次数少于 10 次,多见于各种因素引起的呼吸中枢抑制、镇静过度、颅脑疾病等患者。

(二)深浅度异常

1.深度呼吸

深度呼吸指深而规则的大呼吸,又称库斯莫尔呼吸(Kussmaul respiration),常见于糖尿病酮症酸中毒、尿毒症等患者,这些患者通过呼出二氧化碳来调节机体酸碱平衡。

2.浅速呼吸

浅速呼吸指浅表而快速的不规则呼吸,有时呈叹气样,常见于濒死患者。

(三)节律异常

1.潮式呼吸

潮式呼吸又称陈-施呼吸(Cheyne-Stokes respiration),指呼吸像潮水一样,由浅慢逐渐加深加快,然后又逐渐转为浅慢,经过呼吸暂停后,又开始重复新的呼吸周期。潮式呼吸多见于中枢神经系统疾病、药物性抑制等患者。

2.间停呼吸

间停呼吸又称比奥呼吸(Biot respiration),指在有规律的几次呼吸之后,突然呼吸停止,短时间后又突然开始呼吸,反复交替出现。间停呼吸多见于濒死患者。

(四)声音异常

1.蝉鸣样呼吸

蝉鸣样呼吸指吸气时有一种高调的蝉鸣样声音,常由声带附近有异物或气道狭窄,空气吸入困难引起。蝉鸣样呼吸多见于喉头异物、喉头水肿、喉头痉挛等患者。

2.鼾声呼吸

鼾声呼吸指呼吸时发出粗大的声响,常由气管或支气管内有较多分泌物积聚阻塞引起。鼾声呼吸多见于昏迷患者。

(五)呼吸困难

呼吸困难指主观上感觉呼吸费力、透不过气、胸闷,可出现面色、口唇、指(趾)甲发绀、不能平卧、鼻翼煽动等情况。

1.吸气性呼吸困难

吸气性呼吸困难指吸气明显困难,吸气时间延长,会出现三凹征(锁骨上窝、胸骨上窝、肋间隙凹陷)。吸气性呼吸困难多见于喉头水肿、气道有异物等患者。

2.呼气性呼吸困难

呼气性呼吸困难指呼气费力,呼气时间延长。呼气性呼吸困难多见于哮喘患者。

3.混合性呼吸困难

混合性呼吸困难指吸气和呼气均感到费力,呼吸浅表、频率快。混合性呼吸困难多见于严重肺部感染、肺纤维化等患者。

(六)异常呼吸的照护

1.休息

休息可以减少机体热量及氧气消耗,必要时卧床休息。休息时可取半卧位、端坐卧位等。根据医嘱给予吸氧治疗。

2.观察

观察呼吸频率、节律、声音、形态的变化,有无胸闷、咳嗽、咳痰、发绀、呼吸困难等病情变化。

3.保持呼吸道通畅

对于肺部感染者,给予翻身拍背,鼓励患者尽可能咳出痰液,改善呼吸困难症状。

4.饮食护理

给予易消化、营养丰富的饮食,在不影响心功能的情况下,适当多补充水分,有助于稀释痰液,促进痰液排出。

5.心理护理

多关心患者,使其保持良好心态,稳定情绪,配合治疗。

6.健康教育

禁烟禁酒,养成良好的生活方式,适当锻炼。指导患者做缩唇呼吸、腹式呼吸。

第四节　血压评估及异常血压的照护

一、血压测量

(一)定义

血压是指血管内流动的血液对血管壁形成的侧压力。当心脏收缩时,推动血液进入动脉,此时动脉血管壁承受的压力称为收缩压;当心脏舒张时,扩张的动脉弹性回缩,此时动脉血管壁承受的压力称为舒张压。

(二)正常血压

正常成年人在安静状态下的血压为收缩压 90～139mmHg,舒张压 60～89mmHg,脉压 30～40mmHg。

日常使用的血压计有水银血压计和电子血压计。

(1)水银血压计　水银血压计又称汞柱式血压计,由水银玻璃管、标尺、加压球囊、袖带等组成(见图 15-6)。其原理是通过球囊向袖带气囊内加压,使该部位的动脉血流阻断,然后缓慢释放袖带气囊中的气体,当袖带气囊内的压力与心脏收缩产生的压力相同时,血液将流过袖带处血管,通过听诊器可听到伴随心脏跳动发出的血液流过的声音,此时水银柱液面所指的刻度即为收缩压;袖带继续放气至袖带内压力降至等于舒张压时,血液恢复到完全通畅,伴随心脏跳动发出的血液流过的声音变弱或消失,此时水银柱液面所指的刻度即为舒张压。水银血压计的优点是测得的数据较准确;缺点是对使用者要求高,水银易外溢、玻璃管易破裂等。为了减少汞污染,水银血压计将逐渐淘汰。

(2)电子血压计　电子血压计通过电子感应接收、自动充放气装置测得收缩压、舒张压、脉搏等(见图 15-7)。电子血压计的优点是操作方便,缺点是准确性可能较水银血压计差。

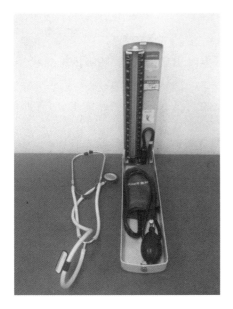

图 15-6　水银血压计

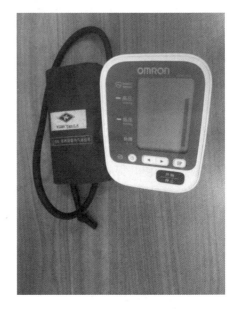

图 15-7　电子血压计

(三)水银血压计测量方法

1.操作前准备

(1)准备血压计、听诊器、笔记本、笔、消毒免洗手液等物品。

(2)评估老年人的年龄、病情、情绪是否稳定、配合程度,以及治疗情况等。

(3)向老年人及其家属解释测量的目的、方法及配合要点。若有剧烈运动、情绪激动等情况,应休息 20～30min 后再测量。

(4)老年人取舒适、放松卧位或坐位,保持自然呼吸状态。

2.血压测量操作

(1)将老年人的手臂肱动脉位置与心脏及血压计的"0"刻度保持在同一水平面。

(2)露出手臂,必要时脱下衣袖,避免衣袖过紧压迫血管,过厚影响肘关节伸直。

(3)打开血压计,稳妥放置,水银柱垂直,打开水银槽开关。

(4)用袖带平整地包裹上臂,袖带的下缘距肘弯 2.5cm 处,袖带卷扎的松紧度以能放入 1 指为宜。

(5)戴听诊器,触及肱动脉搏动,将听诊器音膜贴在肱动脉搏动处并稍加压固定,听诊器音膜不可塞入袖带中。

(6)关闭加压气囊开关,捏加压气囊给袖带气囊充气,至肱动脉搏动消失再升高 20～30mmHg。

(7)打开加压气囊开关,缓慢放气,以恒定的速率(2～6mmHg/s)下降水银柱,注意水银柱下降的刻度与听诊肱动脉的声音变化。在下降过程中,听到第一声肱动脉搏动音时水银柱凸面所指的刻度即为收缩压;随后搏动音逐渐增强,当袖带内的压力降到与心脏舒张压相同时,搏动音突然变弱或消失,此时水银柱凸面所指刻度即为舒张压。

(8)整理用物。将血压计袖带内气体放尽,关闭加压气囊开关,整理袖带放入盒内;血压计盒右侧倾斜45°,使水银全部流入槽内,关上水银槽开关,以防水银外溢;盖上盒盖。

(9)安置老年人,并做好记录。

3.血压测量的注意事项

(1)血压测量应在老年人平静状态下进行,遵循"四定原则"——定时间、定体位、定部位、定血压计。

(2)测量时动脉与心脏保持在同一水平面,卧位时平腋中线,坐位时平第4肋。

(3)充气勿过快过急,避免水银溢出及老年人不适。

(4)测量血压前,老年人应至少坐位安静休息5min,30min内禁止吸烟或饮咖啡,排空膀胱。

(5)首诊时要测量两上臂血压,之后通常测量较高读数一侧的上臂血压。

(6)对于疑似有体位性低血压的患者,应先测量平卧位血压,再测量坐位或直立位血压。

(7)两次测量至少间隔1min,若两次测量结果差别较大(5mmHg以上),应按照上述次序再次测量。

(8)对于偏瘫患者,选择健侧上臂测量。

(9)临床上血压单位常采用毫米汞柱(mmHg)。在我国,医学等专业学术出版物中需注明毫米汞柱与千帕斯卡(kPa)的换算关系:1mmHg≈0.133kPa。

(10)使用水银血压计测血压,在读取血压数值时,末位数值只能为0、2、4、6、8,不能出现1、3、5、7、9,并注意避免末位数偏差。

(四)电子血压计测量方法

1.操作前准备

同水银血压计。

2.血压测量操作

(1)测量血压前,露出手臂,必要时脱下衣袖,避免衣袖过紧压迫血管,过厚影响肘关节伸直。

(2)用袖带平整地缠绕于上臂中上部(不能缠在肘关节处),袖带的下缘距肘窝约2.5cm,袖带卷扎的松紧度以能够插入1指为宜。缠得过紧,测得的血压偏低,过松则偏高。袖带的胶管应放在肱动脉搏动点。

(3)测量血压时老年人要自然平静呼吸,不要说话。

(4)按电子血压计开关,测血压需一次完成,若未完成,应松开袖带,休息后再重新测量。

(5)读取电子血压计上的数值,如发现血压有异常,应等待一会重测。两次测量的间隔时间、测量的部位、测量的体位要保持一致。

3.血压测量的注意事项

相关注意事项同水银血压计。

二、异常血压的评估与照护

(一)高血压

高血压指体循环动脉压高于正常值。采用常规测量方法测量成年人肱动脉血压,当收缩压≥140mmHg 和（或）舒张压≥90mmHg 时，即为高血压。当收缩压和舒张压分属于不同级别时，以较高的分级为准；此外，单纯收缩期高血压也可按照收缩压水平分为 1、2、3 级。血压水平的定义和分级见表 15-2。

表 15-2　血压水平的定义和分级　　　　　　　　　　　　　　单位：mmHg

血压分级	收缩压		舒张压
正常血压	＜120	和	＜80
正常高值血压	120～139	和（或）	80～89
高血压	≥140	和（或）	≥90
1 级高血压（轻度）	140～159	和（或）	90～99
2 级高血压（中度）	160～179	和（或）	100～109
3 级高血压（重度）	≥180	和（或）	≥110
单纯收缩期高血压	≥140	和	＜90

（二）低血压

低血压指体循环动脉压低于正常值。采用常规测量方法测量成年人肱动脉血压，当血压低于 90/60mmHg 时，即为低血压。

（三）异常血压的照护

1.高血压的照护
（1）低盐饮食。
（2）控制体重。
（3）禁烟禁酒。
（4）坚持运动。
（5）调整心态。
2.低血压的照护
（1）合理饮食。
（2）坚持运动。
（3）缓慢改变体位，预防跌倒。

第五节　疼痛评估及照护

疼痛是指一种令人难受的感觉，常伴有情绪反应。疼痛也是人体重要的自我保护机制之一，提示可能有组织或器官损伤。1995 年，美国医疗机构评审联合委员会将疼痛列为继体温、脉搏、呼吸、血压之后的人体第五大生命体征。在五大生命体征中，唯独疼痛不能用客观数值来表示，仅仅通过对疼痛的描述来评估疼痛等级。

一、疼痛评估内容

1.疼痛病史。

2.疼痛部位、性质、程度及伴随症状等。

3.用药效果。

二、疼痛评估方法

常用的疼痛评估方法有数字评分法、面部表情评分法、文字描述评分法(见图 15-8)。

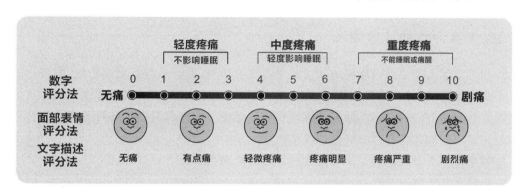

图 15-8　三种疼痛评估方法对照示意

(一)数字评分法

从无痛、轻微疼痛、疼痛明显、疼痛严重到剧痛,数字评分法将疼痛程度的等级分为 0 级至 10 级,用 0~10 共 11 个数字表示,0 表示无痛,10 代表剧痛,患者根据自身疼痛程度在这11 个数字中挑选一个数字代表疼痛的程度。这是最常用的一种疼痛评估方法。提示语:您感受的疼痛可以用哪个数字表示,范围为 0 到 10,从无痛到剧痛。

0 分,代表无疼痛。

1~3 分,代表轻微疼痛,睡眠不受影响,能忍受,是轻度疼痛。

4~6 分,代表疼痛明显并影响睡眠,尚能忍受,需要给予临床处置,是中度疼痛。

7~10 分,代表渐强烈的疼痛,严重影响睡眠,根本无法入睡,至疼痛剧烈或难忍,是重度疼痛。

(二)面部表情评分法

面部表情评分法是通过面部表情来标示疼痛的程度。如图 15-8 所示,从左到右 6 张面部表情图谱,最左边表示无疼痛,依次表示疼痛越来越重,直至最右边面部表情表示极度疼痛。提示语:请您指出能反映疼痛的面部表情图谱。此方法也可用于观察不能交流的老年人。

(三)文字描述评分法

无痛:我感觉良好,不痛。

有点痛:我感觉有一点疼,但还可以忍受。

轻微疼痛:我明显感觉到疼痛,有点受不住了。

疼痛明显:我感觉到很疼,饭也吃不下,晚上也睡不好。

疼痛严重:实在太疼了,动一下都疼,晚上疼得根本不能入睡。

剧烈痛:疼得不得了,完全不能忍受,我必须保持一个姿势来减轻疼痛。

提示语:请您用文字描述疼痛的感觉。

三、疼痛评估的注意事项

1.相信老年人的主诉。疼痛的评价缺乏客观的指标,主诉是最重要的依据,但要注意老年人心理状态对疼痛的影响,如需要明确老年人目前是否存在抑郁或焦虑以及其程度。询问是否有急、慢性疼痛的经历,以及乙醇或药物依赖史。癌性疼痛指疼痛较为剧烈或持续的时间较长。心理问题常会影响疼痛的评估结果。

2.教会老年人及其家属正确使用疼痛评估方法和工具。

3.根据老年人情况选择合适的疼痛评估工具。对于有轻度认知障碍的老年人,因其仍可有效地自我反映疼痛,故可选用数字评分法、文字描述评分法。而对于中、重度认知障碍或痴呆的老年人,因其不能准确自我反映真实的疼痛程度,故通常使用面部表情评分法。

4.不能依赖疼痛评估结果作为疼痛及其严重程度的唯一标准,要注意观察其他身体状况,如症状、体征。

四、疼痛的照护

1.准确、持续地评估老年人的疼痛。疼痛评估是控制和缓解疼痛的基础,要仔细、全面、持续地观察老年人的疼痛变化以及用药后疼痛改善情况,为正确治疗提供准确的依据。

2.帮助老年人控制和缓解疼痛。协助老年人采取合适的体位控制和缓解疼痛,保证充分休息,满足其生理需求。

3.协助进行正确的疼痛治疗。按医嘱正确使用镇痛药进行镇痛治疗,观察老年人疼痛变化及药物不良反应。

4.做好心理护理。同情、体谅、接纳老年人的疼痛情绪反应,与老年人建立良好关系。在病情允许的情况下,帮助、指导老年人转移注意力,做放松活动,如唱歌、游戏、交谈、玩纸牌、听音乐等,以及指导老年人做深呼吸、想象训练等。

(寿　棘)

第十六章 给 药

药物是各种化学及生物制剂的总称,在诊疗中起到预防、诊断和治疗疾病的作用。为了保障合理、安全给药,应掌握常用药物的基本使用知识和技能,帮助老年人正确用药,发挥药物作用,减少不良反应发生。

给药途径有舌下含服给药、口服给药、吸入给药、注射(皮内、皮下、肌内、静脉注射)给药、直肠给药、外用给药等,本章主要介绍口服给药、吸入给药、外用给药三种方法。

第一节 口服给药

口服给药指药物经口服后被胃肠道黏膜吸收,通过血液循环到达身体组织器官,达到治疗疾病的目的。口服给药是一种安全的用药方法,目前也是最常用的方法。

一、口服给药方法

在日常照护老年人时,用药前应先评估老年人的病情、意识状态、自理能力、配合程度,了解过敏史,尤其是药物过敏史等;仔细查对药物的名称、作用、给药方法、给药时间、给药剂量,注意药物质量和有效期,严禁服用变色、粘连、有异味或过期的药物。

用药前要向老年人介绍口服药物的名称、作用、方法,须按医嘱或药物说明书正确给药。取药前洗净双手;对于卧床需喂服的老年人,如病情允许,喂药前抬高床头;先饮一口温开水,再将药物放入口中,用不少于100ml的温开水送服,小心喂服,避免呛噎;待老年人完全服下,观察用药后无不良反应才能离开。

二、口服给药的注意事项

1. 失智老年人常常忘记服药或多服药,或怀疑药物是毒药,拒绝服药,故需要耐心说服。对于拒绝服药的失智老年人,可以将药物研碎拌在饭中,看着其食下,并让其张开嘴,查看是否咽下,防止其含在口中,在无人看管时将药吐掉。对于伴有抑郁、自杀倾向的老年痴呆患者,一定要妥善管理药物,放在其取不到或找不到的地方。

2. 要用温开水喂服,勿用茶水、咖啡、酒、可乐等喂服。

3. 若药片较大，老年人难以咽下，则可将药片碾成粉末，加少量水拌成糊状后服用。不可将药粉直接倒入老年人口中，以免发生吸入呛咳或药粉粘在食管内壁；切勿将各类缓释药片、肠溶片或缓释胶囊碾碎，以免发生不良反应。

4. 水溶性药物服用前要摇匀。取药时，将视线与量杯所需刻度平齐，倒药液至刻度处，以保证剂量准确。

5. 发现漏服药情况，应及时向医生、护士报告，由医生决定是否需要补服。切勿将漏服的药一次大剂量服用，以免发生药物过量或中毒，造成严重后果。

6. 铁制剂、酸类药物对牙齿有腐蚀和染色作用，可用吸管吸取药液，服药后漱口，避免药物与牙齿接触。

7. 磺胺类药物服用后应多饮水，防止尿中出现磺胺结晶；发汗的药物服用后多饮水，促进排汗，补充丢失的体液。

第二节　吸入给药

吸入给药指通过特殊的装置，使药液呈气雾状喷出，经人的口、鼻吸入后，进入支气管及肺泡，达到治疗疾病的目的。常用的吸入给药法有气雾剂吸入、氧气雾化吸入、超声波雾化吸入。

一、吸入给药方法

(一)气雾剂吸入

气雾剂吸入指通过口和鼻吸入气雾剂来治疗疾病的一种方法。该方法有快速起效与定位作用，尤其在呼吸道给药方面具有其他给药方式不能替代的优势。气雾剂吸入用于治疗咽喉炎、鼻炎、局麻镇痛、抗心绞痛、解热镇痛、支气管哮喘、慢性阻塞性肺疾病(chronic obstructive pulmonary disease,COPD)等。以治疗支气管哮喘的气雾剂为例，具体方法如下：

(1)向老年人做好解释，取得其配合，协助取合适体位并漱口。

(2)帮助老年人掀开盖子，摇匀药液。

(3)指导老年人深呼气至不能再呼时张开口。

(4)将气雾吸入器喷嘴置入老年人口中，双唇包住咬口，以慢而深的方式经口吸气，同时手指按压喷药。

(5)吸气末屏气10s，使雾粒沉降在气道远端，然后再缓慢呼气。

(6)休息3min，然后再重复操作一次。

(7)治疗结束后用清水漱口。

(二)氧气雾化吸入

氧气雾化吸入指利用高速氧气气流冲击，使药液呈雾状，随吸气进入呼吸道，达到消炎、解除支气管痉挛、缓解咳嗽、帮助祛痰等治疗目的,临床上常用于支气管炎、支气管哮喘、支气管扩张、肺炎、肺结核、肺脓肿等疾病的治疗。氧气雾化吸入的具体方法如下:

(1)取一次性氧气雾化器,将药液注入雾化器的存药槽中。

(2)向老年人做好解释,取得其配合,协助取合适体位并漱口。

(3)将雾化吸入器的进气口端与氧气阀的出口端相连接,调节氧流量至 6～10L/min,使药液呈雾状喷出。

(4)协助老年人手持雾化器,如为口含式雾化器,将喷气口放入老年人口中,闭合口唇,手指按住出气口吸气,呼气时手指移开出气口,如此反复进行;如为面罩式雾化器,将面罩罩住老年人口鼻,嘱老年人深长吸气,直至药液雾化完毕。

(5)关闭氧气开关,协助老年人漱口,擦干面部。

(6)整理用物,一次性氧气雾化器按一次性医疗用物处理。

(三)超声波雾化吸入

超声波雾化吸入指利用超声波的声能,将药液变成微粒极细的气雾,随着吸气进入呼吸道到达肺泡,达到治疗疾病的目的。超声波雾化器喷出的雾量大小可以调节,雾滴小而均匀(直径在 $5\mu m$ 以下),药液随着深而慢的吸气可被吸收到终末支气管及肺泡,药效发挥充分;药雾温度接近体温,老年人吸入的气雾宜温暖而舒适。超声波雾化吸入的具体方法如下:

(1)连接并检查超声波雾化吸入器,在水槽中加冷开水,按医嘱在雾化罐内放入药液。

(2)向老年人做好解释,取得其配合,协助取合适体位并漱口。

(3)接通电源,先开电源开关预热 3～5min(冬季 8～10min),再开雾化开关,此时药液呈雾状喷出。根据需要调节雾量大小和雾化时间(一般为 15～20min)。

(4)将口含嘴放入老年人口中,或将面罩置于老年人口鼻处;指导老年人用口吸气,用鼻呼气。

(5)治疗结束后取下口含嘴或面罩,先关雾化开关,再关电源开关。协助老年人漱口,擦干面部。协助老年人取舒适体位。

(6)整理用物,排空水槽内的水并用细纱布擦干备用;将雾化罐、螺纹管、口含嘴或面罩浸泡于消毒液中 1h,然后洗净晾干,备用。

二、吸入给药的注意事项

1.吸入给药时要陪伴在旁,观察老年人有无不适反应。

2.吸入结束后,老年人如有痰液,应及时给予叩背,鼓励咳嗽,促进排痰。

3.超声波雾化吸入器水槽中切勿加温水或热水,以免损坏机器配件。

4.注意用氧安全,避免火源;氧气湿化瓶内勿盛水,以免液体进入雾化器内使药液稀释而影响疗效。

第三节　常用外用给药法

外用药是指应用于体表皮肤或黏膜的药物,是具有消炎杀菌、消肿镇痛、杀虫止痒、排脓生肌、排毒止血、保护创面等作用的药物。外用药物用法包括部位贴、涂、敷、洗、浸、浴、滴眼、滴鼻、灌耳等。一些刺激性较强的药物不宜应用于头面、五官、黏膜、会阴等部位。

外用药可分为溶液、粉剂、水粉剂、酊剂、乳霜剂、油膏、糊剂等剂型,这是为了使治疗性药物按不同的浓度溶合于其中,以发挥药物的最佳效能。不同的剂型适用于不同的皮损情况和不同的部位,应根据病情选用不同剂型的药物。此外,外用药的使用方法是否得当,对药物疗效也有着重要影响。

一、外用药分类与使用

(一)溶液

溶液指不同的治疗药物按不同剂量溶解于水中制成的外用药液。

(1)湿敷　多层纱布用药液浸湿,轻拧至不滴水,敷在病损皮肤上 20min 或更长时间,中间可以更换。湿敷时要注意保暖,以防感冒。常用的药物有 3% 硼酸水、0.1% 雷夫奴尔、0.1%～0.3% 乙酸溶液等。

(2)涂药　用毛刷或棉签蘸药液直接涂于皮损处进行治疗,常用于治疗手足癣、带状疱疹、皮肤感染、烧伤及烫伤等。冰醋酸溶液常用于治疗鳞屑、角化和水疱型手足癣、甲癣;龙胆紫溶液常用于治疗带状疱疹、单纯疱疹、皮肤念珠菌病、化脓性皮肤病、烧伤及烫伤;硫代硫酸钠溶液常用于治疗疥疮。

(二)粉剂

粉剂是由干燥粉末状药物均匀混合制成的,可吸收水分,保持皮肤干燥。用药方法:用粉擦或纱布将粉剂包起,在皮损处轻轻拍打,使药物均匀擦到皮肤上。此外,也可把粉剂撒到纱布上,再包在皮损处。粉剂多用于急性过敏性皮炎的早期及皮肤潮湿、多汗部位。常用于保持皮肤干燥的粉剂有氧化锌滑石粉、痱子粉、足粉等。

(三)水粉剂

水粉剂主要由水和适量的粉剂混合而成,又称震荡剂。用前需摇匀,可用毛刷或棉签蘸水粉剂涂于皮损处。水粉剂具有收敛、消炎、杀菌、保护和清洁作用,但不适用于有毛发的部位和结痂、脱屑及湿润的糜烂面上。常用的水粉剂有炉甘石洗剂,用于治疗急性皮炎、痱子、带状疱疹等;复方硫黄洗剂用于治疗痤疮、疥疮等。

(四)酊剂

酊剂指将原料药物用规定浓度的乙醇提取或溶解而制成的澄清液体制剂,具有杀菌、消毒、止痒及治疗作用。可用毛刷或棉签蘸酊剂涂于皮损处。常用的药物有:2％碘酊,含有碘、碘化钾、乙醇,用于皮肤表面消毒、杀菌;浓碘酊,含碘 10％～20％,用于治疗甲癣。

(五)乳霜剂

油和水在乳化剂的作用下形成乳剂和霜剂,再加入药物,即可制成皮肤外用药剂型。用药方法:将手洗净,蘸乳霜涂擦于患处,并轻轻按摩,使药物更易被吸收。对于湿疹、接触性皮炎、日光性皮炎、神经性皮炎等过敏性疾病,常用以下药物进行治疗:①含类固醇皮质激素的乳霜剂药物,如可的松霜、氢化可的松霜、醋酸氟轻松霜、氯氟舒松霜、复方醋酸地塞米松霜、倍他米松霜等。②含有抗生素类及抗病毒类的乳霜剂,如复方硫黄乳膏、克霉唑乳膏、阿昔洛韦霜。③含有某些药物的霜剂,如硅霜、维生素 E 乳、复方二氧化钛乳等。

(六)软(油)膏剂

以凡士林、羊毛脂、蜂蜡硅油、石蜡油等为基质,按适当比例加入药物,可制成多种软(油)膏剂。软(油)膏剂是一种半固体,既能吸水,又能释放药物,具有穿透皮肤的作用,能软化痂皮,润泽皮肤,消炎,止痒,促进肉芽组织生成。用药方法:用压舌板将药涂于患处,或将药摊在纱布上,再敷于患处。为了提高疗效,可以做密封包扎。软(油)膏剂适用于治疗慢性皮炎或溃疡。1％红霉素软膏常用于预防和治疗伤口感染;鱼肝油软膏用于治疗鱼鳞病及手足皲裂症等;硫黄软膏用于治疗疥疮、阴虱等。

(七)糊剂

糊剂是将凡士林、羊毛脂与氧化锌、滑石粉等药物混合制成的,粉剂占 25％～50％。其稠度较高,但黏着力不如软膏,具有吸收分泌物和保护创面等作用。糊剂适用于治疗脓痂性和鳞屑性皮肤病,以及亚急性和慢性炎症性皮炎、湿疹。有毛发的部位不宜使用。在寒冷季节,需加温糊剂使其变软,然后涂于患处,再用敷料或纱布包扎。

二、外用药使用的注意事项

1.要妥善保管外用药,防止老年人随意拿取或误拿,避免外用药误服事件的发生。

2.如误服外用药,应立即催吐,并送医院抢救。如误服碘酒类外用药,应迅速服用浓的米汤或面汤,淀粉与碘作用形成淀粉碘络合物;或食用牛奶、酸奶、豆浆、蛋清,或大量饮水等,以稀释进入体内的碘酊。

第四节　伤口换药

伤口指皮肤或黏膜组织的完整性受到破坏,或伴有局部组织的缺失。

一、伤口分类

1.按细菌污染状况分类

(1)清洁伤口是指没有被污染并且没有感染的伤口,如无污染的手术切口。

(2)污染伤口是指被污染,但没有感染的伤口,如撕裂伤、烧伤。

(3)感染性伤口是指有坏死组织伴有炎性分泌物,能培养出细菌的伤口。

2.按伤口损伤时间分类

(1)急性伤口是指突然发生或发生较短时间的伤口,如皮肤擦伤、刀割伤等。

(2)慢性伤口是指短时间内不能愈合或易复发的伤口,如压疮、皮肤或黏膜溃疡等。

二、换药

1.换药评估

(1)评估伤口形成原因及持续时间;曾接受治疗的情况;伤口局部情况,包括伤口部位、大小、形状、颜色、弹性,有无硬化、水肿,局部有无渗出、出血,有无气味等。

(2)评估全身情况,有无发热,以及营养、心理状况。

2.换药方法

(1)用物准备,如无菌盘、无菌钳、无菌纱布、无菌棉签、无菌生理盐水,碘伏、酒精等消毒液,手消液、无菌手套。根据创面情况及医嘱准备外用软膏。

(2)携用物至老年人床旁,做好解释,并取得其配合。

(3)清洗伤口。局部清洗的目的是去除伤口内的污物或腐败组织,减少伤口细菌及毒素的吸收,使伤口保持清洁,为伤口愈合创造清洁条件。方法:戴手套,在流动的无菌生理盐水下冲洗伤口。

(4)如伤口内有失活或坏死组织,应尽早实施清创术。清创技术可以分为外科清创、机械清创、自溶清创、酶学清创、驱虫清创等。清创技术一般由医生或专科护士实施,这里不做详细介绍。

(5)根据伤口情况给予外用药。对于一般浅伤口,外擦消毒液。对于伤口有轻微感染的,按医嘱使用抗生素软膏等,必要时给予无菌纱布包扎。

(6)整理用物。按规定处理医疗用物、废弃物,脱手套,洗手。

三、换药的注意事项

1.有多处伤口需要换药时,应先换清洁伤口,后换感染性伤口;清洁伤口换药时,应从伤口中间向外消毒;感染性伤口换药时,应从伤口外向中间消毒。

2.对于干洁的血痂,不要将血痂揭开。伤口结痂可以防止污染,无须特别处理,伤口痊愈后血痂会自动剥落。

3.换药过程中密切注意病情,发现异常情况,要及时报告医生、护士。

第五节　药物的相互作用

不同药物作用于人体,可以产生不同的药物效应。当多种药物联合应用时,药物效应往往十分复杂。药物之间相互作用可以增强或减弱药效,甚至发生不良反应。许多老年人患有多种疾病,多种药物同时使用的概率明显增加,加之老年人肝肾功能减退,药物代谢减慢,极易引发不良反应。因此,对于老年人,谨慎多种药物联用,要充分考虑药物间的相互作用。

两种以上药物所发生的相互作用更为复杂,这里只论述两种药物的相互作用。根据药物相互作用的发生原理,可分为药物效应动力学相互作用和药物代谢动力学相互作用两大类。

一、药物效应动力学相互作用

药物效应动力学相互作用指两种药物作用于同一效应器官或发生同一生物化学过程,相互作用所产生效应的变化,包括相加、协同或拮抗三种情况。

(一)相加

相加指两种性质相同或相近的药物一起使用,可产生效应之和。例如,氨基糖苷类药物阿米卡星与阿司匹林两者均有一定的耳毒性,单独使用,在一定的剂量内毒性不明显;两者联合应用,则耳毒性增强,易致耳鸣、听力下降。

(二)协同

协同指两种药物一起使用,产生的效应超过两者之和,又称增效。例如,磺胺类药物与增效剂甲氧苄氨嘧啶合用,可以增强磺胺类药物的药效。

(三)拮抗

拮抗指两种药物一起使用,所产生的效应小于单独使用一种药物。例如,氯丙嗪与肾上腺素联用,可使肾上腺素的升压作用翻转为降压作用,导致血压骤降,甚至危及生命。

二、药物代谢动力学相互作用

药物代谢动力学相互作用指药物的吸收、分布、代谢、排泄、清除速率等常受联合使用的其他药物的影响而发生改变,使体内的血药浓度增高或减低。这种相互作用可以是单向的,也可以是双向的。

(一)影响药物吸收的相互作用

口服药在消化道中的吸收受到各种因素的影响。

(1)加速或延缓药物排空　如莫沙必利等使胃肠道蠕动加速,使其他药物迅速进入肠道吸收。阿托品等可抑制胃肠道蠕动,使其他药物在胃内滞留,延迟进入肠道吸收。

(2)影响药物在吸收部位的停留 如地高辛口服主要经小肠上部吸收,若与加速胃肠道蠕动的西沙比利同服,药物迅速离开吸收部位,疗效降低;而与抑制胃肠道蠕动的阿托品同服,则吸收时间延长,疗效增强。

(3)消化液分泌及 pH 改变 如硝酸甘油需要充足的唾液来帮助崩解吸收,若遇阿托品等抗胆碱药,则唾液分泌减少,其药效就下降。

(二)影响药物与血浆蛋白结合的相互作用

许多药物在血浆中会与白蛋白结合成无活性的形式,致使药效下降。不同的药物分子与蛋白的结合能力不同,有时药物之间会竞争与白蛋白结合,结合能力低的药物在血浆中的浓度升高。如与蛋白结合能力强的水合氯醛、阿司匹林等和与蛋白结合能力低的口服降糖药或抗凝药联用,易导致意外发生。

(三)影响药物代谢的相互作用

许多药物在肝脏内代谢,其代谢速率受 P450 酶活性的影响。因此,该酶的活性变化可影响药物疗效。要重视多种药物合用情况:有些药物能抑制酶活性,如环丙沙星对酶有明显的抑制作用,可抑制茶碱代谢,使茶碱的血药浓度升高,导致发生不良反应,甚至死亡;苯巴比妥有增强酶活性的作用,与口服抗凝药联用,可使抗凝药的疗效减弱。

(四)影响药物排泄的相互作用

如果两种或多种药物都通过肾脏随尿液排出体外,那么这些药物可能存在排泄竞争,易排泄的药物占据排泄通道,而不易排泄的药物滞留体内的时间延长,有可能发生不良反应,或导致肾功能损伤。

(寿　棘)

第十七章　失能老年人照护常用专项技术

失能老年人的生理功能明显减退,共病状态成为普遍现象,意外伤害及急症发生的风险明显升高,常面临伤残甚至死亡的结局。照护失能老年人时,常用的专项技术有心肺复苏技术、气道异物梗阻急救技术、创伤救护技术、氧疗技术与吸痰技术、老年人常见意外伤害处理技术等。面对意外伤害或急症发作,如果照护者具备相应的急救能力,那么可以降低老年人的伤残率和死亡率,缓解个人痛苦,减轻家庭和社会负担。

第一节　心肺复苏技术

心肺复苏(cardiopulmonary resuscitation,CPR)指针对心跳和呼吸骤停所采取的抢救措施。心脏骤停一旦发生,如果得不到即刻及时的抢救复苏,4~6min后就会造成老年人的大脑及其他重要组织器官不可逆的损伤。因此,心脏骤停后的心肺复苏必须在现场立即实施。

一、心脏骤停

心脏骤停(cardiac arrest,CA)指由各种因素引起心脏突然停止搏动,导致有效泵血功能和有效循环突然中止,引起全身重要器官严重缺血、缺氧和代谢障碍,如不及时抢救,即可立刻失去生命。当发生心脏骤停时,老年人处于"临床死亡期",及时实施有效的心肺复苏措施,可大大提高老年人的存活率;反之,老年人可迅速死亡。因此,对于心脏骤停的老年人,抢救必须争分夺秒。

(一)病因

1.心源性心脏骤停

由心脏自身病变导致的循环、呼吸停止称为心源性心脏骤停,常见原因有冠状动脉病变、心肌病变、心力衰竭、瓣膜性心脏病、先天性心脏病、心脏电生理紊乱以及主动脉病变等。

2.非心源性心脏骤停

由心脏以外的疾病所引发的循环、呼吸停止称为非心源性心脏骤停,常见原因有呼吸系统疾病、中枢神经系统疾病、血容量快速且大量丢失、严重的酸碱平衡失调及电解质紊乱、药物中毒或过敏、电击、雷击、溺水等。

(二)临床表现

1. 症状与体征

(1)意识丧失或伴有短暂的抽搐。

(2)心音消失,大动脉搏动消失,血压未测到。

(3)瞳孔散大或固定。

(4)呼吸断续,呈叹息样或停止。

(5)面色苍白兼有发绀。

2. 心电图表现

(1)心室颤动(ventricular fibrillation,VF) 心室肌发生快速而极不规则、不协调的连续颤动。心电图表现为 QRS 波群消失,代之以不规则的、连续的室颤波,频率为 $200\sim400$ 次/min(见图 17-1)。心室颤动如能立刻给予电除颤,则复苏成功率较高。

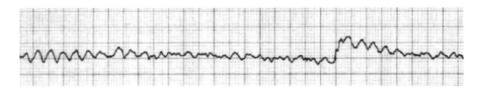

图 17-1 心室颤动心电图

(2)心室静止(ventricular standstill,VS) 心室肌完全丧失收缩活动,呈静止状态。心电图表现为呈一直线或偶见 P 波(见图 17-2)。

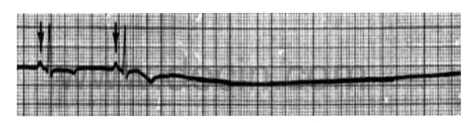

图 17-2 心室静止心电图

(3)心电机械分离 这种情况也就是缓慢而无效的心室自主节律,为无脉性电活动。心室肌可断续出现缓慢而极微弱的、不完整的收缩。心电图表现为间断出现宽而畸形的 QRS 波群,频率多为 $20\sim30$ 次/min(见图 17-3)。

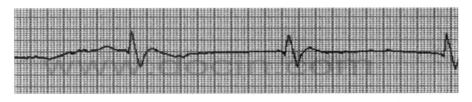

图 17-3 心电机械分离心电图

3.诊断

老年人意识突然丧失和大动脉搏动消失、无自主呼吸或无效呼吸是心脏骤停的诊断标准。一旦确诊,应立即实施初步急救和复苏。

二、心肺脑复苏

心肺脑复苏包括心复苏、肺复苏、脑复苏三个主要环节,由一期复苏(即基础生命支持)、二期复苏(即高级生命支持)和三期复苏(即复苏后的生命支持)三部分组成。

(一)基础生命支持

基础生命支持(basic life support,BLS)又称现场复苏,指通过徒手操作,保持心脏有一定的心排血量,将已氧合的血液供应给重要脏器。其目的是迅速恢复循环和呼吸,维持生命重要器官供血供氧,为进一步复苏争取有利时机。BLS 具体有以下三个步骤:循环支持(circulation,C)、开放气道或保持气道通畅(airway,A)、人工呼吸(breathing,B)。

现场心肺复苏的措施对任何一位老年人都有较大的"侵犯性",因此 BLS 实施前必须迅速判断老年人是否心跳、呼吸停止。

1.意识状态的判断

发现老年人倒地,评估环境安全,做好自身防护。首先观察老年人对刺激的反应,如轻拍老年人的肩部并大声呼叫老年人"你怎么了",如无反应,即可判断为意识丧失。

2.心脏停搏的判断

(1)方法　抢救者跪在老年人一侧,一手示指和中指并拢,指尖触及老年人颈动脉(相当于喉结向两侧旁开 1.5～2.0cm 的位置),触摸有无搏动(见图 17-4),无搏动即为心跳停止。此时应立即高声呼救,请求他人帮助,拨打急救电话,拿取除颤仪。

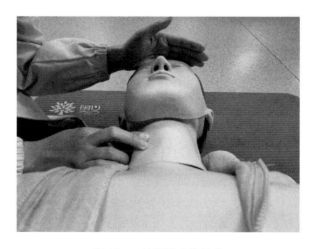

图 17-4　触摸颈动脉示意

（2）注意事项

1）触摸颈动脉不能用力过大,位于颈动脉的颈动脉窦受压会反射性地引起心脏停搏。

2）当不能确定动脉搏动是否停止时,评估时间不应超过10s,以免影响抢救。

3）不可同时触摸两侧颈动脉。

4）避免使用拇指触摸颈动脉。

5）非专业人员可不触摸颈动脉。

3.呼吸停止的判断

观察老年人胸部有无起伏,鼻翼有无煽动,时间不超过10s。若意识丧失,没有呼吸或仅有无效呼吸,应立即实施心肺复苏(采取基础生命支持措施)。

4.胸外按压

胸外按压是建立人工循环的主要方法。人工循环指采用人工的方法推动血液在血管内流动,使携有新鲜氧气的血液从肺部血管流向心脏,再灌注到全身重要脏器。

操作方法:使老年人仰卧于硬板床或平整的地面上(如老年人睡在软床上,可在背部垫一块硬板),头略后仰,解开上衣,充分暴露胸部。急救者可采用跪式或踏脚凳等不同体位,将一只手的掌根放在老年人胸部的中央,胸骨下半部或两乳头连线的中点为按压点。胸外按压部位见图17-5。将另一只手的掌根重叠于第一只手上,手指不接触胸壁。按压时双肘须伸直,上半身前倾,依靠上半身的重量,垂直向下用力按压。成年人按压频率为$100\sim120$次/min,按压深度为$5\sim6$cm,每次按压之后应让胸廓完全回弹。按压时间与放松时间相等,放松时掌根部不能离开胸壁。对于未建立人工气道的老年人,按压、通气的比例为$30:2$。如双人或多人施救,应每2min或5个周期换人,每个周期包括30次按压和2次人工呼吸。若更换按压者,则要在10s内完成转换。应持续、有效实施胸外按压,按压快速有力,尽量减少因通气而中断胸外按压,过多中断按压会使冠脉和脑血流中断,复苏成功率会明显降低。

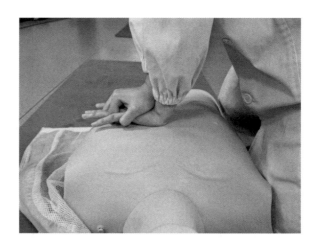

图17-5　胸外按压部位示意

5.开放气道

通常采用仰头抬颏法开放气道,提供人工呼吸。托下颌法仅在怀疑颈椎或颈部损伤时使用,因为此法可以减少颈部和脊椎移动。

操作方法:将一只手置于老年人的前额,然后用手掌小鱼际肌下压,使其头部后仰;用另一只手的示指和中指托起颏骨附近的下颌下方,使颏骨上抬并使颏尖与耳垂连线和地面呈90°。仰头抬颏法见图17-6,托下颌法见图17-7。注意在开放气道之前清除老年人口中的异物或呕吐物;如有活动义齿,应取出义齿。

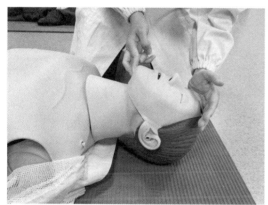
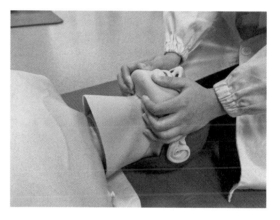

图17-6　仰头抬颏法示意　　　　　　　　　图17-7　托下颌法示意

6.人工呼吸

口对口人工呼吸是借助急救者吹气的力量,使气体被动吹入老年人的肺内,通过肺的间歇性膨胀,达到维持肺泡通气和氧合作用,从而减轻组织缺氧和二氧化碳潴留。实施人工呼吸前,正常吸气即可,无须深吸气。所有人工呼吸(无论是口对口、口对面罩、球囊-面罩或球囊对高级气道)均应持续吹气 1s 以上,保证有足够量的气体进入并使胸廓起伏。如第一次人工呼吸未能使胸廓起伏,则可再次用仰头抬颏法开放气道,实施第二次通气。过度通气(多次吹气或吹入气量过大)可能有害,应予以避免。

操作方法:开放气道后,急救者以拇指和示指捏紧老年人的鼻孔,用自己的双唇将老年人的口完全包住,然后平缓吹气 1s 以上,使胸廓扩张;吹气毕,急救者松开捏鼻孔的手,利用胸廓和肺组织的弹性回缩力使气体呼出,同时均匀吸气,以上步骤再重复一次。如老年人牙关紧闭,影响口对口人工呼吸,则可进行口对鼻通气。深呼吸一次并将嘴封住老年人的鼻子,抬高老年人的下颌并封住口唇,对老年人的鼻子深吹一口气,移开急救者的嘴并用手将老年人的嘴敞开,这样气体可以出来。按压 30 下吹气 2 口,在建立高级气道后,每 6s 进行一次通气,而不必在两次按压间才同步进行(即呼吸频率为 8~10 次/min)。在通气时,不需要停止胸外按压。口对口人工呼吸方法见图17-8。

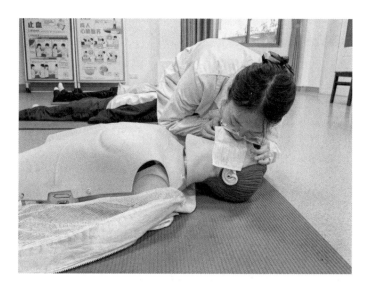

图 17-8 口对口人工呼吸示意

7.评估

每 5 个循环评估 1 次。

复苏有效的指征:意识转清,自主呼吸恢复,颈动脉搏动恢复,瞳孔由大变小,嘴唇转红润,肢端转暖。

(二)高级生命支持

1.电除颤

室颤是成年人心脏骤停常见的原因。对于室颤老年人,如果能在意识丧失的 3~5min 内立即实施心肺复苏,及时除颤,那么可以提高存活率。

2.给氧

早期以高浓度氧为宜,之后根据血气分析逐渐调整至氧浓度 40%~60%。

3.建立人工气道

实施气管插管或气管切开。

4.药物治疗

尽早开通静脉通路,遵医嘱给予肾上腺素、利多卡因、多巴胺等急救药物。

5.心电监测

使用心电监护仪密切监测心电活动。

(三)复苏后的生命支持

1.维持有效的循环和呼吸功能,预防再次发生心脏骤停。

2.维持水、电解质和酸碱平衡。

3.防治脑缺氧和脑水肿(脑复苏)、急性肾衰竭和继发感染等。

4.监测生命体征,密切观察病情变化,并做好心理护理,以减轻老年人的恐惧,使老年人更好地配合治疗。

第二节 气道异物梗阻急救技术

随着年龄的增长,老年人的吞咽功能逐渐退化,牙齿脱落,尤其是患有脑血管疾病的老年人易发生气道异物梗阻。气道异物梗阻可导致通气功能障碍,如不立即排出异物,严重者可迅速因窒息、缺氧而死亡。

一、气道异物梗阻好发人群

(一)进食、醉酒时因呕吐而误吸的人群

1.当老年人进食过快或者过多时,可能导致食物或液体进入气管。

2.乙醇可以抑制正常的吞咽反射,降低咽喉肌肉的协调性,增加老年人误吸的风险。

3.老年人醉酒时意识水平下降,增加呕吐时误吸的风险。

(二)吞咽功能差的老年人

1.机体逐渐衰退的老年人,此类老年人咀嚼功能差,会厌萎缩,进食过快或进食大块质硬、黏腻的食物,如鸡块、排骨、年糕、麻糍等,往往会导致气道异物梗阻。

2.脑血管疾病老年人。

3.精神异常的老年人,此类老年人进食时哭闹或者剧烈活动等,往往会导致气道异物梗阻。

二、气道异物梗阻的临床表现

识别气道异物梗阻是救治成功的关键。

(一)气道不完全梗阻

1.剧烈咳嗽。

2.呼吸困难。

3.吸气时发出尖锐的声音或者粗糙的呼吸音。

4.表情恐慌。

5.面色发绀。

(二)气道完全梗阻

1.不能咳嗽、说话或呼吸,或者发出高调的声音。

2.面色发绀或苍白。

3.单手或双手抓住喉咙部,呈"V"形手势(见图17-9)。

4.肢体抽搐,呼吸停止,随即意识丧失,继而心跳停止。

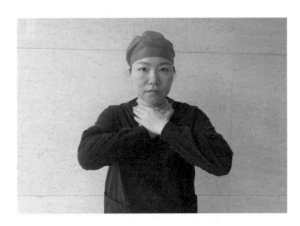

图 17-9 气道完全梗阻"V"形手势示意

三、气道异物梗阻的急救方法

(一)拍背法

老年人有气道异物梗阻症状或"V"形手势,但意识清醒,立即询问"你被噎住了吗",并按照以下步骤操作:

(1)站在一边稍靠近老年人身后。

(2)一手支撑老年人胸部,使老年人身体前倾,这样异物易从口中出来而不是顺着呼吸道下滑。

(3)用另一手掌根部在老年人两肩胛骨连线中间用力叩击5次(见图17-10)。

(4)每次拍背时检查有无解除气道异物梗阻,如果梗阻解除,那么不一定要做满5次。

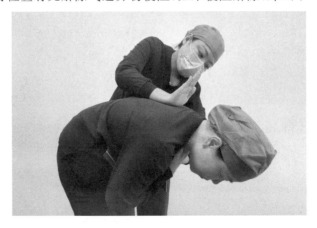

图 17-10 拍背法示意

(二)海姆立克手法

若背部拍击 5 次不能解除气道异物梗阻,则可改用腹部冲击方法,即海姆立克手法。该方法是通过冲击上腹部使膈肌瞬间抬高,肺内压力骤然增高,造成人工咳嗽,肺内气流将气道内异物冲击出来,从而解除气道梗阻。对于肥胖老年人,可以采用胸部冲击法解除气道梗阻。对于昏迷老年人,可以采用卧位腹部冲击法解除气道梗阻。海姆立克手法见图 17-11。

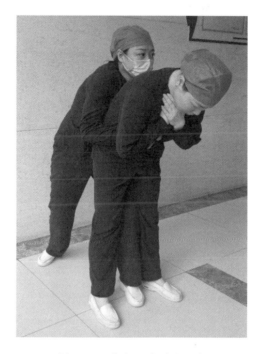

图 17-11 海姆立克手法示意

海姆立克手法操作步骤如下:

(1)站在老年人身后,一腿在前,插入老年人两腿之间呈弓步,另一腿在后伸直。

(2)双臂环抱老年人腰腹部,保持老年人前倾位。

(3)一手握拳,拳眼置于老年人肚脐和剑突之间的上腹部。

(4)另一手固定拳头,并突然、连续、快速、用力向内向上冲击腹部。

(5)重复上述动作 5~6 次,直至气道异物排出。

(6)检查口腔内有无异物,如发现异物,立即取出。如果梗阻没有解除,那么继续交替进行 5 次背部叩击。

(7)卧位的腹部冲击法适用于意识不清、窒息昏迷者,抢救者骑跨于老年人大腿两侧,将一手掌根部置于老年人肚脐与剑突之间(或脐上两横指)的正中部位,另一手重叠于第一只手上,突然、连续、快速、用力地向老年人上腹部的后上方冲击,连续冲击 5 次。腹部冲击法见图 17-12。

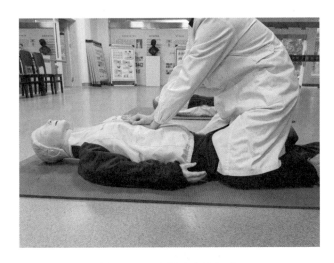

图 17-12　腹部冲击法示意

（8）卧位的胸部冲击法适用于意识不清、窒息昏迷且较为肥胖的老年人,抢救者骑跨于老年人大腿两侧(或跪在老年人身体一侧),一手掌根部放在老年人两乳头连线的中点,另一手重叠于第一只手上,双手十指交叉相扣,冲击方法与卧位的腹部冲击法相同。

（三）清理法

1.手指清理

避免盲目使用手指清理呼吸道。只有当异物可以被看见时,才能用手指钩法移除呼吸道内的坚硬异物,手需包上纱布或其他物品。手指清理呼吸道异物法见图 17-13。

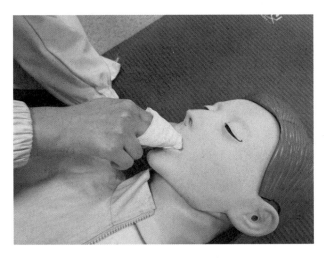

图 17-13　手指清理呼吸道异物法示意

2.机械吸引

使用粗连接管直接吸出口腔及呼吸道内的异物。

(四)心肺复苏

老年人发生心跳、呼吸骤停,应立即实施心肺复苏。

1. 支撑住老年人,将其小心地平放在地面上。

2. 立即呼叫救援。

3. 开始实施心肺复苏。

四、气道异物梗阻解除的表现

1. 看见并清除咽部异物。

2. 呼吸困难缓解,面色转红润。

3. 人工呼吸时有气流及胸廓抬起。

五、气道异物梗阻急救的注意事项

1. 尽快识别气道异物梗阻。

2. 实施腹部冲击时定位要准确,不要将手放在胸骨剑突上或肋缘下。

3. 腹部冲击要注意胃内容物反流导致误吸。

4. 切勿盲目用手指清除口腔异物。

5. 即使异物排出,仍需送医院进一步检查,明确有无异物残留以及并发症发生。

六、气道异物梗阻的预防

1. 进食时避免说话或大笑。

2. 缓慢咀嚼,慢吞细咽。

3. 应将豆类、糖果、药丸、药片放置在安全的地方,避免老年人误服。

4. 将食物切成小条,避免吞咽过量、过黏或体积过大的食物。

5. 老年人口含食物时不要走路或进行其他活动等。

第三节　创伤救护技术

创伤主要指机械性致伤因素(包括交通事故中的碾压、撞击,日常生活中的剪切、烧烫伤、电击、坠落、跌倒,以及挤压、枪击、爆炸等)造成的机体损伤,导致人体组织结构的损伤和功能障碍。随着年龄的增长,老年人反应迟钝,应急能力减弱,是各种损伤的高危人群,特别是失能老年人,创伤的发生率高、危害大。

创伤救护需要快速、正确、有效,以挽救生命,防止损伤加重,减轻痛苦。创伤救护主要包括现场急救、快速转运和院内救护三个部分。

一、创伤救护的原则

(一)现场救护顺序

先救命后治伤,先重伤后轻伤,先急后缓。帮助伤员脱离危险环境;判断意识、呼吸;呼救;必要时实施心肺复苏;保持呼吸道通畅;局部伤口处理;建立静脉通路,遵医嘱用药;安全、快速转运。

(二)现场处理要求

1.暴露伤口要迅速。
2.操作动作要轻柔。
3.处理的部位与方法要正确。
4.包扎效果要牢固,措施要切实、有效。

(三)现场处理原则

止血要彻底,包扎要正确,固定要牢固,搬运要安全。

二、创伤检查程序

1.依次按头、颈、胸、腹、背、四肢进行检查。
(1)检查头颈部有无破裂出血、骨折。
(2)检查气管是否居中。
(3)检查胸部轮廓是否正常,有无塌陷或反常呼吸,有无漏气、出血等。
(4)检查腹部有无淤血、包块,或板状腹。
(5)检查背部和髋部。
(6)检查下肢有无骨折、畸形、功能障碍,以及血运情况(上肢同)。
2.当无法测定血压时,可根据脉搏估计血压值(见表17-1)。

表 17-1　根据脉搏估计血压值

可触摸的脉搏	收缩压估计值
桡动脉	≥80mmHg
股动脉	≥70mmHg
颈动脉	≥60mmHg

3.对于昏迷者,进行意识评估。对于昏迷老年人,可采用格拉斯哥昏迷量表对其意识进行评估,理论得分为 5 分至 15 分,得分越低,昏迷程度越重。得分 15 分:正常;8 分以下:意识严重受损。格拉斯哥昏迷量表见表 17-2。

表 17-2　格拉斯哥昏迷量表

睁眼反应		语言反应		运动反应	
自动睁眼	4 分	回答正确	5 分	服从指令	6 分
呼唤睁眼	3 分	回答错误	4 分	刺痛定位	5 分
		回答混乱	3 分	刺痛躲避	4 分
刺痛睁眼	2 分	只能发音	2 分	刺痛屈曲	3 分
不睁眼	1 分	不能发音	1 分	刺痛过伸	2 分
				无反应	1 分

4.动态观察老年人情况。

（1）随时检查老年人的反应、气道、呼吸、循环。

（2）对于危重老年人，每 5min 检查 1 次。

（3）对于一般老年人，每 15min 检查 1 次。

三、止血

（一）出血类型及症状

1.按部位分类

（1）外出血　皮肤破损即可造成外出血。处理原则：直接压迫止血。

（2）内出血　创伤、坠落伤、击打伤、腹部锐器或钝器伤等均可造成内出血。如有创伤后局部压痛、瘀斑、体表压痕、腹部僵硬、血性呕吐物、尿血、便血、无明显原因的休克等，均需考虑内出血的可能。处理原则：抬高下肢（注意：颅内出血者禁止抬高下肢）。

2.按性质分类

（1）动脉出血　鲜红、喷射状、高危。

（2）静脉出血　暗红、涌出、可压迫止血。

（3）毛细血管出血　鲜红、少量渗出、危险性小。

3.止血操作

（1）直接压迫止血　抬高患肢，将清洁敷料盖于伤口，加压包扎止血。如有持续出血，应使用加厚加量的敷料，延长时间用力压迫，直至外科止血处理。如伤口处有骨折，应垫上厚敷料后包扎。

（2）间接压迫止血　有异物刺入时，不拔出异物，在伤口周围施压并用大量敷料于异物周围固定止血。

（3）止血带止血　慎用，须由经培训的专业人员操作，严格掌握适应证。只有四肢出血在直接压迫无效或无法直接压迫时采用止血带止血，并记录使用时间，密切观察肢体血运情况；定时开放止血带；止血后，应立即解除止血带。

四、包扎

(一)包扎目的

1. 止血。
2. 保护伤口,避免污染。
3. 减轻疼痛。
4. 有利于转运及进一步治疗。

(二)包扎方法

1. 对于皮肤浅表擦伤,用清水冲洗伤口,局部消毒,然后用创可贴或清洁织物包扎。夏天暴露伤口。
2. 对于工具致伤(刀割伤、撕裂伤等),禁止冲洗或涂洒药粉,等待外科处理。尖锐器械如钉子等刺伤,需要暴露伤口。
3. 根据部位及受伤情况选择环形包扎、螺旋形包扎、"8"字包扎、回返式包扎。
4. 踝关节扭伤的固定:休息、抬高患肢、冷敷、包扎固定。

五、骨折的判断及处理

(一)判断

有外伤史,局部出现疼痛、肿胀、畸形和功能障碍。

(二)处理

1. 制动。用板夹或健肢固定受伤部位,避免移动。
2. 固定前后均应检查肢体远端的感觉、运动、血运情况。
3. 关节骨折时,不改变体位进行固定。
4. 关节开放性骨折的伤口必须由外科医生处理,不得随意冲洗、复位或上药。

六、搬运

(一)搬运的选择

1. 需立即搬运的伤员

在交通事故人多不利于抢救、环境危险(如火灾现场)、有毒物质泄漏、坍塌等情况下,须立即搬运伤员。

2. 暂时不宜搬运的伤员

如果没有合适的搬运条件,如骨折伤员,尤其是脊柱骨折或损伤等伤员,不宜立即搬运。

（二）搬运方法

1.单人搬运

（1）抱持、背负。

（2）拖行。拖行适用于体重较重的伤员，一人可用床单或大毛巾包裹，然后拉住毛巾的一角将伤员拉走。

（3）爬行。在有浓烟的环境中应匍匐搬运伤员。

2.双人搬运

双人搬运适用于搬运有意识的头、胸、腹部重伤的人员。

3.脊柱骨折伤员的搬运

由1人固定伤员头颈部，另外2～3人在同侧，听从固定头颈部的急救者的指令，进行脊柱轴线翻身搬运，在支撑面上要衬托木板。禁用抱持、背负、拖行等方法搬运。

（三）搬运的注意事项

1.在搬运过程中，随时观察伤员的意识、呼吸、心跳等变化，做好急救准备。

2.保持伤员呼吸道通畅，预防窒息，将头偏向一侧。

3.对于出血性休克的伤员，应卧位搬运，头略低，保证大脑供血供氧。

4.预防脊柱骨折的伤员再次发生损伤，严格按照脊柱骨折的搬运方法搬运伤员，轴线翻身，并且使用硬质担架，避免颠簸。

5.对于需立即手术的伤员，禁止饮水、进食。

6.做好交接和监护。

七、特殊损伤的救护

（一）开放性气胸

伤员呼吸困难，胸部皮肤破损处有粉红色气泡冒出，气管偏向健侧。处理原则：稳定伤员情绪，置伤员坐位或半卧位，向伤侧倾斜；在伤口上覆盖清洁敷料，然后用大小合适的厚敷料覆盖在敷料上，再用胶布三面贴牢；保持伤员呼吸道通畅；紧急呼叫，请专业人员处理。

（二）连枷胸

伤员多处肋骨骨折，导致胸壁在呼吸时异常运动。处理原则：立即用宽绷带固定伤员胸壁，纠正反常呼吸运动，立即请专业人员急救。

（三）肠管脱出

伤员取仰卧位，在膝关节下垫软垫，弯曲膝部以减小腹压。不回纳脱出的肠管，避免发生感染。用保鲜膜覆盖肠管，再盖上大敷料，用毛巾或长形敷料做大小合适的固定圈固定，用相应大的容器罩在固定圈上,然后用宽条带将腹部包扎固定,最后用三角巾全腹包扎固定。包扎后用三角巾固定膝部。

(四)眼部外伤

眼部外伤包括机械或化学物品致伤或眼内异物。处理原则:立即就医,减少震动,保持情绪稳定,避免躁动;有内容物脱出时可用小杯子罩住,禁止加压包扎或擦拭、冲洗。

(五)断肢

对肢体残端进行处理,包扎伤口;将断肢装入清洁保鲜袋并密封;外包裹毛巾;再放入装有冰块的容器中(保持温度 2～3℃);注明包裹时间;立即送医院。禁止将断肢直接浸泡在水中。

八、院内救护

1. 评估病情,识别隐匿的、严重的创伤,休克或低氧血症等。
2. 保持呼吸道通畅,确保静脉通路开通。
3. 遵医嘱用药或实施各项救护措施,配合医生做好检查、手术的准备。
4. 监测病情,如生命体征、意识、尿量、皮肤黏膜、疼痛等。
5. 做好心理护理和人文关怀。

第四节　氧疗技术与吸痰技术

一、氧疗技术

氧疗指对各类缺氧的治疗。除消除缺氧的原因外,还需给予吸氧治疗。通过吸氧,使血浆中的溶解氧量增加,从而改善组织供氧。

(一)缺氧的分类

缺氧是指组织供氧不足或利用障碍,导致机体功能代谢甚至形态结构发生改变的一系列病理生理变化。

根据缺氧的原因和血氧浓度变化,一般将缺氧分为低张性缺氧、血液性缺氧、循环性缺氧和组织性缺氧。

(二)缺氧对机体的影响

缺氧对机体的影响取决于缺氧发生的程度、速度、持续时间,以及机体的代谢状态和代偿。

1.呼吸系统变化

表现为呼吸困难、咳嗽、咳血性泡沫痰、肺水肿等,甚至因中枢神经系统缺氧,呼吸中枢抑制而死亡。

2.循环系统变化

表现为肺血管收缩,导致肺循环阻力增加,引起肺动脉高压,慢性病程则导致右心室肥大;此外,还可引起代谢障碍和酸中毒,心肌变性、坏死,以及心律失常;严重而持续的脑缺氧会导致昏迷等。

3.血液系统变化

表现为红细胞和血红蛋白增加,氧合血红蛋白解离曲线右移,脱氧血红蛋白增加。当毛细血管内的脱氧血红蛋白浓度>50g/L时,老年人黏膜呈发绀现象。但在贫血或组织中毒性缺氧时,老年人黏膜不出现发绀现象。

4.血容量变化

在急性缺氧时,因血液浓缩,血容量减少;在慢性缺氧时,因红细胞生成增多,血容量增加。

5.组织细胞变化

组织细胞摄取和利用氧的能力增强,无氧酵解增加,肌红蛋白增加。

(三)常用氧疗方法

1.鼻塞和鼻导管吸氧法

该吸氧方法设备简单、使用方便。

(1)鼻塞法 鼻塞法有单塞法和双塞法两种。①单塞法:选用合适的型号塞于一侧鼻前庭内,并与鼻腔紧密接触(另一侧鼻孔开放),吸气时只进氧气,故吸氧浓度较稳定。②双塞法:将两个较细小的鼻塞同时置于双侧鼻孔,鼻塞周围尚留有空隙,老年人能同时呼吸空气,较舒适,但吸氧浓度不够稳定。

(2)鼻导管法 鼻导管法指将导管经一侧鼻孔插入鼻腔顶端软腭后部,吸氧浓度恒定,但时间一长老年人会有不适感,且易被分泌物堵塞。

鼻塞、鼻导管吸氧法一般只适合低流量供氧,若流量比较大,则流速和冲击力也很大,人往往无法耐受,同时易导致气道黏膜干燥。

2.面罩吸氧法

面罩吸氧法分为普通面罩、非重复吸入面罩和文丘里面罩吸氧。

(1)普通面罩吸氧 当以 $5\sim8L/min$ 的氧流量给氧时,吸入气氧浓度(fraction of inspiration O_2 ,FiO_2)分别为 $40\%(5L/min)$、$45\%\sim50\%(6L/min)$、$55\%\sim60\%(8L/min)$。该方法常用于低氧血症比较严重的Ⅰ型呼吸衰竭和急性呼吸窘迫综合征(acute respiratory distress syndrome,ARDS)老年人。

(2)非重复吸入面罩吸氧 该面罩带有储氧袋,吸入氧浓度最高,可达 90%。该方法常用于严重低氧血症、呼吸状态极不稳定的Ⅰ型呼吸衰竭和 ARDS 老年人。

（3）文丘里面罩吸氧　使用文丘里面罩时，氧气以喷射状进入面罩，而空气从面罩侧面开口处进入，如果氧流量增加，那么进入的空气量也相应增加，以保持吸入气中氧浓度不变。呼吸频率快、潮气量大的老年人可选用该面罩，能精确控制吸入氧浓度，尤其适用于 COPD 加重期老年人的氧疗。

面罩吸氧法的优点是老年人感觉较舒适，无黏膜刺激及干吹感觉；缺点是氧耗量较大，进食和排痰不便。

3. 机械通气给氧法

机械通气给氧法是利用呼吸机的供氧装置进行氧疗的，可根据病情需要调节供氧浓度（21%～100%）。

4. 呼吸湿化治疗仪给氧

呼吸湿化治疗仪可提供高流量氧气气流，克服吸气阻力，减少吸气做功，还可加温湿化。该方法适用于 COPD 老年人、拔管后轻度呼吸衰竭老年人或气道干燥的老年人。

5. 高压氧治疗

高压氧治疗指在高压环境下，吸入纯氧或高浓度氧，以治疗缺氧性疾病及相关疾病。该方法适用于治疗一氧化碳中毒、冠心病、心绞痛、心肌梗死、心源性休克、脑血栓形成、脑栓塞、脑萎缩、视网膜动脉阻塞、突发性聋等。

6. 家庭氧疗

家庭氧疗是影响 COPD 老年人预后的主要因素之一。

（1）老年人长期家庭氧疗的指征

慢性呼吸衰竭稳定期，经戒烟、胸部物理疗法和药物治疗后处于稳定状态的 COPD 老年人，休息状态下存在动脉低氧血症，即在呼吸室内空气时，其动脉血氧分压（arterial partial pressure of oxygen，PaO_2）＜7.3kPa（55mmHg）或动脉血氧饱和度（arterial oxygen saturation，SaO_2）＜88%。睡眠性低氧血症，特别是伴有阻塞性睡眠呼吸暂停者，缺氧表现则更加明显，尤其是日间 PaO_2 为 8.0～8.7kPa（60～65mmHg）的老年人。PaO_2 为 7.3～8.7kPa（55～65mmHg）的 COPD 老年人，伴有以下情况之一，也应进行长期氧疗：①继发性红细胞增多症（血细胞比容＞0.55）；②有肺源性心脏病的临床表现；③肺动脉高压。

（2）长期家庭氧疗的目的

纠正低氧血症，且有利于提高老年人生存率，改善神经精神状态和生活质量；预防夜间低氧血症，改善睡眠质量，预防肺源性心脏病和右心衰竭的发生，以及减少医疗费用（包括住院次数和住院天数）。长期氧疗能延长 COPD 老年人的生存时间，降低病死率。

（3）长期家庭氧疗的方法

可开具氧疗处方，处方内容包括氧流量（或吸氧浓度）、用氧频率、每日吸氧时间、吸氧间期、疾病诊断等。每 24h 持续低浓度氧气吸入 15h 以上，使 $PaO_2 \geq 60mmHg$ 或 SaO_2 升至 90%。

（四）氧疗的副作用及预防措施

1. 氧中毒

氧中毒包括肺型氧中毒和脑型氧中毒。

（1）肺型氧中毒　发生在吸入氧之后,出现胸骨后疼痛、咳嗽、呼吸困难、肺活量减少、氧分压下降、肺部呈炎性病变、炎症细胞浸润、充血、水肿、出血和肺不张等。

（2）脑型氧中毒　吸氧的短时间内出现视觉障碍、听觉障碍、恶心、抽搐、晕厥等神经症状,严重者可昏迷或死亡。

预防措施:氧疗时应控制吸氧的浓度和时间,避免氧中毒的发生。避免进行长时间高浓度氧疗,经常进行血气分析,动态、密切观察氧疗的效果。

2.肺不张

吸入高浓度氧气后,一旦支气管阻塞,其所属肺泡内的氧气被肺循环血液迅速吸收,引起吸入性肺不张。主要症状有烦躁,呼吸、心率加快,血压升高,继而出现呼吸困难、发绀、昏迷。

预防措施:鼓励老年人做深呼吸,多咳嗽,经常改变卧位、姿势,防止分泌物阻塞。

3.呼吸道黏膜干燥

氧气是一种干燥的气体,吸入后可导致呼吸道黏膜干燥。主要症状有呼吸道分泌物黏稠,不易咳出,且纤毛运动受到影响。

预防措施:加强湿化和雾化吸入,氧气吸入前一定要先湿化再吸入,以减小刺激。

4.呼吸抑制

呼吸抑制常见于 II 型呼吸衰竭的老年人。由于动脉血二氧化碳分压（arterial carbon dioxide partial pressure,$PaCO_2$）长期处于高水平,使得呼吸中枢对二氧化碳的敏感性下降甚至丧失,呼吸的调节主要依靠缺氧对周围化学感受器的刺激来维持;吸入高浓度氧气,会解除缺氧对呼吸的刺激作用,造成呼吸中枢抑制加重,甚至导致呼吸停止。

预防措施:对于 II 型呼吸衰竭的老年人,应低浓度、低流量（1～2L/min）给氧,维持 PaO_2 在 8kPa（60mmHg）即可。

(五)氧疗的注意事项

1.密切观察氧疗效果,如呼吸困难减轻、呼吸频率减慢、发绀缓解、心率减慢、活动耐力增强,则表明氧疗有效;否则应查找原因,如装置是否通畅,老年人是否存在通气、换气障碍等,并及时处理。

2.高浓度供氧时间不宜过长,一般认为吸氧浓度＞60%,持续 24h 以上,可能发生氧中毒。

3.对于 COPD 急性加重的老年人,给予高浓度吸氧可能导致呼吸抑制而使病情恶化,一般给予低浓度持续吸氧。

4.氧疗时注意加温和湿化。维持呼吸道内温度 37℃、相对湿度 95%～100% 是保持黏液纤毛系统正常清除功能的必要条件,故吸入氧应通过湿化瓶和必要的加温装置,以防吸入干冷的氧气而刺激损伤呼吸道黏膜,致痰干结,影响纤毛的"清道夫"功能。

5.防止污染和导管堵塞。对鼻塞、输氧导管、湿化加温装置、呼吸机管道系统等定时进行更换和清洗消毒,以防发生交叉感染。吸氧导管、鼻塞应随时检查有无分泌物堵塞,如有堵塞,应及时更换。

6.注意安全,使用时应注意"四防",即防火、防震、防油、防热。在供氧周围严禁吸烟、点火;不得用力摇晃氧气瓶;也不得在氧气表及螺旋口上涂油,以免发生爆炸。

二、吸痰技术

吸痰是指经口、鼻腔及人工气道,将呼吸道的分泌物或异物吸出,以维持呼吸道通畅,预防吸入性肺炎、肺不张、窒息等并发症发生的一种方法。

(一)吸痰的目的

清除呼吸道分泌物,保持呼吸道通畅。

(二)吸痰的适应证

1.无力咳嗽、排痰而出现呼吸困难的体弱老年人。
2.窒息时的急救。

(三)吸痰途径的选择

1.经鼻吸痰
适用于无鼻部疾病、无舌后坠者。
2.经口吸痰
适用于无舌后坠、无牙关紧闭者。
3.口咽气道辅助吸痰
适用于舌后坠、有鼻部疾病者。
4.经气管切开或气管插管处吸痰
适用于气管切开或气管插管者。

(四)吸痰的指征

1.气道内有可听见、看到的分泌物。
2.听诊可闻及肺部粗湿啰音。
3.考虑与气道分泌物相关的血氧饱和度下降和(或)血气分析指标恶化。
4.排除呼吸机管路抖动和积水后,呼吸机监测面板上流量和(或)压力波形仍呈锯齿状改变。
5.考虑与气道分泌物增多相关的机械通气时潮气量减小,或容积控制机械通气时吸气峰压增大。
6.考虑吸入上呼吸道分泌物或胃内容物等状况。
7.需留取痰液标本。

(五)吸痰方法

1.选择的吸痰管外径要小于老年人使用的气管插管内径的1/2,且质地柔韧,长度一般为40～50cm(见图17-14)。痰液收集器见图17-15。

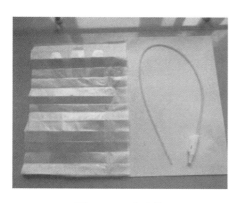

图 17-14　吸痰管

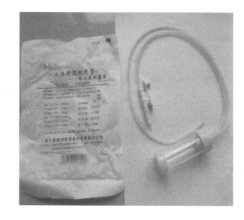

图 17-15　痰液收集器

2. 检查吸痰器性能,调节吸痰负压(成年人)为$-150\sim-100$mmHg($-0.020\sim-0.013$MPa)。

3. 用生理盐水试吸,确保管路畅通。在老年人吸气时缓缓插入吸痰管,经口插管深度为$14\sim16$cm,经鼻腔插管深度为$20\sim25$cm,从深部吸引,用拇指和示指将吸痰管左右旋转,向上提拉,直至吸净痰液。一次吸痰时间不得超过15s,连续吸痰不超过3次,两次吸痰的间隔时间为$3\sim5$min。每次吸痰后用生理盐水冲净吸痰管。

4. 对于有人工气道者,吸痰管经气管切开套管插入深度为$10\sim20$cm;经气管插管插入深度为$30\sim35$cm,原则上略超过气管插管长度,遇阻力向外退出1cm后吸引或插入吸痰管至老年人出现咳嗽反射即开始吸引。

5. 对于痰液黏稠者,在吸痰前可给予叩背或雾化吸入。

6. 吸痰器一般分为电动负压吸引器和中心负压吸引装置。电动负压吸引器见图17-16,中心负压吸引装置见图17-17。

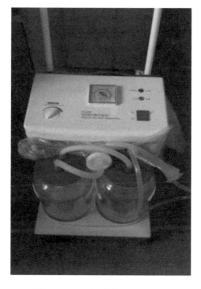

图 17-16　电动负压吸引器

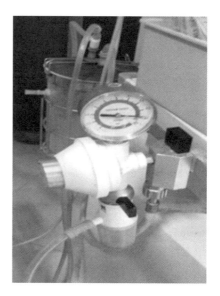

图 17-17　中心负压吸引装置

(六)吸痰过程中观察的内容

1.老年人的心率、血压。

2.呼吸音、血氧饱和度、呼吸频率、面色、口唇颜色。

3.痰液的性状,如颜色、黏稠度、量、气味。

4.咳嗽的特征,如有痰/无痰、有力/无力。

5.呼吸机参数。

6.发现异常暂停吸痰,并给予相应处理。

(七)吸痰的注意事项

1.吸痰前检查吸引器功能是否良好,连接是否紧密。

2.严格遵守无菌技术操作规程,吸痰动作轻柔、敏捷,不宜在同一部位吸引时间过长,以免损伤呼吸道黏膜。1根吸痰管只能使用1次。

3.吸痰前后2min给予高流量吸氧,每次吸痰时间不超过15s,连续吸痰不超过3次。如痰液较多,则需要再次吸痰,且应间隔3~5min,老年人耐受后再进行。

4.老年人可发生低氧血症,如发绀、呼吸加快、心率加快、血氧饱和度下降等,严重者可出现意识丧失、心率减慢、血压下降,甚至呼吸停止。应立即停止吸痰,并提高吸氧浓度。

5.老年人如在吸痰过程中发生各种快速型或缓慢型心律失常,应立即停止吸痰,并提高吸氧浓度。

6.吸痰管插入气道远端时不能带负压,以免过度抽吸肺内气体,导致肺萎缩。

7.持续吸痰时,连接管每24h更换1次;储痰瓶2/3满时及时倾倒、消毒、清洗、晾干后备用。

(八)吸痰的并发症

1.低氧血症,原因可能是吸痰管太粗、吸引负压高、吸痰时间过长、吸痰过频。

2.呼吸道黏膜损伤,原因可能是吸引负压过高、吸痰操作粗暴。

3.其他,如继发感染、支气管痉挛、心律失常、低血压等。

(九)心理护理

老年人面对吸痰往往会产生焦虑、恐惧等情绪,医护人员要向老年人及其家属耐心阐明操作目的,做好心理护理,取得其配合。吸痰操作要轻、稳、准、快,以减轻老年人痛苦。

第五节 老年人常见意外伤害处理技术

由于失能老年人丧失了生活自理能力,且脏器功能衰退、感觉减退等,易发生跌倒、坠床、噎食、压疮等。

一、跌倒/坠床

(一)定义

跌倒指直立时或平地行走时摔倒,不包括由意识丧失或癫痫等造成的摔倒。失能老年人的跌倒/坠床较为常见,5%~15%的跌倒/坠床会导致脑部损伤、软组织损伤、骨折和脱臼等伤害,严重的甚至导致死亡。

(二)跌倒/坠床的危险因素

跌倒/坠床的危险因素分为内在因素、外在因素和行为危险因素。内在因素主要包括年龄、跌倒史、下肢无力、运动感觉障碍、平衡能力不佳等。外在因素主要包括精神科用药、静脉留置、环境危险因素等。行为危险因素包括危险活动等。

(三)预防措施

1.应制定严密及多元化的跌倒/坠床预防方案,采取多因素综合干预措施,包括力量和平衡训练、医学观察、药物审查、合理营养、居家危险因素评估及改善等。

2.积极治疗原发病,合理用药,纠正知觉障碍,形成健康的生活行为和方式,正确、合理使用辅助器械,进行运动和平衡训练,改善居住环境,应用保护设施等。

3.重点防护高危老年人,对意识不清、烦躁、偏瘫、年老体弱、70岁以上、端坐位及半坐位等老年人要安置床挡,必要时加安全带;老年人的住所和床边要有防跌倒/坠床的醒目标志。

4.老年人衰老或疾病导致机体无力,身体移动取物品时易失去平衡,故应将老年人的常用物品放在方便拿取处,防止老年人取物时摔倒。

5.呼叫器应放在老年人手边,一旦出现异常,及时呼叫医护人员。

6.做好关键时段及薄弱时段的主动护理。清晨、傍晚、夜间是老年人坠床最危险的时段,护理人员应重点巡视,及时解决老年人的各种问题,以及回应老年人的呼叫。

7.其他安全检查,如房间内保持足够的照明;床有床栏,使用气垫床时充气不能太足,床脚轮要有良好的制动功能;卫生间内设有呼叫铃,浴室内安置防滑垫、扶手。

(四)处理措施

1.发现老年人跌倒或坠床,应立即进行现场评估,根据老年人情况采取相应的措施,将老年人安置到床上,并取合适体位。

2.监测老年人的生命体征,评估意识、瞳孔、神经系统的相应症状与体征,判断损伤程度。

3.报告医护人员,汇报坠床或跌倒受伤情况,根据医嘱给予相应处理。

4.将老年人坠床或跌倒经过、受伤情况与处理措施详细、及时记录在护理记录单上。

5.再次评估预防坠床或跌倒的措施是否到位,并耐心向老年人及其家属、陪护做好解释与安慰,避免发生纠纷。

6.立即向护士长及相关部门口头汇报,科室要对坠床或跌倒原因及防范措施进行讨论,24h内以书面形式上报护理部。

二、噎食

(一)定义

噎食指食物堵塞咽喉部或卡在食管第一狭窄处,甚至误入气管,引起呼吸窒息。噎食往往具有以下特征:①进食时突然不能说话,并出现窒息的痛苦表情;②老年人通常用手按住颈部或胸前,并用手指指向口腔;③如为部分呼吸道阻塞,可出现剧烈的咳嗽,咳嗽间歇有哮鸣音。阻塞气管的食物常见的有肉类、芋艿、地瓜、汤圆、包子、豆子、花生、瓜子、纽扣等。老年人易发生气管内食物阻塞,应引起高度重视。

(二)原因

1.老年人生理功能减退,易发生吞咽功能障碍。

2.意识不清的老年人易发生吞咽功能障碍。

3.绝大多数老年人患有牙病(如牙齿松动或缺失),咀嚼肌功能减弱导致咀嚼功能不良,食物不易嚼烂、吞咽。

4.约60%的老年人食管可能有明显异常,生气、情绪激动易引起食管痉挛,从而诱发噎食,甚至窒息。

5.患有脑血管疾病的老年人会厌软骨活动不灵敏,吞咽反应迟钝,易造成吞咽动作不协调而发生意外。

6.使用全部义齿会导致口腔感觉迟钝,食物咀嚼不充分。

7.糖尿病老年人饥饿感明显,进食速度快,抢食、偷食易引发噎食而导致窒息。

(三)预防措施

1.对于有噎食风险的老年人,给予易吞咽食物,禁食年糕、汤圆、鸡蛋等易噎食食物。妥善安排就餐时间,就餐时着重观察老年人的食量、食速及体位,暴饮暴食的要加以控制数量和速度,嘱小口进食。对于吞咽困难的老年人,应给予稀软的流质或半流质饮食,嘱缓慢进食,协助喂食时不可催促,禁食馒头、年糕、汤圆等长条、坚硬、糯性强的食物。有专人看护老年人进食,防止老年人把食物送给其他老年人,或接受其他老年人的食物。必要时给予鼻饲。

2.加强健康教育,如规律、均衡、适量、小口进食,细嚼慢咽;进食时要避免大笑、讲话、行走或跑步。发现面色异常或吞咽不适,要及时告知医护人员。告知老年人及其家属自救处理方法。

3.老年人发生噎食后,可产生紧张、焦虑、恐惧或拒食等反应。照护者要给予关心、支持、引导,帮助老年人放松心情,树立信心,指导合理饮食,保证营养。

(四)处理措施

1.当老年人发生噎食时,应立即进行现场急救。如情况紧急,应同时通知医生。

2.应视情况采取不同的急救措施:对于意识尚清醒的老年人,可取立位或坐位,抢救者站在老年人背后,双臂环抱老年人,一只手握拳,使拇指掌关节突出点顶住老年人剑突与肚脐连线的中点部位,另一只手的手掌压在拳头上,连续、快速向内向上冲击5~6次(注意不要损伤其肋骨),同时用力叩击两肩胛骨中点部位,鼓励老年人咳嗽,以便将异物咳出;如出现意识不清、心跳停止,就立即实施心肺复苏,遵医嘱给予抢救用药。严密观察老年人生命体征、意识、瞳孔等变化,常规做好各项治疗、护理。(具体操作方法见本章第二节　气道异物梗阻急救技术。)

3.如家属不在身边,应通知家属并做好安抚工作。

4.据实记录抢救过程。

（杨　健　张沛情　徐　难）

第十八章 重症失能老年人照护

随着年龄的增加,老年人的器官不断老化、衰退,功能不断减退,加之各种基础疾病,如衰弱综合征、脑卒中、阿尔茨海默病、关节炎等,致使疾病复杂化。老年人一旦病情危重化,易发生脏器功能衰竭,而且救治时间窗窄,投入大。而重症失能老年人往往预后较差,致残率和病死率高。重症失能老年人疾病进展快,更需要照护人员通过敏锐的观察、判断来降低合并症的发生率及病死率。护理诊断是对关于个人、家庭或社区现存的或潜在的健康问题以及生命过程的反应的一种临床护理判断,其是护理人员为达到预期结果选择照护措施的基础,主要由护理人员采用护理技术,采取照护措施加以解决。

第一节 呼吸系统重症老年人照护

一、咳嗽咳痰

咳嗽指各种异物刺激呼吸道,引起呼吸肌收缩,肺内压升高,肺内空气呈喷射性、阵发性从呼吸道呼出,以清除异物,通常伴有声音。如排出的异物是呼吸道分泌物,则称为咳痰。咳嗽咳痰是机体一种保护性反射活动,可以将异物及分泌物及时排出,避免发生缺氧及窒息。但咳嗽过于频繁、剧烈或持续时间过长,会导致老年人不适,引起胸痛、气闷、疲倦,甚至晕厥、气胸等严重后果。

(一)照护评估

1.评估咳嗽的发生时间、持续时间、诱因、频次、性质、声音、与体位的关系、伴随症状等。

2.评估咳出痰液的颜色、性质、量、气味,以及有无肉眼可见的异物等。

3.评估生命体征、意识状态。伴随发热提示感染可能;如咳痰时伴有突发意识不清,提示窒息可能,应立即通知医生紧急处理。

4.评估心理状态。评估老年人有无焦虑、抑郁情绪,以及咳嗽咳痰对其生活及睡眠的影响。

5.了解痰液检查结果,如痰培养结果、痰液细胞学检查结果等。

(二)护理问题

1.清理呼吸道无效

老年人不敢或不能咳嗽咳痰,痰液黏滞在呼吸道内未及时排出,使老年人感觉呼吸费力、胸闷。

2.舒适受损

频繁的咳嗽可使老年人感觉乏力,影响休息,严重时可导致缺氧,出现发绀、呼吸困难、意识障碍等。

(三)照护措施

1.密切观察老年人的病情变化,照护者协助护士做好咳嗽咳痰的观察记录。

2.营造安静、整洁、舒适的病房环境,保持温湿度适宜,每日定时开窗通风,注意保暖。确保老年人舒适,可取坐位或半坐卧位,促进排痰,保持呼吸道通畅。

3.给予高热量、高蛋白、低脂、维生素丰富的饮食。如病情允许,每日分次分量饮水,饮水量在1500ml以上,以稀释痰液,促进排痰。

4.协助老年人有效排痰,包括有效咳嗽、体位引流、气道湿化、翻身叩背、机械负压吸痰等。

(1)有效咳嗽　该方法适用于意识清醒、能配合的老年人。老年人取坐位或半坐卧位,先进行深而慢的腹式呼吸3~5次,缓慢呼气;再次深吸气后屏气3~5s,身体略前倾,腹肌收缩,用力深度咳嗽。咳嗽前,可先予以体位引流、叩背等,以促进痰液有效咳出。如胸部有伤口,则可以用双手将伤口两侧的皮肤向伤口处皱起,减小咳嗽时伤口皮肤的张力,避免伤口牵拉痛,防止伤口裂开。老年人咳嗽引起胸口疼痛,应及时向医护人员汇报,采取镇痛措施。

(2)体位引流　体位引流是利用重力作用,使呼吸道内的分泌物经支气管、气管流出体外。该方法适用于痰液量大又长期无法排出的老年人,如肺脓肿、支气管扩张等。遵医嘱并在护士的指导下进行。备好纸巾及接收痰液的容器。

方法:将病灶部位置于高位,支气管开口向下,有利于引流。根据老年人身体状况,体位引流每日1~3次,每次15~20min,进餐前完成。引流过程中观察老年人的反应,如有头晕、胸闷、乏力、出汗、面色苍白、呼吸困难等表现,应立即告知医护人员,停止引流。引流过程中鼓励老年人深呼吸、咳嗽,或给予叩背,以促进痰液排出。引流结束后,协助老年人取舒适卧位,清水漱口。

(3)气道湿化　该方法适用于痰液黏稠、不易咳出的老年人。气管插管或气管切开等机械通气时,因无上呼吸道的温湿化功能,需要使用加温呼吸湿化器湿化,使吸入气体的温度维持在32~36℃。气管切开非机械通气时,可采用持续或间歇气道湿化。

老年人卧床期间可采取持续气道湿化,使用微量泵、输液泵、输液装置加温湿化系统等,24h持续将湿化液注入气道内;或使用湿热交换器(heat and moisture exchanger,HME),但有明显血性痰液、痰液黏稠且痰多的老年人不宜使用。

老年人能下床时,可采取间歇气道湿化,使用注射器、滴瓶、雾化器、喷瓶等间断湿化装置,向老年人气道内间歇滴入或喷入湿化液。发生感染、痰液黏稠等情况,应遵医嘱使用黏液稀释剂、黏液促排剂等进行湿化。

(4)翻身叩背　该方法适用于咳嗽乏力、体质虚弱、长期卧床的老年人。老年人取侧卧位或坐位。叩击时,五指并拢微曲,呈空杯状,利用手腕的力量从肺底由下而上、由外向内,迅速而有节奏的叩击胸背部。每侧叩击 1～3min,每分钟叩击 120～180 次。手法正确时,叩击时发出空而深的叩击音。叩击时要避开乳房、心脏、骨骼隆起部位。叩击时注意老年人反应,以老年人未感到疼痛等不适为宜。建议在气道湿化后、吸痰前做翻身叩背,可促进排痰。

(5)机械负压吸引　机械负压吸引是利用负压装置,经口腔、鼻腔进入,将呼吸道内的分泌物吸出。该操作由医护人员完成,照护者协助做好操作配合工作。该方法适用于痰液黏稠或无力排出、意识障碍或建立人工气道的老年人。

5.按医嘱协助正确用药,观察疗效及不良反应。

6.协助护士留取痰液标本。

(四)健康教育

1.帮助老年人及其家属识别并消除诱因。

2.协助老年人及其家属养成正确的饮食与饮水习惯。

3.指导老年人及其家属有效的咳嗽咳痰方法。

4.指导正确的气道湿化方法。

二、咯血

咯血指喉部以下的呼吸器官出血并经咳嗽动作从口腔排出。咯血可分为痰中带血、小量咯血(每日咯血量＜100ml)、中等量咯血(每日咯血量 100～500ml)和大咯血(每日咯血量＞500ml 以上,或一次咯血量＞100ml)。痰中带血丝或小血块,多由黏膜或病灶毛细血管渗透性增高,血液渗出导致,多见于炎症或肿瘤;大咯血可由呼吸道内小动脉瘤破裂或肺静脉高压时支气管内静脉曲张破裂导致。

(一)照护评估

1.评估有无窒息可能,窒息是咯血直接导致死亡的主要因素。评估老年人的意识状况、面色、表情等。

2.评估咯血的量、颜色、性状,伴随症状、既往史、心理反应、治疗情况等。

3.评估生命体征。

4.评估心理状态,有无焦虑、抑郁情绪等。

5.了解血常规、出凝血时间、结核菌检验等检查检验结果。

(二)护理问题

1.窒息的危险

当发生大咯血时,血块未及时清除,阻塞支气管、气管,可能导致窒息。

2.休克的危险

当发生大咯血时,短期内大量失血,血容量严重不足导致休克。

(三)照护措施

1.当发生大咯血时,迅速将老年人头侧向一边,取患侧卧位;出血部位不明确的,可取头侧仰卧位。

2.及时清除口腔及鼻腔内的血液,嘱老年人不要屏气。

3.协助护士给氧、建立静脉通路。

4.观察老年人的生命体征、意识、面色等。

5.观察咯血的量、颜色、性状等。

6.在咯血过程中,如老年人突然出现表情紧张、惊恐、双手乱抓或指向喉部、呼吸急促、出冷汗,继而出现面色发绀、呼吸减弱,提示窒息,应立即通知医护人员,积极实施抢救。

7.咯血停止后,及时漱口,清洁口腔。

(四)健康教育

1.告知老年人及其家属发生咯血时的正确卧位及自我救护措施。

2.指导老年人合理、正确饮食,消除诱因,保持大便通畅。大咯血时禁食。

3.指导老年人咯血发生时不要屏气,也不要剧烈咳嗽,应及时、轻轻地咳出血块,避免发生窒息。

4.告知老年人养成良好的休息、活动及睡眠习惯,避免劳累,保持乐观情绪。

三、呼吸困难

呼吸困难指呼吸时感觉非常费力、空气不足感,并伴有呼吸频率、深浅度和节律等的改变。

(一)照护评估

1.评估老年人的发病史、既往史、起病急缓、诱因、伴随症状、用药情况、心理反应等。

2.评估老年人的意识、面色、表情、口唇及指端的颜色,观察呼吸频率、深浅度、节律、体位与呼吸关系、心率等。

(二)护理问题

1.气体交换受损

与呼吸道痉挛狭窄、肺功能不足导致的换气障碍有关。

2.活动耐力减低

与气体交换障碍导致的机体缺氧有关。

(三)照护措施

1.观察老年人呼吸功能的动态变化、呼吸困难的严重程度,及时向医护人员报告。

2.保持环境安静、清洁、舒适、温湿度适宜。

3.根据病情采取合适的体位,以舒适为宜。

4.保持呼吸道通畅,翻身叩背,协助做好雾化吸入、吸痰。

5.按医嘱给予合适的氧疗方式及氧浓度吸氧。

6.按医嘱配合使用喷雾剂、口服给药、静脉用药等,并观察用药后的治疗效果。

7.做好口腔护理,雾化用药及咳痰、吸痰后,及时漱口或清理口腔,使口腔清洁、舒适。

8.了解老年人的心理状态,及时给予安慰、关心。

(四)健康教育

1.告知老年人呼吸困难的常见诱因、过敏源等,指导其尽量消除。

2.指导老年人进行正确而有效的呼吸功能锻炼。

3.指导老年人合理、正确饮食,加强营养。

4.根据天气变化,提醒老年人及时增减衣服,避免受凉。

第二节 消化系统重症老年人照护

一、恶心与呕吐

恶心指引起呕吐冲动的胃内不适和胀满感,常为呕吐的前驱感觉,但也可单独出现。恶心的主要表现为上腹部的特殊不适感,常伴有面色苍白、头晕、流涎、脉搏缓慢、血压降低等迷走神经兴奋症状。呕吐指胃的反射性强力收缩,在膈肌和腹肌等协同作用下,迫使胃内容物通过胃、食管、口腔急速排出体外。恶心、呕吐可单独发生,但多数人先有恶心,继而发生呕吐。

(一)照护评估

1.评估老年人恶心与呕吐发生的原因、诱因、时间、频率,呕吐的特点及呕吐物的性质、量、气味,伴随症状等。

2.评估老年人的生命体征、意识、营养,有无脱水等全身情况。

(二)护理问题

1.有体液不足的风险

与呕吐导致失水有关。

2.活动耐力减低

与呕吐致失水、电解质丢失有关。

3.焦虑

与恶心、呕吐、不能进食有关。

(三)照护措施

1.当老年人出现恶心情况时,协助其取坐位或侧卧位,头侧向一边,以防误吸。

2.呕吐后及时给予清水漱口,更换污染的衣物、被褥,清除环境中的呕吐物。

3.观察老年人的生命体征、意识变化,准确测量记录每日入量、尿量,以及呕吐物的性状、量。如出现软弱无力、口渴、皮肤黏膜干燥和弹性降低、尿量减少、尿色加深等严重失水现象,应立即通知医护人员。

4.若病情允许,根据医嘱给予口服补液,应少量多次,避免出现胃部不适,引起恶心、呕吐。严重呕吐者应禁食。

5.呕吐后起身的动作应缓慢,避免发生直立性低血压。

6.耐心对待老年人,消除其紧张情绪,可用交谈、听广播、阅读等方法转移其注意力,减少呕吐的发生。

(四)健康教育

1.告知老年人及其家属恶心、呕吐发生的危险因素和紧急救护措施。

2.告知老年人避免发生头晕或体位性低血压的方法。

3.告知老年人及其家属呕吐后开始进食应选择清淡、易消化的食物,且少量多餐,逐渐增加进食量。

二、腹胀与腹痛

腹胀指当胃肠道内积聚过量的气体时,腹部胀大或胀满不适,通常伴有呕吐、腹泻、嗳气等相关症状。腹痛指腹内组织或器官受到某种强烈刺激或损伤而引起的疼痛感,可表现为隐痛、灼痛、胀痛、钝痛、刀割样痛、钻痛、绞痛等,可为持续性或阵发性疼痛。

(一)照护评估

1.评估腹胀、腹痛发生的原因、诱因,发生部位、性质和程度,持续时间、相关因素,有无缓解方法。评估腹胀、腹痛的伴随症状,如恶心、呕吐、腹泻、呕血、便血、发热等。

2.评估全身情况,包括生命体征、意识、表情、体位等,以及有关疾病的相应体征,如黄疸、休克等。

3.了解消化道内镜检查等检查结果。

(二)护理问题

1.疼痛
与腹部疾病有关。

2.焦虑
与腹部不适、疼痛,以及反复、不易缓解有关。

(三)照护措施

1.观察腹胀与腹痛的部位、性质、程度、发生原因、发作时间、持续时间,疼痛发作的频次,排便、排气情况,以及疾病相关的其他临床表现。

2.根据病情采取舒适的体位。对于腹胀者,给予腹部按摩、肛管排气、补充电解质等;对于腹痛者,按医嘱给予药物或非药物治疗,急性腹痛诊断不明的,不得随意使用镇静镇痛药,以免掩盖症状,延误诊疗。观察疗效,配合医护人员做好相关检查。

3.做好生活护理,随时关注和满足老年人的需求。当老年人烦躁不安时,应采取防护措施,防止意外发生。

4.关心、体贴老年人,有针对性地给予心理安抚,稳定其情绪,以提高老年人对疼痛不适的耐受性。

(四)健康教育

1.指导老年人减轻腹胀、腹痛的方法。
2.告知老年人腹胀、腹痛的诱因和预防措施。

三、腹泻

腹泻指排便次数多于日常习惯的频次,排出液状或不成形的大便。

(一)照护评估

1.评估腹泻发生的原因、诱因、发生时间、持续时间,粪便的性质、量、气味、颜色等。

2.当发生急性腹泻时,注意观察生命体征、意识、粪便量、皮肤弹性等。对于慢性腹泻的老年人,注意观察有无消瘦、贫血等情况。

(二)护理问题

1.腹泻的风险
与疾病有关。
2.体液不足的风险
与腹泻引起失水有关。

(三)照护措施

1.对于腹泻的老年人,给予卧床休息,注意腹部保暖,可用热水袋热敷腹部(需注意避免烫伤)。

2.鼓励老年人多饮水,给予清淡的流质或半流质饮食,避免进食刺激性、粗纤维食物。腹泻严重者暂禁食。

3.根据医嘱给予止泻药、口服补液盐等治疗,并观察用药后的疗效及不良反应。

4.做好皮肤护理,每次排便后清洗肛门,保持肛门周边皮肤清洁、干燥。

5.当腹泻严重时,严密监测病情变化,及时报告医护人员。

6.观察老年人的心理需求,鼓励其配合检查和治疗,稳定其情绪。

(四)健康教育

1.告知老年人注意饮食卫生,养成良好的卫生习惯,餐前便后洗手;不食用腐败和不新鲜的海产品或生食海鲜,尽量不食用隔天食物,隔餐食物要充分加热;禁烟禁酒,忌食辛辣食物,不暴饮暴食。注意保暖,避免受凉。

2.适当活动锻炼,提高自身免疫力。

四、呕血与黑便

呕血指血液由消化系统经口腔呕出。黑便指排出的大便呈黑色。呕血与黑便都是上消化道出血的临床症状。上消化道出血者常有黑便(出血量 50～100ml),但不一定有呕血。

(一)照护评估

1.评估呕血与黑便发生的原因、诱因、性状、量、颜色,以及伴随症状等。如呕血呈鲜红色或血块,提示出血量大且速度快,血液在胃内停留时间短;如呕血呈咖啡样,则提示血液在胃内停留时间长。当出血量大、肠蠕动快时,血液在肠道内停留时间短,呈紫红色稀便;如血液在肠道内停留时间长,则形成厚重的黑便。如大便隐血试验呈阳性,则提示出血量在 5～10ml;黑便提示出血量在 50～100ml;呕血提示出血量在 250～300ml;如出现头昏、心悸、乏力等症状,则提示出血量在 400～500ml;如出现循环衰竭或失血性休克症状,则提示出血量超过 1000ml。

2.评估生命体征、意识、面色、营养状况、周围循环状况,以及有无腹痛、腹胀等腹部体征等。

3.了解呕血与黑便的既往史、治疗情况等。

4.了解呕吐物及粪便的检查结果。

(二)护理问题

1.潜在并发症

如血容量不足,与消化道大量出血有关。

2.活动耐力减低

与呕血、便血导致周围循环不足有关。

3.恐惧

与感到消化道出血危及生命有关。

(三)照护措施

1.少量出血时可卧床休息,大量出血时绝对卧床休息。床头抬高 10°～15°,呕血时头偏向一侧。注意保暖,定时更换体位。

2.及时清理呕吐物、排泄物,呕吐后用清水漱口。对于排便次数多者,注意肛周皮肤清洁与保护。

3.观察呕血、便血的病情变化,及时报告医护人员。

4.配合医护人员做好各项抢救治疗工作。

5.及时留取呕吐物或排泄物送检,准确记录出入量。

6.根据病情,在医护人员的指导下,给予相应的饮食。对于出血量人者,应禁食。

7.观察老年人的心理变化,有无恐惧、紧张、悲观等心理反应,给予陪伴、倾听、解释、安抚,使其有安全感;及时清除血迹、污物,减少不良心理刺激。

8.消化道大出血的照护措施如下:

(1)立即报告医护人员,协助护士尽早为老年人建立静脉通路,必要时建立两条静脉通路。

(2)协助护士给予各种止血剂、新鲜血液或血浆代用品等。如老年人继续出血,出血量>1000ml,心率>120/min,血压<80/50mmHg,且意识不清、四肢厥冷,说明老年人出现失血性休克,应加快补液,但要注意心功能状态,预防心力衰竭。

(3)协助备好各种抢救用品,如三腔二囊管、负压吸引器。如为肝硬化食管静脉曲张破裂出血,应配合医护人员应用三腔二囊管压迫止血,同时协助护士准备洗胃。

(4)静脉使用垂体后叶素或生长抑素时,应遵医嘱严格控制滴速,防止滴速过快而引起心悸、胸闷、头晕等不良反应。

(5)遵医嘱进行冰盐水洗胃,盐水维持在 4℃,一次灌注 250ml,然后吸出,反复多次,直至吸出液清澈。对于采用冰盐水洗胃仍出血不止者,可胃内灌注去甲肾上腺素(100ml 冰盐水中加入 8mg 去甲肾上腺素),30min 后抽出,每小时一次。可根据出血改善情况逐渐减少频数,直至出血停止。

(6)严密观察病情变化。大出血期间给予心电、血压监测,协助护士每 15~30min 测量一次生命体征。

(7)注意观察呕吐物及粪便的性质、量、颜色,同时准确记录出入量。密切观察老年人意识、面色,以及口唇、指甲的颜色,警惕再次出血。

(8)保持呼吸道通畅,及时清理呼吸道分泌物。呕血时头偏向一侧,避免误吸。必要时遵医嘱给予吸氧。

(9)大出血期间应绝对卧床休息,取平卧位并将下肢略抬高,以保证脑部血供。保持室内安静、清洁、空气新鲜,及时更换被污染的被服。注意老年人保暖,避免受凉。

(10)大出血期间应严格禁食。出血停止后,可遵医嘱给予温度不高、易消化的流食,逐渐过渡到高糖、低蛋白、无刺激的少渣食物。注意口腔卫生,做好口腔护理。

(11)做好心理护理,大出血时陪伴老年人,使其有安全感。听取并解答老年人及其家属的疑问,以减轻他们的恐惧、焦虑情绪。

(四)健康教育

1.指导老年人注意日常饮食卫生,规律进食,避免过饥过饱;进食营养丰富、易消化的食物,避免食用过冷过热、产气多、粗糙、刺激性的食物;禁烟禁酒。

2.保持日常生活规律,劳逸结合,适当锻炼身体,避免过劳,保证充足的睡眠。

3.进行自我心理调适,保持乐观情绪,避免精神紧张、心理压力过大,以及生气。

4.指导老年人及其家属学习识别消化道出血的征象,如出现头晕、心悸、黑便或呕血,应立即卧床休息,减少活动,并及时到医院就诊。

第三节　循环系统重症老年人照护

一、心悸

心悸是指可以感觉到的心脏跳动的不适感或心慌感。在发生心悸时,心率可以加快也可以减缓,还可以发生心律失常;此外,心率和心律正常者也可以发生心悸。

(一)照护评估

1.评估老年人心悸发生的诱因、伴随症状,有无既往史,以及用药情况。

2.评估老年人的生命体征、意识等。

3.了解老年人的心理状况。

(二)护理问题

1.焦虑

与心悸发生有关。

2.潜在并发症

如心律失常。

(三)照护措施

1.立即予以卧床休息,取舒适卧位,并通知医护人员。

2.保持环境安静,减少不良刺激。

3.观察生命体征变化,测量心率及心律,配合医护人员做好心电图、心电监测等检查。

4.观察老年人心理变化,指导其做深呼吸、听收音机等放松治疗;陪伴老年人,增加其安全感。

5.协助实施各项治疗措施,并观察治疗效果。

(四)健康教育

1.指导老年人自我监测脉搏的方法,如发生心房颤动,则需同时测量心率和脉率。

2.指导老年人消除心悸的诱因。

3.指导老年人学习自我心理调适。

二、胸痛

胸痛是指由胸部及胸壁疾病引起的胸部阵发性或持续性的疼痛感。

(一)照护评估

1.评估老年人胸部疼痛的部位、性质、程度、发生时间及持续时间,疼痛的诱因、伴随症状、既往史等。根据疼痛评估量表评估疼痛程度。

2.评估老年人的生命体征、意识等。

3.评估老年人的心理状况。

(二)护理问题

1.舒适受损

与胸痛有关。

2.焦虑

与胸痛不能有效缓解有关。

(三)照护措施

1.卧床休息,根据疼痛部位协助老年人取舒适卧位。

2.保持环境舒适、安静,调整情绪,转移注意力,可减轻疼痛。

3.按医嘱给予治疗及镇痛镇静药物,并观察用药后的疗效,以及疼痛缓解情况。

4.合理饮食,避免发生便秘。

(四)健康教育

1.告知老年人胸痛的原因、诱因,以及避免或减轻疼痛的方法。

2.培养健康的生活习惯,保持良好的心理状态。

三、心源性晕厥

心源性晕厥是指心脏排血量骤减或中断,导致一过性的脑缺血缺氧,而出现短暂的意识丧失。

(一)照护评估

1.评估老年人晕厥发生的时间、持续时间、诱因,以及有无跌倒、抽搐等相关伴随症状。

2.评估老年人的生命体征、意识等。

3.了解老年人有无晕厥史,以及治疗情况。

4.了解相关检查检验结果。

（二）护理问题

有意外受伤的风险：与晕厥导致肌张力丧失有关。

（三）照护措施

1.给予卧床休息、吸氧、心电监测。如老年人发生抽搐，立即将头偏向一侧，打开气道，放入开口器，及时清除口、鼻腔内分泌物，松解衣裤。

2.保持病室安静、舒适，避免强光刺激。

3.观察老年人的生命体征及病情变化，及时报告医护人员。

4.遵医嘱用药，观察用药后的效果及不良反应。

5.当老年人发生抽搐时，勿强行按压肢体，可给予床栏保护。

（四）健康教育

1.保持日常生活规律，避免劳累、熬夜，以及剧烈运动，情绪紧张、激动等。

2.发生过晕厥的老年人应避免单独外出，防止意外发生。

3.确保老年人的生活环境中无障碍物，保持地面干燥、防滑。

4.告知老年人避免开展危险的活动，如登高、独自在河边散步等。

5.按时服药，切勿自行停药或减药。

6.告知老年人一旦出现头晕、黑矇等情况，应立即平卧，以防跌倒。

四、心源性呼吸困难

心源性呼吸困难指由心血管疾病引起的呼吸困难，常表现为以下三种形式。①劳力性呼吸困难：在体力活动时加剧，休息时缓解或消失。②夜间阵发性呼吸困难：在夜间入睡后，突因胸闷、气急而被迫坐起。轻者经数分钟至数十分钟后症状消失；有些伴有咳嗽、咳泡沫样痰，有些伴双肺哮鸣音，与支气管哮喘类似，又称心源性哮喘；重症者可咳粉红色泡沫样痰，发展为急性肺水肿。③端坐呼吸：在安静状态下，为了减轻呼吸困难被迫取端坐位或半卧位。端坐呼吸是一种强迫体位，又称强迫坐位。端坐呼吸提示肺淤血，是严重心力衰竭的表现。

（一）照护评估

1.评估老年人呼吸困难发生的急缓、时间、特点，能否平卧，夜间有无憋醒，哪种方法与体位能减轻呼吸困难，有无咳嗽、咳痰、乏力、出汗等伴随症状。如有咳痰，观察痰液的颜色、性状、量。

2.评估老年人的生命体征、意识、体位，以及皮肤黏膜有无发绀。评估呼吸频率、节律、深度。

3.评估老年人以往和现在的活动状态，以判断现在的活动能力。

4.评估老年人的心理状况，有无紧张、焦虑、悲观等心理。

(二)护理问题

1.气体交换受损

与肺淤血、肺水肿有关。

2.活动耐力减低

与呼吸困难导致机体缺氧及体能消耗有关。

(三)照护措施

1.当出现明显呼吸困难时,老年人应卧床休息。对于劳力性呼吸困难者,应减少活动量,以不感到呼吸费力为宜。对于夜间阵发性呼吸困难者,应给予抬高床头,取半卧位。对于端坐呼吸者,可使用软垫支撑身体受压处,取舒适的体位。

2.遵医嘱给予吸氧。

3.控制输液速度,20~30滴/min;控制输液总量,24h在1500ml内。

4.给予清淡、易消化、营养丰富的饮食,避免过饱,控制饮水量。

5.加强生活护理、饮食护理,并做好心理护理。

(四)健康教育

1.制订老年人循序渐进的活动计划,从床上活动、床边活动、室内活动、室外活动,到上、下楼梯,逐步递进。

2.指导老年人在力所能及的范围内尽可能生活自理。指导家属支持、理解老年人,避免老年人过度依赖。做好安全宣教,如使用床栏、扶手等。

第四节 神经系统重症老年人照护

一、头痛

头痛是指局限于头颅上半部,包括眉弓、耳轮上缘和枕外隆突连线以上部位的疼痛,是一种临床常见的症状。头痛的病因繁多,神经痛、颅内感染、颅内占位病变、脑血管疾病、颅外头面部疾病,以及全身疾病(如急性感染、中毒等)均可导致头痛。老年人头痛较常见。

(一)照护评估

1.评估老年人头痛的部位、性质、疼痛程度、持续时间、疼痛间歇时间。评估头痛的规律,与季节、天气、体位、饮食、情绪、睡眠、疲劳等的关系。评估头痛发生的急缓程度。

2.评估头痛的先兆及伴随症状,有无恶心、呕吐、面色苍白、复视、视物模糊、耳鸣、晕厥等。

3.评估既往史、发病史、用药史及家族史。

4.评估头痛对个人生活、社交的影响。了解老年人的心理状态,有无焦虑、抑郁等心理。

5.评估老年人的生命体征、意识、瞳孔、面色。

6.了解各项检查检验结果。

(二)护理问题

头痛:可能与颅内血管、神经、脑实质病变有关。

(三)照护措施

1.保持环境安静舒适、光线柔和。

2.保持情绪稳定,同情、理解老年人的痛苦,适当转移注意力,缓解焦虑、紧张等心理。

3.指导减轻头痛的方法,如深呼吸、放松训练、聆听音乐、生物反馈、引导式想象、理疗、按摩等。避免饮酒、做用力动作。

4.按医嘱规范、正确使用镇痛药,避免成瘾,并观察药物疗效。

(四)健康教育

1.告知老年人可能诱发或加重头痛的因素,如情绪紧张、睡眠障碍、饮酒、做用力动作、天气转冷等。

2.教会老年人减轻头痛的方法。

3.告知老年人及其家属正确使用镇痛药的重要性和方法。

二、急性意识障碍

意识障碍是指机体对自身和外界环境正常的感知与理解功能减弱或丧失的状态。临床上通过检查老年人的语言反应、疼痛反应、瞳孔对光反射、吞咽反射、角膜反射等来判断意识障碍的程度。

(一)照护评估

1.评估意识状态,判断意识障碍的程度。

(1)以觉醒度改变为主的意识障碍 ①嗜睡:是意识障碍的早期表现。老年人处于持续睡眠状态,刺激时可被唤醒,能勉强回答问题和配合检查,如不再刺激,则会再次进入熟睡。②昏睡:意识水平较嗜睡严重的意识障碍。老年人只有受到强烈刺激才能被唤醒,醒后表情茫然,只能含糊、不完整地回答问题,不能配合检查,对提问或指令不能做出适当反应,刺激停止后立即陷入深睡。③浅昏迷:老年人意识丧失,对外界的刺激无反应,对强烈的疼痛刺激可有回避或痛苦表情,但不能觉醒。吞咽反射、角膜反射、瞳孔对光反射、咳嗽反射存在,生命体征无明显变化。④中度昏迷:意识丧失,对外界的刺激无反应,对强烈刺激的反应、角膜反射、瞳孔对光反射等反射减弱,大小便潴留或失禁,生命体征发生变化。⑤深昏迷:对外界的刺激无反应,对强烈刺激无反应,瞳孔散大,各种反射消失,大小便失禁,生命体征发生明显变化,呼吸不规则,血压下降等。

（2）以意识内容改变为主的意识障碍 ①意识模糊：意识障碍的程度比嗜睡深，表现为情感反应淡漠、定向力障碍、活动减少、语言缺乏连贯性，对周围环境的理解和判断低于正常水平。②谵妄：较意识模糊更为严重的意识障碍类型，是兴奋性增高为主的意识模糊。伴有感知觉异常、定向力障碍、幻觉或错觉、睡眠觉醒周期紊乱，可有躁动不安，甚至攻击行为。

2.评估既往史，了解此次发病方式及过程。

3.评估全身情况，了解常规实验室检查及相关辅助检查结果。

（二）护理问题

有受伤的风险：与意识障碍有关。

（三）照护措施

1.急性期老年人应绝对卧床休息，取头侧卧位。保持环境安静、安全，对于谵妄、躁动不安的老年人，加床栏，给予适当约束，必要时使用镇静剂。

2.观察老年人的生命体征，有无呕吐等，准确记录 24h 出入水量。配合医护人员输液、吸氧、监护等抢救。

3.给予高热量、高蛋白、丰富维生素饮食，遵医嘱给予鼻饲流质，补充水分。可将牛奶、米汤、菜汤、肉汤和果汁搅拌成匀浆，调配成鼻饲食物，或遵医嘱给予鼻饲营养液。每次鼻饲量 200～350ml，每日 4～6 次。鼻饲后，应加强所用餐具的清洗、消毒。进食时至进食后 30min，抬高床头，防止食物反流。

4.开放气道，有活动性义齿应取下，及时清除口腔、鼻腔分泌物，如分泌物多，应通知护士使用吸引器机械吸痰，防止发生舌后坠、误吸、窒息。必要时配合医生行气管插管或气管切开术，切开应按气管切开术进行护理。

5.预防发生压力性损伤。睡气垫床，保持床单位整洁，定时翻身拍背，及时清理大小便，保持皮肤清洁。

6.预防发生烫伤。长期昏迷的老年人末梢循环差，当使用热水袋等取暖时，一定要注意温度不能过高，要求水温低于 50℃，以免发生烫伤。

7.防止发生便秘。长期卧床的老年人易发生便秘。为了防止便秘，可给予香蕉、蜂蜜和富含纤维素的食物，以及早晚按摩腹部。对于 3 天未排便者，应告知医护人员，遵医嘱使用缓泻药，必要时使用开塞露促进排便。

8.防止发生泌尿系统感染。老年人如能自行排尿，应及时更换尿湿的衣服、床单、被褥。如需要使用导尿管帮助老年人排尿，则在每次清理尿液时按照无菌技术操作规程进行操作。在帮助老年人翻身时，不得将尿袋抬至高于其卧位水平，以免尿液反流而造成泌尿系统感染。

9.预防发生结膜炎、角膜炎。对于眼睛不能闭合者，可涂用抗生素眼膏并加盖湿纱布，以防结膜炎、角膜炎的发生。

10.做好一般护理。每日早晚及每餐餐后用盐水清洁口腔，鼻饲者每日至少进行 2 次口腔护理；每周擦浴 1～2 次，每日清洗外阴 1 次、洗脚 1 次等。

(四)健康教育

1.指导家属如何预防受伤,做好保护性护理。

2.告知家属判断意识障碍的简单方法及有关的护理技巧。

(寿　棘)

第五节　预防深静脉血栓

深静脉血栓(deep venous thrombosis,DVT)是指深静脉腔内急性非化脓性炎症,并伴有继发性静脉腔内血栓形成的疾病。下肢深静脉血栓指血液在下肢深静脉腔内不正常凝结,阻塞静脉腔,导致静脉回流障碍。下肢深静脉血栓形成的临床表现有四大主症:下肢肿胀、疼痛、浅静脉扩张、患肢皮温升高;甚至还可能导致肺栓塞。长期卧床的老年人是下肢深静脉血栓形成的高发人群。

一、照护评估

1.重视老年人主诉,若老年人站立后有下肢沉重、胀痛感,应考虑到下肢深静脉血栓形成的可能。

2.观察患肢疼痛的发生时间、部位、程度,如老年人感觉肿痛感或胀痛加重,周径明显增大,则可能发生静脉血栓。

3.注意老年人双下肢有无色泽改变、水肿、浅静脉怒张,肌肉有无深压痛,皮肤有无发绀、潮红,皮温有无升高,如有发生静脉血栓,应及时就医。

4.观察患肢有无肿胀,最常见、最主要的临床表现是一侧下肢突然肿胀。患肢肿胀对诊断深静脉血栓具有较高的价值。观察患肢肿胀和浅静脉扩张的程度,远端动脉搏动情况,皮肤温度、色泽和感觉等。每日测量、比较、记录患肢不同平面周径。测量双腿围,测量的部位在髌骨上缘15cm和髌骨下缘10cm,并且双腿进行对比,了解是否肿胀,腿围是否变粗。双腿围的大腿围测量与小腿围测量如图18-1和图18-2所示。

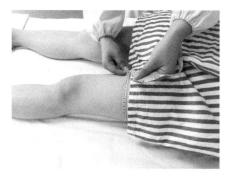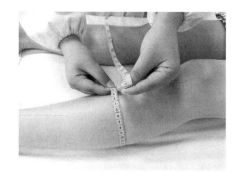

图 18-1　大腿围测量示意　　　　　　　　图 18-2　小腿围测量示意

二、照护措施

(一)急性下肢深静脉血栓形成的照护措施

1. 消除长期卧床者静脉血栓形成的因素,急性期嘱老年人绝对卧床休息 10～14 天,卧床期间要定时更换体位,每 1～2h 一次,抬高下肢 20°～30°,使患肢高于心脏水平 20～30cm,促进静脉回流并降低静脉压,减轻疼痛与水肿;尽量避免膝下垫枕、过度屈髋,影响静脉回流;鼓励老年人深呼吸、咳嗽和早期下床活动。

2. 尽量避免下肢深静脉输液、输血,以免深静脉炎的发生。

3. 积极配合抗凝、溶栓治疗。用药前要了解老年人有无出血性疾病,治疗期间要密切观察老年人生命体征的变化,预防出血。溶栓后老年人不宜过早下床活动。患肢不能过冷、过热,以免部分溶解的血栓脱落导致肺栓塞。适当服用活血化瘀中药或抗凝药物。术后老年人慎用止血药物。

4. 密切观察病情变化。密切观察生命体征,每日需测量比较腿围,观察患肢肿胀疼痛程度,皮肤颜色、温度、感觉,以及肢端动脉搏动情况。禁止按摩、挤压或热敷患肢;保持排便通畅。给予低脂、纤维素丰富、易消化的食物。避免做屏气、用力动作,以防血栓脱落。若老年人突然出现胸痛、呼吸困难、咳嗽、血压下降等异常情况,则提示可能发生肺栓塞,应立即嘱老年人平卧,避免做深呼吸、咳嗽、剧烈翻动,给予高浓度氧气吸入,同时报告医生,并配合抢救。

(二)卧床期间或术后恢复期的照护措施

照护者帮助指导、监督并检查老年人定时进行下肢肢体的主动活动或被动活动。在床上主动屈伸下肢做跖屈和背屈运动、内外翻运动、足踝"环转"运动,被动按摩比目鱼肌和腓肠肌;下肢使用强力静脉曲张袜,以防血液滞留于下肢。

(三)生活护理

1. 低脂饮食

宜清淡饮食,忌食辛辣刺激、肥腻之品;肥胖者积极参加体育锻炼,减轻体重。

2. 禁烟

烟中尼古丁可刺激血管收缩,影响静脉回流。

3. 保持排便通畅

多食纤维素丰富的食物,如芹菜、韭菜、香蕉,必要时用开塞露、麻仁软胶囊等。避免排便困难引起腹压增高,影响静脉回流。

4. 勿使用过紧衣物

不使用腰带、紧身内衣,避免血液淤滞。

(四)正确使用弹力袜或弹力绷带

老年人开始下床活动时,需穿医用弹力袜或使用弹力绷带,将外部压力作用于静脉管壁,增加血液流速和促进血液回流,维持最低限度的静脉压,有利于肢体肿胀消退。

(五)心理护理

照护者应针对老年人的不同心理问题进行疏导,纠正不恰当认知,根据老年人的不同文化程度及接受能力,采用不同的方法介绍疾病的发生、发展、治疗方法及转归。程序化护理可有效缓解老年人的抑郁、焦虑情绪。

（周　敏）

第十九章 临终关怀

临终关怀,又称安宁缓和疗护、善终服务、缓和照顾和姑息照顾等,指当老年人及其家属面临威胁生命的疾病或生命终末期时,采取适当的医疗和护理、预防及缓解措施,以改善其生命质量。全方位了解终末期老年人的身心状况,早期确认,完整评估,妥善处理疼痛及其他相关问题,让终末期老年人走得安宁,走得有尊严。临终关怀的对象包括垂危患者、生命末期的老年人以及他们的家属。

第一节 终末期老年人生理心理照护

一、终末期老年人的生理照护

老年人在临终过程中会出现不同程度的呼吸困难、恶心呕吐、疼痛、腹胀、便秘、腹泻、压疮等症状,此时医护人员应该满足其生理需求,缓解症状,减轻痛苦,维护终末期老年人的尊严。

(一)环境与休息

将终末期老年人安置在整洁、安静、便于医护处置的病房。有亲人陪伴,避免因单独隔离而增加老年人的孤单、悲伤或恐惧感。经常小心更换体位,给予柔软、轻薄的盖被及垫子,使其感到舒适。尽可能满足终末期老年人的需求,手脚冰冷者予以保暖,但勿使用电热毯,以防造成伤害。

(二)营养与饮食

根据终末期老年人的饮食习惯,尽量满足其最后的饮食要求,最大限度保证其营养需求。食物应多样化,给予半流质、流质饮食,温度适宜(前臂内侧偏热即可)。进食前禁止治疗操作,取合适体位;照护者仪表整洁,态度亲切热情,喂饭动作轻柔、速度适中且尊重老年人的习惯;要熟悉老年人的病情,了解饮食种类,鼓励进食,少量多餐,减轻恶心,或遵医嘱补充营养液。在病情允许的情况下,尽量鼓励老年人自己进食,有助于消化及良好情绪的培养。

（三）清洁卫生

每天清洁皮肤；定期更换床单，保持衣着清洁、无异味；保持室内空气清新；做好口腔护理；每日或便后及时清洗会阴部，保持皮肤清洁、干燥。

（四）排便照护

1. 对于尿潴留者，可以诱导排尿，如听流水声或用温水冲洗会阴部；也可热敷或按摩膀胱区，使肌肉放松，促进排尿；必要时给予安置导尿管。如膀胱无过度充盈且估计终末期老年人可能在一两天内去世，则可以暂不予导尿，但要密切观察。

2. 对于便秘者，取舒适的排便体位或协助下床。可以给予腹部环形按摩（升结肠—横结肠—降结肠），促进肠蠕动；也可遵医嘱使用缓泻剂或灌肠。对于顽固性便秘，必要时用吸痰管抽取石蜡油注入大便与肠壁之间，待一夜让其软化，再戴手套轻挖大便，配合环形按摩的手法，彻底挖出大便。

3. 对于腹泻者，要注意腹部保暖，卧床休息，鼓励多饮水，给予少渣饮食；腹泻严重者应禁食。每次便后及时清洁会阴部并在肛周涂油，保护皮肤；遵医嘱使用止泻剂、抗感染药物。留取标本送检，疑为传染病的，要做好肠道隔离。

4. 对于大小便失禁者，要给予充分的尊重、理解，经常开窗通风，去除异味，并做好皮肤护理；及时更换尿布或护垫，保持臀部干爽、清洁；保持床单位整洁。观察老年人的排便规律、时间、排便时的情况，如进食刺激肠蠕动的食物引起排便，餐后及时提供便盆；对于清醒、愿意配合的终末期老年人，可以指导做一些力所能及的训练，如指导老年人使用便盆，帮助训练排便的控制能力，对提高终末期老年人的生命质量有重要意义。

（五）缓解呼吸困难

保持室内空气流通，给予鼻导管吸氧。取半卧位或坐位，解开衣领，去除厚重的被子，减轻胸部的压迫感。张口呼吸或呼吸急促者应保持口腔湿润。指导清醒的老年人进行腹式呼吸，增加通气量，必要时给予喷雾剂吸入，改善呼吸困难。指导老年人进行想象治疗放松，也可遵医嘱使用小剂量吗啡。临终前的喉音一般不会造成患者不适或呛咳，不需处理；除非分泌物明显增多，及时吸痰；否则经常吸痰，不会改善症状，反而还会增加患者的不适或痛苦。可以帮助终末期老年人侧卧，方便口水流出；或稍抬高头部，以利于吞咽。此外，还可使用中医耳穴贴敷。

（六）缓解恶心、呕吐

观察记录呕吐的特点、次数，呕吐物的性质、量、颜色、气味，监测意识、尿量、皮肤、生命体征。帮助终末期老年人侧卧或坐起，头偏向一侧，避免误吸。呕吐后协助老年人漱口，鼓励少量多次饮其喜欢的饮料，或姜汤；也可咀嚼薄姜片，有助于缓解症状。及时更换污染衣物、被服，开窗通风。解释呕吐与精神因素有关，使其放松心情，必要时遵医嘱使用止吐药。

(七)听觉与视觉的护理

保持室内灯光明亮,在床头柜上放小台灯。及时用湿巾清除眼角的分泌物;对于眼睑不能闭合者,可涂金霉素眼膏或用凡士林纱布覆盖,以保护角膜。听觉是所有感觉中最后消失的,故用亲切、平和的语调继续和终末期老年人说话,一如平常地表达你的亲情和关心,并鼓励其他亲友一起来表达关爱,让终末期老年人感受到直至生命的最后一刻仍然有亲人的关爱。

(八)疼痛的护理

1.心理支持

对终末期老年人及其家属进行心理评估及宣教,告知可以采取的镇痛措施及效果,减轻终末期老年人对疼痛的恐惧。解释躯体镇痛需求与药物依赖不同。

2.药物镇痛

实施三阶梯给药。

第一阶梯:非阿片类镇痛药+辅助用药(阿司匹林、布洛芬、双氯芬酸等)。

第二阶梯:弱阿片类镇痛药+非阿片类镇痛药+辅助用药(可待因等)。

第三阶梯:强阿片类镇痛药+非阿片类镇痛药+辅助用药(吗啡、羟考酮等)。

二、终末期老年人的心理照护

(一)情绪疏导与支持

保持环境安静,陪伴在终末期老年人身边,指导其进行缓慢的深呼吸,让其放松,消除恐惧。可以多接触其身躯,给予抚触,让临终者感受到关爱;用温和的话语鼓励终末期老年人,与终末期老年人保持真诚的目光交流,专注地倾听终末期老年人的声音,设身处地地体会其感受,并将了解的内容表达出来,让其知道,甚至可以适当地与其探讨等待死亡的感受。

(二)良好的沟通

鼓励终末期老年人毫无保留地说出心里话,与亲人之间建立信赖关系,让心交融。如无法进行语言沟通,医护人员应引导家属关注老年人的身体语言,约定某种交流方式,如眨眼、点头或摇头,或动动手指头等。听觉是终末期老年人最灵敏的感觉,可以在其耳边播放柔和的或其平时喜爱的音乐。如果老年人出现幻觉,那么可以鼓励其尽量表达出来,不做任何判断和解释。

(三)经济支持

真正成为终末期老年人及其家属的朋友,给予精神支持和力所能及的帮助,如社会志愿者服务、慈善捐赠等。完善服务,保证终末期老年人享有尊严。

(四)理解生命的意义

与终末期老年人及其家属共同回顾老年人的整个生命历程,引导终末期老年人从中寻找生命的意义,感受自己并没有白活一趟,了解死亡是生命旅途中的一个站点,稍做休息后即前往下一站,去迎接新的挑战。帮助终末期老年人打开心结,卸下包袱,放下过去恩怨,既原谅别人,也原谅自己,不留任何遗憾,从容地面对死亡。

(五)完成最后的心愿

用心聆听终末期老年人最后的心声,协助亲人间彼此沟通,安排终末期老年人所思念的亲友与其见面,尽量设法满足其最后的愿望。

(六)终末期老年人家属的心理照护

向家属敞开心扉,帮助家属疏导悲伤,鼓励其将情绪表达出来,教会舒缓压力的方法,如适当地离开、休息、聆听音乐、冥想、户外活动等。鼓励家属向终末期老年人清晰表达家人自始至终的亲情和关爱。

第二节　死亡和遗体料理

一、概述

(一)死亡的定义

死亡指由呼吸或心跳停止而表现出的生命形态的消失,无论有无人工辅助都不可逆转,并且排除低温(32.2℃)、中枢神经系统抑制剂中毒等情况,同时 24h 内重复检测,符合下列标准的,可以判断一个人的脑功能已不可逆地停止,应诊断为脑死亡:①对各种刺激无反应;②无自主呼吸;③各种反射及运动消失,包括无眨眼、吞咽、咀嚼等运动,无角膜、咽、腱等反射,瞳孔散大固定、对光反射消失等;④脑电波呈直线或消失。

(二)死亡的分期

死亡是一个渐进的过程,分为濒死期、临床死亡期、生物学死亡期。

1.濒死期

濒死期又称临终状态,特点是脑干以上的神经中枢功能丧失或深度抑制,而脑干以下的神经功能尚存,但由于失去上位中枢神经的控制而处于紊乱状态,表现为意识模糊或丧失、循环衰竭、心跳微弱、脉搏不易触及、反射迟钝、肌张力丧失、皮肤苍白或淤血、四肢湿冷、口唇甲床灰白或发绀、呼吸减弱(也可出现周期性呼吸)、张口呼吸时下颌骨张开、有痰鸣音等。此期可持续数小时至 3～5 天,也有少数患者直接进入临床死亡期。

2.临床死亡期

临床死亡期的特点是脑干深度抑制及功能丧失,表现为心跳、呼吸停止(是临床死亡期最主要的标志),反射完全消失,组织内尚有微弱代谢进行,中枢神经系统尚未进入不可逆状态。此期时限 5～6min,在低温状态下可延长至 1h 或更久。

3.生物学死亡期

生物学死亡期是死亡的最后阶段,此期人体细胞群体死亡,大脑及其他各系统的新陈代谢停止,功能不可逆,复苏无望。随着生物学死亡期的进展,相继出现早期尸体现象。①尸冷:体温逐渐降低,经 6～8h 接近室温;②尸僵:于死亡后 1～3h 出现在下颌部,6～10h 发展至全身,24h 后尸僵缓解;③尸斑:出现在尸体的最低部位,呈暗红色斑块或条纹,在死亡后 2～4h 出现;④腐败分解:于死亡后 24h 发生(气温高时发生较早)。

(三)死亡的意义

死亡是每一个生命个体都无法避免的自然过程。死亡既有分离的哀伤和痛苦,也是对整个生命的回顾和总结。死亡是生物进化的一个环节,其具有不可重生性、严肃性等特点,引发人们感悟生命的尊严和珍贵,启迪更加积极、进步的思索。

二、遗体料理

医护人员要以高尚的职业道德观和深切的同情心做好遗体料理,这是对逝者的尊重,也是对生者的抚慰和支持。

(一)目的

1.保持遗体整洁、美观。

2.保持遗体的体位端庄,易于识别。

3.给予人性关怀,减轻家属的哀伤。

(二)步骤

1.洗手。

2.关上房门或用屏风遮挡,以严肃、尊重的态度保护逝者的隐私。同情、理解家属的痛苦,适当陪伴,必要时社会工作人员介入。对于临终前交代遗体捐献或器官移植的终末期老年人,在死亡后医护人员应及时提醒家属通知接收遗体、器官的单位。

3.向家属解释并鼓励参与用物准备,根据终末期老年人的喜好选择衣物。

4.戴手套。

5.协助调整体位,动作要轻柔,将遗体平卧,头下垫枕,使肢体摆放于功能位,边做边向逝者家属说明。

6.移除所有管路及引流袋,如身上有伤口,可予纱布、胶体贴覆盖或请医师缝合。

7.协助清洁遗体,用温水擦拭遗体身上的污垢,确保外观清洁。用血管钳夹取棉球填塞口腔、鼻腔、外耳道、阴道、肛门等孔道,必要时可将护理垫置于遗体头颈、前胸或有水肿破损处,避免翻身时流出分泌物弄脏衣服。穿上干净的衣物、纸尿裤。将要穿的衣服先全部套好,再一次完成(穿法同平时穿套头衣的方式):上衣由单侧一件或两件同时穿到腋下处;裤子双脚先穿到膝上,再翻身到对侧;多件上衣一起穿时先将多件上衣套好,一次套入遗体身上并协助将衣服拉平整。

8.整理仪容,有义齿的代为装上;如口未闭合,可用婴儿枕或治疗巾等布单做成一个卷轴垫于遗体下颌处,再将床头摇高,使口闭合;如眼睛未闭合,可用指腹轻压上眼皮或用纸胶贴住眼皮。

9.开具死亡通知单,戴死亡手腕带。

10.将棉被盖好,使遗体看似熟睡,避免棉被盖至头部。

11.清点遗物并交给家属。如无家属,则由两名护士共同清点后列出清单,交由科室暂代保管。

12.协助联系殡仪馆。如确诊为传染病的,应说明情况并提供感染标志。

13.待遗体运送后整理床单位并消毒,废弃物按照医疗废弃物分类及处理办法处置。

14.洗手。

15.完成治疗处置记录,如遗体护理、移除管路等。整理病历并完成护理记录。

三、对家属的安抚

家属由于陪伴终末期老年人经历死亡的过程,耗费了大量的精力和体力,一直被哀伤、无助、焦虑困扰,当终末期老年人真正死亡时,家属的悲痛情绪会在瞬间爆发而达到高峰。医护人员应对家属表示同情,给予支持和关怀,帮助家属合理宣泄内心的痛苦,认真、严肃地做好遗体料理,听取家属意见,指导和鼓励家属与亲人做最后的道别。

(杨　健)

第二十章　健康教育

健康教育是指通过信息传播和行为干预,帮助个人或群体掌握卫生保健知识,树立健康观念,自愿采纳有利于健康的行为和生活方式的教育活动与过程。

第一节　照护者培训

失能老年人是指生活不能自理、必须依靠他人照顾的老年人。照护失能老年人既是家庭的负担,也是社会的难题。作为老年群体的重要组成部分,失能老年人对照护者的依赖性更强、要求也更高。不论是家庭养老,还是机构养老,失能老年人的照护需求都是刚性需求。

一、照护失能老年人的知识

家庭资源是老年人可以利用的最便利、最可靠的资源。老年人的生活照护主要来源于非正式支持,即使在发达国家,生活照护也是最重要的照护形式。在照护时间上,女性大大高于男性。文化和习俗因素在失能老年人照护中起着非常重要的作用,受传统文化的影响,我国老年父母的主要照顾责任由儿子承担。有学者提出,城市老年人生活照护的主要提供者是家庭成员,约占90.8%。而家庭成员大多只能提供劳务性的日常生活照护,很少经过专业的老年护理知识培训,对失能老年人的照护显得力不从心。

社区居家照护模式是指社区向老年人提供多种形式的上门照护服务,尽可能延长老年人居家养老时间,增加在社区生活的机会。这种模式吸收了家庭照护和机构照护之长,并将两者进行了有效结合:社区加强照护功能,弥补家庭照护不足,支持失能老年人居家养老。

如果社区工作人员与家庭照护成员缺乏相关知识和能力,就无法提供较好的照护,会导致失能老年人自理能力进一步降低,而健康教育可以改变这种状况。

照护者和受照护者对照护知识和技能的需求是多方面的,如老年人的安全用药知识、老年疾病知识,居家环境安全、老年人心理问题、饮食营养和康复指导、大小便失禁照护等。对家庭照护者、社区工作人员和失能老年人开展有针对性的健康教育,能够有效地增强他们的健康观念,掌握照护技巧,提高照护水平。

认知是行为转变的基础,信念是行为转变的动力,也是知信行的关键,而将行为转变为健康行为,提高生活质量是最终目的。

例如,皮肤护理的要点是保持皮肤清洁,促进循环,避免受压,预防压疮。排便、排尿的护理要点是进行排便、排尿训练,保持二便通畅,调配饮食,适当用药。体位护理的要点是将瘫痪肢体良肢位摆放,确保失能老年人体位舒适,防止进一步损害。饮食护理的要点是合理调配,满足机体的需求。安全照护的要点是防止意外伤害、跌倒、窒息、烧烫伤,了解用药安全的知识。大多数失能老年人患有多种疾病,如高血压、糖尿病、脑卒中、帕金森病、慢性阻塞性肺疾病等,照护者应掌握常见病的基本护理知识。

二、照护失能老年人安全的知识

照护者缺乏老年人安全知识,往往会直接影响照护水平,如果未及时防范差错或设备故障,就会造成老年人损伤等不良事件。发生不良事件后,如果照护者无法识别,置之不理,就可能加重病情,耽误救治时间,甚至造成不可逆的伤害。

目前,老年人居家主要陪护者受教育程度较低,缺乏老年人常见安全知识,如对误吸、窒息、跌倒、压疮、烧烫伤等危险的认识不足。而这些危险因素往往是导致老年人失能或半失能的重要因素,严重影响老年人的生活质量,同时也会加重照护者的护理负担。因此,除了要掌握老年生活护理知识外,照护者还要掌握基本的老年安全知识和技巧,如安全用药、家居环境安全等;要具有识别误吸、窒息等的能力;发生不良事件后,能够正确应对,如打 120 求救等。

社区卫生服务机构需在日常的入户调查中关注照护者的角色,不仅对老年人,而且对照护者要加强宣传和健康教育,提高他们对老年常见安全隐患及危险因素的识别能力。首先,要提高他们预防、重视老年安全风险的意识,尽量做到“预防为主,及时就医”。其次,利用有关老年人常见安全风险的宣传手册(文字简短,易懂易记,图文并茂)进行健康宣教,使他们了解发生某具体的安全事故该如何处理,将伤害最小化。最后,可开展与预防老年安全风险相关的活动,鼓励他们积极参与,如参加培训班等。

三、社区培训与家庭照护者心理调节

失能老年人的失能程度越高,家庭照护者出现焦虑的可能性就越大。良好的社会支持对家庭照护者的心理调节起着非常重要的作用。在长期照护失能老年人的过程中,居家照护者的生理、心理都承受着巨大压力,并且受到多种因素的影响,其中照护者的年龄、与失能老年人的关系、文化程度、慢性病的患病情况、每天照护时间等是主要的影响因素。开展健康教育应将照护者和失能老年人视为一个整体。

失能老年人照护者对社会支持服务也有较高需求,他们迫切希望得到社区卫生服务机构的支持,如科普宣传、发放科普手册,提供转诊和协助转诊信息,提供电话咨询服务,提供心理问题指导,提供缓解照护者压力指导等社会支持服务。

社区卫生服务机构应该加强知识宣教,推广普及信息。有关部门和机构应提供社会支持,关注老年人的照护者。社区工作人员、社区医护人员在关注照护者生理需要的同时,还要重视其安全需要,为其提供相关支持,满足其需求。加大扶持力度,将护理服务延伸至家庭和社区,提高居家照护水平,推进社区养老照护服务。及时满足照护者对老年人常见安全危险因素知信行的需求,告知其急救措施和预防方法,避免安全危险的再次出现,从而保障老年人安全,带给老年人温暖,使其保持心情愉悦,真正实现"老有所养,老有所乐"。

第二节　失能老年人照护的指导

除了日常生活照护外,失能老年人对专业性生活照护和医疗护理服务的需求也显著增加,建议由专业养老照护人员承担这些照护工作。

一、日常生活照护服务范围

上海、苏州等地的养老机构根据长期培训教育和实践中积累的系列经验,以国家养老照护教材为标准,结合国外经验,在失能老年人长期照护实务方面,对日常生活照护服务进行了总结,这些总结对家庭、社区养老服务起到了很好的示范作用。

失能老年人日常生活照护的服务范围包括个人清洁卫生、饮食照护、排泄照护、安全保护、服药服务、家政辅助、社区暂托等。

(1)个人清洁卫生包括洗脸、洗手、洗头(包括床上洗头)、洗脚、按摩、拍背、协助整理个人物品、清洁平整床铺、更换床单位等。

(2)皮肤清洁护理包括清洗会阴,擦洗胸背部、腿部,沐浴(包括人工和使用工具协助洗澡)等。

(3)口腔清洁包括刷牙、漱口、协助清洁口腔、义齿的处理等。

(4)修饰包括理发、梳头、化妆、协助化妆、剪指甲、修面等。

(5)穿衣包括协助穿衣、帮助扣扣子、更换衣物、整理衣物等。

(6)饮食照护包括制订食谱,提供饭菜、协助做饭、协助进膳和饮水或喂饭、鼻管喂饲等。

(7)如厕照护包括定时提醒如厕,使用便盆、尿壶,协助入厕排便、排尿等。

(8)便溺护理包括协助大小便失禁、尿潴留或便秘、腹泻的老年人排便、排尿;更换尿布,及时清洗。

(9)压疮预防包括保持床单位干燥,定时更换卧位、翻身,减轻皮肤受压,清洁皮肤和会阴部;清洁平整床铺,更换床单位。

(10)安全保护包括协助使用轮椅、拐杖等助行器,扶抱转移,预防跌倒、烫伤、噎食等意外发生。

(11)服药服务主要指保管口服药,提醒、协助完成服药。

(12)家政辅助是指各种上门服务,包括提供饭菜、起居照护、接送服务、洗衣和家务料理等,不包括接触老年人身体的服务。

(13)社区暂托指为短期内家庭成员无法给予周全照护的老年人提供的照护。

二、失能老年人常见疾病的照护

(一)常见疾病的观察与照护

大多数老年人同时患有多种疾病,且病因、病情往往十分复杂,导致多药同用。不合理用药会对老年人的安全和健康构成很大威胁,也会造成资源的极大浪费。如何促进老年人合理、安全用药,提高药物疗效,从而提高其生活质量,延长其寿命,已成为近年来研究的热点。肖云等对国内慢性病的患病率进行调查发现,51.7％的老年人患有慢性疾病,农村(54.8％)比城镇(48.9％)稍高。常见疾病的患病率分别是高血压 31.5％、风湿性关节炎 20.1％、白内障 11.4％、卒中 9.9％、心脏病 9.2％、糖尿病 8.6％、精神障碍 7.5％。这些慢性病可能导致老年人半失能或失能。随着年龄的增长和慢性病的加重,失能与半失能老年人逐渐增多,对照护需求也越来越多。

患有多种疾病的老年人需要的专业护理技术内容包括基础护理(病情观察记录)、心理指导、注射给药、导管维护等方面;而非专业护理技术的照护主要涵盖急救时能够及时报警、安全监督、生活护理、膳食护理和健康指导等。

(二)用药安全

据统计,平均每位老年人患有 6 种疾病,常常多药合用,有的甚至多达 36 种。多种药物联用可导致不良反应的发生率显著提高,5 种药物合用,不良反应的发生率约为 4.2％;而 6～10 种药物合用,不良反应的发生率约为 7.4％。

彭艾莉等的调查表明,我国老年人普遍缺乏安全用药知识,存在多种不正确的用药行为。对 372 位 60～82 岁社区老年人的用药情况、用药知识和用药行为等进行调查,结果表明正在使用药物的人数约占 85.2％,人均用药 5 种。许多老年人缺乏安全用药知识,其掌握的内容依次递减:多种药物合用易发生不良反应(42.5％)、应明确诊断后用药(40.9％)、密切观察用药后病情变化和反应(34.1％)、用药后出现异常反应及时停药就诊(22.8％)及老年人用药特点(6.2％)。在用药行为方面:老年人的服药依从性较差,表现为经常改变服药时间、间隔或漏服药(63.4％);合并使用处方药与非处方药(60.5％);停药太快或擅自停药(56.7％);无医生诊断和处方,自行在药房购药(53.5％)。

三、社区支持

社区应对失能老年人及其家属、照护者进行健康教育培训。健康教育培训的目的是预防老年疾病的恶化,尽可能长久地维持老年人的生活自理能力,这是社区居家照护的主题。社区应针对一般老年人、失能老年人及其家属这三类人群,有侧重地进行健康教育培训。对老年人进行常见疾病预防教育,将重点放在预防上,以降低失能率。社区卫生服务机构应利用现有资源,在建立老年人健康档案的同时定期组织体检,对慢性病、老年病等常见病做到提前预防、保健、康复、健康教育、行为方式引导,广泛宣传,提高自我护理能力及防范意识,如对高血压等常见病的自我监测,做到健康老龄化和积极老龄化。社区居家照护服务的内容包括康复护理、门诊医疗、休闲娱乐、生活照护、精神慰藉、心理保健、临终关怀七个方面。对于严重失能的老年人，所需的护理要求高、设备设施要求高，而只有专业化的养老护理机构才能提供专业程度更高的护理服务。

四、临终关怀的技能

临终关怀的技能包括：①了解临终关怀的概念、目的及意义；②了解终末期老年人的常见症状和用药常识；③了解预防卧床老年人皮肤、肺部、尿路并发症等的知识；④了解正确的翻身、降温、口腔清洁、皮肤护理等常用护理技术；⑤了解导尿管、鼻饲管等护理的注意事项。

目前我国尚未制定临终关怀相关能力的标准，缺乏相应师资以及配套资源，临终关怀教育普遍存在形式单一、内容的广度和深度不够等问题。临终关怀教育不仅涉及伦理学、社会学、医学、心理学等多个学科，而且需要理论和实践同步发展。

（金奇志）

第二十一章　失能老年人康复照护

康复（rehabilitation）的定义是综合利用各种措施，包括医学、工程、教育、社会和职业等一切手段，改善或减轻或代偿患者及残疾者的身、心、社会功能障碍，使他们能生活自理、重返社会。1981年，世界卫生组织（World Health Organization，WHO）医疗康复专家委员会对康复的定义如下：康复是指应用各种有用的措施来减轻残疾的影响，使其重返社会。全面康复指在生理、心理、职业和社会活动等层面上的全面和整体的康复。老年康复是改善老年人各项生理功能、提高其生活自理能力和生活质量的重要途径和基本手段之一。

卧床6个月以上的老年人称为长期失能卧床老年人。尽管个别老年人卧床仅仅1个月左右，但根据原发疾病及其严重程度可以推测该老年人很可能卧床半年以上，就应该按长期失能卧床老年人对待。此外，有的老年人虽然卧床超过了6个月，但由于接受适当的治疗和康复指导，并进行科学锻炼，有可能重新坐起来，甚至站起来和行走，也可以摘掉长期失能卧床老年人的"帽子"。2023年11月，民政部颁发了《养老机构康复服务规范》（MZ/T 205—2023）和《老年人居家康复服务规范》（MZ/T 206—2023），自2023年12月1日起实施，这是有关老年人康复照护重要的指导性文件。

第一节　家庭康复计划

大量失能老年人不可能长期住院接受康复治疗，他们需要重返家庭，因此我们要充分利用有限的医疗资源，制订合理的家庭康复计划，充分利用家庭条件，保障居家失能老年人的家庭康复。这对提高居家失能老年人的日常生活能力和生活质量有着积极的作用。

要积极开展社区医疗、康复及护理常规指导，如康复锻炼。定期检查服药方法，追踪治疗效果，了解和满足居家失能老年人的需求。

一、家庭康复计划制订的 SOAP 法

根据 SOAP 法制订家庭康复计划。SOAP 法包括：S（subjective data），指患者个人的主诉、症状、病史；O（objective data），指客观体征、功能表现；A（assessment），指对以上材料进行评价分析；P（plan），指拟订处理计划，包括进一步检查、会诊、诊断、康复治疗和处理等的计划。

根据老年人疾病的特殊性,家庭康复的重点是:精神与心理的调适是关键;提高生活自理能力是目标。为了达到上述目标,家庭康复的具体措施有:①由经过规范培训的医生、护士、康复治疗师、营养师组成的康复指导小组对失能老年人进行综合评估,制订家庭康复计划;②根据失能老年人的生活能力,改善居家环境,帮助其适应居家生活;③设计表格式康复计划,方便失能老年人和照护者了解康复计划的具体内容和执行情况;④根据失能老年人的家庭康复计划,指导照护者协助失能老年人减少卧床时间,以及指导失能老年人进行肢体功能训练、卧坐转移训练、坐位平衡训练及步行训练等;⑤协助失能老年人选择适当的康复辅具,如助行器、轮椅或其他代步工具等;⑥由经过康复专科培训的护士按康复计划的时间、顺序、内容对失能老年人进行指导,教会照护者和失能老年人进行主动或被动的康复锻炼;⑦要求失能老年人定期、按时完成康复锻炼项目,失能老年人每完成1次,在相应项目上打钩,以备检查;⑧失能老年人出院后3天内上门家访1次,以后每2周上门家访1次,每周电话随访1次;⑨开通24h护理咨询电话,随时接受失能老年人或照护者的咨询,必要时按需上门解决实际照护问题;⑩每2个月举办小组活动1次,每组各20名失能老年人和照护者,每次活动持续2h,其中1.5h进行热身、健康教育、休息、问题互答,0.5h进行个体诊疗。

二、提高生活质量

家庭康复不但可以提高居家失能老年人的生理功能和日常生活能力,而且能改善老年人对生活质量和健康状况总的感受。家庭康复计划的实施不但可以增强居家失能老年人的活动能力,扩大其活动范围,而且可以分散其对疾病的关注,提高失能老年人对健康和生活质量的主观感受。制订家庭康复计划和居家失能老年人个性化的康复训练流程。专科护士上门随访,监督失能老年人及其家属、照护者落实家庭康复计划,同时指导、提高失能老年人及其家属的康复训练技能,培养康复训练的意识,从而提高失能老年人的日常生活能力,改善生活质量。

三、提高生活自理能力

失能老年人慢性病多,病程长,残疾率高,往往因病失去自理能力。因此,老年患者康复的主要目标是改善和提高日常生活自理能力,降低长期卧床和认知功能减退、痴呆的发生概率,减轻家庭和社会的负担。

对于生活不能自理的老年人,照护者应掌握正确的喂食/鼻饲、翻身、转移、穿衣、沐浴、二便等护理技能。

照护不是全部包办、代替,同时还要努力提高老年人的生活自理能力。照护者要对失能老年人的活动能力进行准确评估,不要包揽一切,要努力保存和改善老年人残存的自理能力。从基本的动作开始训练,从简单到复杂,循序渐进。鼓励失能老年人主动进行力所能及的活动,如进食、服药、使用电话等,而不是被动地等待照护者照顾。对自理能力不足者的如厕、行走等需求应该予以满足,并给予帮助。穿衣、洗漱时可采用口头提示的方式和老年人一起分解、完成动作,必要时给予协助。

康复训练的原则:①指导照护者为老年人选择适宜的辅助用具,给予必要的指导和帮助,鼓励其多活动,减少卧床时间。②卧位训练。卧床时保持正确的卧位,使瘫痪肢体处于功能位。为了避免发生直立性低血压,长期卧床的老年人训练坐起时,应采用逐渐增加角度的被动坐起的方法:先将床头垫起 15°～30°,休息 3～5min,逐渐加大角度,每次增加 10°～15°并增加坐位时间 5～10min;经过 2～3 天的训练,使在床上的体位达到 90°。③肢体功能锻炼。教会照护者肢体功能锻炼的方法,被动锻炼老年人的瘫痪肢体;同时督促老年人主动锻炼健侧肢体。依次进行由床上逐步转移到椅子上,再由坐位转为站位的转移训练,然后辅以平衡训练、步行训练等。④预防并发症发生。针对卧床老年人易发生的并发症,如压疮、尿路感染、肺部感染、便秘、下肢静脉血栓以及骨质疏松等,给予药物治疗,同时进行有针对性的功能锻炼和护理。

第二节　家庭运动康复计划

老年人家庭运动康复计划可以为老年人特别是失能老年人提供运动康复指导,其内容包括体位转移训练、关节活动度训练、肌力训练、平衡能力训练、步行功能训练、心肺功能训练、日常生活活动能力训练等。根据居家生活环境制订老年人家庭运动康复计划,有助于恢复和提高老年人的生活自理能力,并且对改善其身心健康也有着不可替代的重要作用。

一、运动康复训练指导

家庭运动康复训练指导主要针对存在运动功能障碍的老年人,如患有脑卒中后遗症、退行性骨关节病、帕金森病、骨折和骨质疏松等老年人。这些疾病可使老年人的运动功能发生严重障碍,主要表现为平衡能力下降、姿势异常、肌张力异常、肌肉痉挛、肌力下降、关节活动范围异常和步态异常等。老年人身体运动训练的内容主要包括功能障碍评估、体位转移训练、关节活动度训练、肌力训练、平衡能力训练、步行功能训练、心肺功能训练等。

脑卒中患者常有肢体活动障碍,同时伴有患侧肢体疼痛、关节活动受限等。脑卒中康复训练可以改善患者的运动功能障碍,提高生活质量。

(一)体位转移训练

体位转移指人体从一种姿势转为另一种姿势的过程,分为主动转移和被动转移。主动转移指老年人独立完成体位转移,包括床上转移、卧坐转移、坐站转移以及轮椅转移。被动转移指在他人帮助下完成体位转移。

(二)关节活动度训练

对于存在运动功能障碍的老年人,为了预防关节挛缩,使其体会正常的运动感觉,早期被动的关节活动度维持训练是很有必要的。主动辅助训练,或徒手助力运动指在完成相应关节运动时给予适当帮助。在老年人肌力和关节活动度允许的条件下,应鼓励其积极进行主动的关节活动度训练。

(三)肌力训练

徒手辅助主动运动指当肌力为 1 级或 2 级时,应帮助老年人进行主动运动。①悬吊辅助主动运动:利用绳索、挂钩、滑轮等简单装置,将患侧肢体悬吊起来,克服其自身重力的影响。②滑面上辅助主动运动:在光滑的板面上利用撒滑石粉或者固定小滑车等方法,减轻肢体与滑板间的摩擦力;反之,也可以通过垫毛巾或加大滑板的倾斜度等方法,加大在板面上做滑动运动的摩擦力。此训练是在克服一定阻力的情况下进行的,比徒手或悬吊的辅助主动运动的难度有所增加。③抗阻力主动运动:与辅助主动运动的形式相同,利用徒手、滑车、重锤、重物、流体阻力等进行主动运动,但作用的方向要求相反。等长运动指老年人全力或接近全力收缩肌肉并维持 3~10s,每次训练进行 3 次,中间休息 2~3min,每天练习 1 次或 2 次。

(四)平衡能力训练

平衡能力训练要从静态平衡到动态平衡,支撑面由大到小,从卧位平衡到坐位平衡,再到爬行位平衡,最后由双膝跪位平衡到站立位平衡。训练中要注意保护老年人,使其有安全感,消除其恐惧心理,并及时纠正训练中出现的不协调运动。

(五)心肺功能训练

心肺功能训练可以改善老年人的心血管功能,降低其心血管病的发病率和病死率。主要方法包括有氧耐力训练、医疗体操、腹式呼吸训练等。

(六)强制性运动疗法

限制健侧肢体运动,强制使用患侧肢体。实施有针对性的治疗,如悬吊健侧肢体,使用患肢进行洗漱;用患肢盛饭、夹菜,并送入口中。鼓励老年人积极主动训练,提高训练质量。

(七)被动运动

被动运动是一种完全依靠外力帮助来完成的运动。外力可以是机械的,也可以是由他人或本人健康肢体的协助。锻炼时,被动运动的肢体肌肉应放松,利用外力固定关节的近端和活动关节的远端,根据病情需要尽量做关节各方向的全幅度运动,但要避免动作粗暴。被动运动适用于各种因素引起的肢体运动功能障碍,起到放松痉挛肌肉,牵引挛缩的肌腱、关节囊和韧带,恢复和保持正常关节活动度的作用。对于脑卒中后的偏瘫,被动运动有助于防止患侧肢体痉挛,保持正常的关节功能,减少患侧肌肉萎缩。

二、老年人生活自理能力训练指导

老年人生活自理能力训练的关键是早期康复,要鼓励老年人主动参与,尤其在早期尽可能训练老年人重新学习所丧失的运动功能,并掌握这些运动的技巧。以运动科学、生物力学、神经科学、认知心理学等为基础,对老年人进行生活自理能力训练。以完成作业和功能动作为导向,按照科学的运动学习方法对老年人进行再教育、再训练,使其尽早恢复运动功能。康复训练和照护有一定的技巧,如穿衣顺序,先穿患侧肢体后穿健侧肢体,脱衣时则先脱健侧肢体衣物,再脱患侧肢体衣物;如厕时,照护者予以保护和扶持,偏瘫老年人使用健侧下肢为轴支撑,站稳后略微转身,然后坐在坐便器上。

与照护失能老年人生活起居的服务不同,老年人生活自理能力训练指导是一种积极的、主动性的自我训练服务,训练内容一般包括行走、进食、梳洗、更衣、如厕、做简单的家务劳动等。通过系统、科学的生活自理能力训练,老年人能够独立生活,完成行走、进食、更衣、洗澡、做饭等活动,具有基本的生活活动能力,可以摆脱或减少对家人、照护者的照护依赖,自由地、独立地、有尊严地生活。

三、老年人传统运动养生

传统运动养生是我国养生保健文化的重要组成部分,由中医的养生理论与强身健体的锻炼方法相结合,具有很强的理论性和实践性,其形式主要有呼吸吐纳、健身气功、按摩、太极拳、五禽戏、八段锦、易筋经及六字诀等。相关研究表明,传统运动养生是老年人预防保健的一种方法,符合防患于未然的预防原则,以及刚柔相济、动静结合的活动原则,有着非常高的健康促进价值;同时,有利于减少医疗开支,减轻个人、家庭和社会的经济负担;还可以为单调的老年生活增添生气和乐趣,消除老年人的寂寞感,提高其生活满意度。

要重视对老年人的科学运动养生指导,使其掌握传统运动养生的技巧或方法;同时,结合中医的针灸、推拿、拔罐、刮痧等传统保健方法,治疗老年人常见的慢性病,如颈椎病、肩关节周围炎等,对提高失能老年人的康复效果具有重要意义。

四、居家环境适老化改造

老年人对居家环境有着特殊要求。进入老年后,因为人体各项功能衰退,行动变得迟缓,体力下降,必然要求老年人的住所设计占地较小,室内空间紧凑。与此同时,要保证卧室的通风和采光良好;室内的装饰以简单为主,不要选用很亮的颜色;家具以圆角为主,地板要防滑,特别是厨房和卫生间一定要有防滑措施,防止老年人跌倒,保障安全。床要暖和,因为老年人特别怕冷。同时,床要有一定的软硬度,也可以使用充气的床垫,调整到最舒适的软硬度。家具设备都应该根据老年人的身高来确定尺寸,物品也要摆放在老年人易够着的地方,以方便为主。卫生间与老年人居室的距离要近,出入便捷;地面要防滑,减少墙面突出物;同时,还要安装扶手,预防老年人跌倒;卫生间的洁具色彩以淡色为佳。老年人通常不会特别在意家居美观度,但会注重舒适、方便,所以一切以简单为主。

目前,很多老年人的居家环境并不理想,不适合老年人的日常自由生活,如缺少方便上下楼的电梯,室内的门框过窄导致轮椅无法通过,蹲便器不方便如厕,卫生间无防滑设施,厨房燃气灶、洁具台面过高不适合老年人使用,等等。

以上居家环境问题都是在设计时未考虑或很少考虑老年人使用造成的,导致老年人生活很不方便。对不适合老年人的居家环境进行合理化、适老化改造,可以提高老年人的生活自理能力,减少对他人的依赖。因此,老年人居家环境改造服务日益受到老年人及其家庭的欢迎。

五、家庭生活辅助器具选购指导

生活辅具是指经过专门设计或者改造,可以维持或改善老年人的各项功能,使他们在日常生活、学习中更为独立、方便、安全的工具、设备或产品;同时,生活辅具也能协助照护者更为轻松地照顾老年人。例如,可用长柄汤匙代替筷子,选择把柄容易握的餐具;双宽把手的杯子代替普通的杯子,更容易使用;选择吸汗透气的材质、扣子少或拉链式或自粘式的衣服,方便穿衣;鞋子的设计要方便穿脱鞋;长柄鞋拔子、穿袜器等可以辅助关节运动不方便的老年人穿鞋袜。此外,有的辅具还可以起到矫正姿势、保护、训练、沟通和安全警示等作用。

生活辅具因需求而生产。每位老年人的失能状态、生活环境和需求各不相同,因此生活辅具也因人而异。选择生活辅具时,首先要了解老年人功能障碍的原因和内容,使所选择的生活辅具能提高老年人的生活能力或运动功能。同时,由于生活辅具种类繁多,在选择辅具时应该考虑安全、适用、美观、节能、轻量化和价格合适等因素。因此,选择老年人生活辅具需要专业的评估和建议,这样才能选择到合适的辅具,发挥其最佳效果,同时避免二次伤害。

健康需求是老年人精神需求中不可或缺的。随着社会的不断发展,人们的需求也会随之发生一定的变化,如老年人用更多的时间去追求精神上的需求,追求自身独立生活的自由,追求失去生活自理能力后依然有尊严地生活的自由。

(王小同　俎德玲)

第二十二章　失能老年人照护管理

随着我国人口老龄化的不断加剧，养老服务需求也在快速增长，目前家庭照护、社区照护、养老机构照护这三种组织形式的照护服务成为老年人养老的主要方式。加强照护管理，提升照护品质，确保老年人的生活质量，这关系到我国 4000 多万失能（半失能）老年人的晚年幸福，也关系到他们子女的工作、生活，是一件民生大事。

第一节　失能老年人照护的质量管理

随着人口老龄化的不断加剧，失能老年人的照护需求也呈现日益增加的趋势，无论是居家照护还是养老机构照护，品质管理始终是失能老年人照护服务的重要议题，而质量控制与评价是品质管理的核心。本节主要介绍家庭照护质量管理和养老机构照护质量管理。

一、失能老年人家庭照护质量管理

家庭照护质量是一个多层面的概念。目前，国际上对家庭照护质量还没有形成统一的定义，很多专家、学者从各自的研究角度给出了定义。Schumacher 等认为家庭照护质量是反映主要照护者的特征、受照护者及照护背景之间互相影响的一个过程。虽然对家庭照护质量定义的侧重点不同，但是多数研究者认为家庭照护者在家庭照护工作中发挥着至关重要的作用。

家庭照护者作为当前我国城乡老年人养老的照护主体，其照护能力直接影响着家庭照护的质量。一方面，照护能力的欠缺会影响照护质量，这是因为家庭照护者缺乏照护的基本知识和相关技能，照护标准往往不能满足失能老年人的需求，老年人的满意度普遍偏低。如照护者对老年疾病的诱发因素、基础护理技能、并发症的防范知识、康复知识等了解很少，照护工作往往带有盲目性和随意性。照护者缺乏相关的知识和技能，导致老年人的康复期延长，感染率和再入院率增高，医疗费用增加。另一方面，照护能力对照护者自身也会产生影响，许多家庭照护者可能因为照护家人而忽视自己的身体健康。繁重的照护工作及压力可导致照护者免疫系统功能减弱，易患胃溃疡、冠心病等消化系统和心血管系统疾病。相关研究表明，照护老年慢性病患者特别是失能老年人，易导致照护者产生焦虑、抑郁情绪。照护失能老年人需要耗费大量时间和精力，照护者的经济收入必然会受到影响，而失能老年人的医疗费用又会加重照护者的经济负担。此外，繁忙的日常照护工作也会影响照护者的社交活动。

家庭照护者获得的社会支持包括非正式的社会支持(如家人、亲朋和邻居的技能、知识或物质等方面的帮助)和正式社会支持(包括社区服务和国家政策的支持)。相关研究表明，家庭照护者所获得的社会支持力度与其正性情绪成显著正相关，即在照护工作中，照护者获得良好的社会支持，将对其照护情绪产生积极的影响。

二、失能老年人养老机构照护质量管理

养老机构照护作为养老照护服务体系的重要支撑之一，在养老照护服务体系中扮演着不可替代的角色。对于失能老年人这一特殊群体，养老机构照护具有家庭照护和社区照护无法比拟的优势：一方面，生活中失能老年人的康复护理比基本生活更为重要，而养老机构照护可以使失能老年人获得更好的康复治疗，大大减轻他们的痛苦；另一方面，通过养老机构对失能老年人进行集中照护，有利于照护服务朝着专业化方向发展，也有利于降低照护成本。要转变当前只注重有形硬件设施的发展思路，重视人文环境的改善，为失能老年人营造一种"家"的感觉，体现人文关怀，缩小失能老年人心中养老机构照护服务质量感知和期望之间的差距。

第二节　居家老年人健康照护的质量管理

我国是世界上老龄人口绝对数最多的国家之一，也是人口老龄化发展最快的国家之一。随着人口的老龄化和高龄化，老年人的健康问题已经成为全球研究的热点之一。在发达国家，人们不再以机构式护理为主，而纷纷开展居家式护理，以使老年人在最自然的居家状态下安度晚年。目前，我国已颁发《居家养老上门服务基本规范》(GB/T 43153—2023)，使得开展居家老年人的健康照护有了规范与标准。

相关研究显示，在居家老年人健康照护中，居家老年人护理需求居前 5 位的项目是定期入户注射和测量血压、康复期间护理、健康讲座与咨询、住院陪护、陪诊取药。照护者需关注不同老年人的特点，尤其是老年人罹患慢性病情况，在居家照护老年人的过程中要防治老年慢性病，从各方面干预或消除老年慢性病的危险因素，延缓衰老，促进健康，尽最大努力提高老年人的生活质量，以实现"健康老龄化"的目标。

一、生活(运动)管理

通常老年人的活动减少，应鼓励他们尽可能多地活动，否则随着基础代谢率降低，肥胖、高血脂、糖尿病、高血压及心血管疾病等也会随之而来。就居家照护而言，要重视老年人翻身、排痰、导尿和鼻胃管喂养等方面的照护。另外，要避免老年人发生吸入性肺炎和泌尿系统感染。

（一）预防压力性损伤

对长期卧床的老年人来说发生压力性损伤是难免的。肥胖、易出汗、太瘦及羸弱的老年人在床铺不够平整又很少翻身等情况下，易发生压力性损伤。勤翻身、勤拍背、勤按摩，保持床单位平整、干燥，可以有效预防压力性损伤。

（二）尿路感染的处理

尿路感染的原因很多。导尿可引起尿路感染：由于导尿管是异物，加之有时无意中将尿袋提到超过膀胱的高度而造成尿液倒流，或机体抵抗力低下等，极易发生尿路感染。饮水过少，则产生的尿量也少，易引起感染。就性别来说，由于女性尿道短，而男性前列腺肥大可造成排尿困难，所以尿路感染对不同性别的老年人有一定的潜在威胁。此外，尿片可能引起局部皮肤过敏。因此，对于照护长期带尿袋的老年人，应经常为他们清洁尿道口，女性老年人每天至少冲洗会阴 1 次。若出现尿频、尿急、尿痛，小便混浊、气味难闻，有沉淀物，则提示尿路感染的可能，此时应立即就诊，及早治疗。

（三）帮助排痰

老年人长期卧床，因体质衰弱、咳嗽无力、痰液黏稠，易引起呼吸道感染和肺炎。有时黏痰壅塞无法咳出，可出现面色、口唇发绀及呼吸困难，甚至威胁生命。因此，保持呼吸道通畅，可减少呼吸道并发症的发生。

（1）经常改变体位，定时叩背，特别在早晚老年人阵咳前，鼓励老年人做深呼吸，以便将痰咳出。协助卧床老年人叩背极为重要，目的是帮助老年人排出痰液。空腹或餐后 2h，照护者可用半握拳的手掌，从下往上拍打老年人背部，有助于长期卧床的老年人排痰。除了预防感冒之外，日常还应该注意有无咽喉部分泌物或食物反流进入气管。若出现黄痰，则提示支气管或肺部发生感染，此时更需勤叩背，并进一步诊疗。

（2）将开水倒入茶杯或装有菊花、青果、胖大海等中药的茶缸中，用口吸入杯中蒸汽，每次 15～30min，每日 2～4 次，可湿润咽喉，稀释痰液，有利于排痰。

（3）当出现痰液壅塞时，用一根较粗的消毒吸痰管接在 100ml 的注射器上，将吸痰管一端插入老年人口腔深部，吸出痰液；另置一碗清水，随时冲洗吸痰管，以防黏痰堵塞吸痰管。

（4）当老年人突然出现黏痰堵塞呼吸道并影响呼吸时，应立即用手绢或纱布包住示指，伸向老年人咽部，掏出痰液；或口对口吸出痰液。

二、心理照护

除了生理方面的照护外，还应给予老年人心理方面的照护。在日常生活中，我们经常遇到一些老年人虽生活、医疗照护周到，但仍整天闷闷不乐，甚至对治疗失去信心，产生消极、悲观等情绪。因此，在进行居家照护时，除了注意安全外，还要适当保障老年人的自由，鼓励老年人做他们力所能及的事情。只有保持正常的生活，他们才会心情舒畅，感到生活有意义。如果需要改变生活环境，那么新环境布置要考虑到老年人原先的习惯和爱好，尽可能保留其原先使用的床、桌子和凳子等家具；床的摆放位置、房间的颜色和装饰等都要尽可能与原环境相似，有利于老年人保留原先的习惯，使其保持心理上的平衡和健康。

第三节　失能老年人健康资料的管理

对失能老年人照护而言，收集、整理健康资料，建立失能老年人的健康档案十分重要。这是因为失能老年人的照护是以其健康为中心，以家庭为单位，以社区为范围，以需求为导向，以解决老年人卫生问题、满足基本保健为目的，融预防、医疗照护、保健、康复和健康教育于一体的卫生服务。因此，对失能老年人健康资料的管理是开展个人卫生服务的重要内容和环节，是一项基础性工作。失能老年人的社区健康档案包括以问题为导向的病史记录、健康检查记录等各种记录。科学、完整、系统的健康档案是照护者以及社区全科医生掌握失能老年人健康状况的基本工具，是为其提供连续性、综合性、协调性卫生保健服务的重要依据。

一、建立失能老年人健康档案的意义

1.掌握失能老年人的基本情况和健康状况，系统、完整的健康档案可为照护者和社区全科医生提供老年人全面的基础资料，是照护者和社区全科医生全面了解失能老年人个体及其家庭，做出正确临床决策的重要基础。

2.能够提供连续、完整的医疗照护资料，为不同照护者提供直观、可靠的资料。

3.为开展社区卫生服务、解决社区居民主要健康问题提供依据，可以有效地配置卫生资源。

4.通过建立个人、家庭和社区健康档案，能够详细了解和掌握社区居民的健康状况、家庭情况和卫生资源。

5.健康档案记录可以为预防医学的实施提供资料。

二、建立失能老年人健康档案的基本要求

(一)资料的真实性

资料的真实性是一切资料必须具备的属性，有真实性，才有实用性。社区健康档案由各种原始资料组成，这些资料必须能真实反映失能老年人的健康状况。健康档案除具有医学效力外，还具有法律效力，这就要求资料必须真实、可靠。

(二)资料的科学性

失能老年人健康档案是一种医学信息资料，因而应具有可交流性，这就要求资料记录中的各种图表、文字描述以及单位使用等都必须符合规范，保证科学性。

(三)资料的完整性

资料记录的内容必须完整,能反映病情、就医背景、病情变化、潜在的危险因素、问题的评价结果和处理方案等,从生物、心理、社会三个层次记录。

(四)资料的连续性

健康档案是以问题为导向的记录方式,对个人的健康问题进行分类记录,每次患病的资料可以累加,从而得到资料的连续性,并且要保持资料的连续性,这就要求照护者和社区全科医生善于观察,勤于记录。

(五)资料的可用性

失能老年人健康档案记录了其完整的健康信息,因此一份理想的健康档案不应成为一叠存放在柜子里的"死"资料,而应成为保管简便、查找方便、能充分发挥使用价值的"活"档案,便于及时查阅了解失能老年人目前的健康状况和之前的医疗卫生情况。

三、失能老年人健康档案的基本内容

失能老年人健康档案记录了与其健康有关的资料,包括个体生物学、心理学、行为学等基本特征,社会经济状况,以及问题形成、进展、处理和转归的记录,也包括各种健康检查记录。以问题为导向的健康档案记录方式(problem oriented medical record,POMR)是由美国Weed 等于 1968 年首先提出的,要求照护者或社区全科医生在医疗服务中采用以个体健康问题为导向的记录方式。POMR 记录一般包括个体及其家庭基本资料、健康问题目录及问题的描述、问题进展、流程表等内容,照护者和社区全科医生应按照既定格式要求认真填写。以个体健康问题为导向的记录方式的优点在于个体的健康问题简明、重点突出、条理清楚,便于计算机数据处理和管理等。

(一)个体基本资料内容

1.个人基本信息,包括身份证号、姓名、性别、文化程度、居住情况、经济来源等一般个人信息。

2.既往健康状况,包括主要医疗、生活事件,如住院史、手术史、丧偶、失业等。

3.个性心理特征,包括气质类型、个性倾向、能力等。

4.健康行为资料,包括吸烟、饮酒、饮食习惯、运动、就医行为、健康信念模式、爱好、社会适应能力、精神状况评价等。

5.家庭生活史,包括家族史、成员患某种遗传病史、家庭成员的主要疾病、目前的健康状况、家庭生活的主要事件等。

6.生物学基础资料,包括身高、体重、血压及其他情况。

7.预防医学资料,包括周期性的健康检查记录、自我保健观念和技能等。

8.失能老年人日常情况,主要记录照护者帮助失能老年人进食、穿脱衣、上下床、如厕、室内走动、洗澡等日常照护过程中的各种情况。

所需填写的评估对象基本信息内容见表 22-1。

表 22-1 评估对象基本信息表

档案编号：×××××　××　××××××　××

姓　名	
性　别	□男　□女
出生日期	□□□□年□□月□□日
身　高	＿＿＿＿＿＿cm
体　重	＿＿＿＿＿＿kg
民　族	□汉族　□少数民族：＿＿＿＿族
宗教信仰	□无　□有：＿＿＿＿
公民身份号码	□□□□□□□□□□□□□□□□□□
文化程度	□文盲　□小学　□初中　□高中/技校/中专　□大学专科及以上 □不详
居住情况（多选）	□独居　□与配偶居住　□与子女居住　□与兄弟姐妹居住 □与其他亲属居住　□与非亲属关系的人居住　□养老机构
婚姻状况	□未婚　□已婚　□丧偶　□离婚　□未说明
医疗费用支付方式	□城镇职工基本医疗保险　□城乡居民基本医疗保险　□自费 □公务员补助　□企业补充保险　□公费医疗及医疗照顾对象 □医疗救助　□大病保险
经济来源（多选）	□退休金/养老金　□子女补贴　□亲友资助　□国家普惠型补贴 □个人储蓄　□其他补贴

近 30 天内照护风险事件	跌倒	□无　□发生过 1 次　□发生过 2 次　□发生过 3 次及以上
	走失	□无　□发生过 1 次　□发生过 2 次　□发生过 3 次及以上
	噎食	□无　□发生过 1 次　□发生过 2 次　□发生过 3 次及以上
	自杀、自伤	□无　□发生过 1 次　□发生过 2 次　□发生过 3 次及以上
	其他	□无　□发生过 1 次　□发生过 2 次　□发生过 3 次及以上

此外，在了解健康问题时，若遇到表述不清楚或失智的老年人，还需要向照护者咨询相关问题。此时，需登记信息提供者及联系人的信息（见表 22-2）。

表 22-2　信息提供者及联系人信息表

信息提供者姓名	
信息提供者与老年人的关系	□本人　□配偶　□子女　□其他亲属　□雇用照护者 □居(村)民委员会　□工作人员　□其他：_____
联系人姓名	
联系人电话	

(二)健康问题目录

健康问题目录是健康档案的主要内容,所记录的内容系过去曾经影响、现在正在影响或将来还会影响个体健康的问题,可以是明确的或不明确的诊断,无法解释的症状、体征或实验室检查结果,也可以是社会、经济、心理、行为问题。

健康问题分为主要问题和暂时性问题。主要问题指长期或尚未解决的问题,填写在主要问题目录中;暂时性问题指急性、一次性或自限性的问题,填写在暂时性问题目录中。两种目录表格都是按问题发生的时间顺序编号登记的。浏览问题目录即可让照护者和社区全科医生在较短的时间内了解某个体在一段时期内的健康状况。应保存失能老年人患有慢性病和某些特殊疾病时的观察和处理记录。关于疾病的诊断和用药情况,具体信息详见表 22-3。暂时性健康问题目录见表 22-4。

表 22-3　疾病诊断和用药情况

疾病诊断(可多选)

□高血压病 110-115　□冠心病 125　□糖尿病 E10-E14　□肺炎 J12-J18　□慢性阻塞性肺疾病 J44

□脑出血 I60-I62　□脑梗死 I63　□尿路感染 N15　□帕金森综合征 G20-G22

□慢性肾衰竭 N18-N19　□肝硬化 K74　□消化性溃疡 K20-K31　□肿瘤 C00-D48

□截肢状态 L97　□骨折(3 个月内) M54　□癫痫 G40　□甲状腺功能减退症 E01-E03

□白内障 H25-H26　□青光眼 H40-H42　□骨质疏松症 M80-M82　□痴呆 F00-F03

□其他精神和行为障碍 F04-F99　□其他(请补充)_____

注:疾病诊断后面的编码是根据 ICD-11(国际疾病分类第 11 次修订本)的诊断编的码号。

用药情况(目前长期服药情况)

序号	药物名称	服药方法	用药剂量	用药频率
1				
2				
3				
4				

表 22-4　暂时性健康问题目录

问题编号	问题名称	发生日期	记录日期	处理经过	问题转归
1	急性肠胃炎	2023/07/08	2023/07/09	口服黄连素	24h 症状消失
2	上呼吸道感染	2023/11/10	2023/11/10	对症处理	3 天后痊愈

(三)周期性健康检查记录

周期性健康检查指使用格式化的健康检查表,针对不同性别和健康危险因素的个体设计健康检查项目,旨在早期发现、早期诊断。周期性健康检查计划表见表 22-5。

周期性健康检查记录资料必须妥善保管,切实保护个人隐私。

表 22-5　周期性健康检查计划表

档案编号:×××××　××　××××××　××

姓名 _____　　年龄 _____　　性别 _____

项目	年龄										
	65 岁	66 岁	67 岁	68 岁	69 岁	70 岁	71 岁	72 岁	73 岁	74 岁	75 岁
血压											
心率											
血糖/血脂											
乳腺检查											
宫颈涂片											

(四)电子健康档案

电子健康档案(electronic health records,EHR)是健康相关活动中直接形成的具有保存备查价值的电子化历史记录,存储于计算机系统之中、面向个人提供服务、具有安全保密性能的终身个人健康档案。电子健康档案是以居民个人健康为核心,贯穿整个生命过程,涵盖各种健康相关因素,实现多渠道信息动态收集,满足居民自我保健、健康管理和健康决策需要的信息资源。电子健康档案中的个人健康信息包括基本信息、主要疾病和健康问题摘要、主要医疗卫生服务记录等内容。健康档案信息主要来源于医疗卫生服务记录、健康体检记录和疾病调查记录,并将其进行数字化存储和管理。

(周　敏)

参考文献

Ansaha JP,Eberleina RL,Love SR,et al. Implications of long-term care capacity response policies for an aging population:A simulation analysis. Health Policy,2014. 116(1): 105-113.

Briggs R,Robinson S,Martin F,et al. Standards of medical care for nursing home residents in Europe. European Geriatric Medicine,2012,3(6):365-367.

Frahm KA,Brown LM,Hyer K,et al. Racial disparities in end-of-life planning and services for deceased nursing home residents original research article. Journal of the American Medical Directors Association,2012,13(9):819. e7-819. e11.

Habjanic A,Lahe D. Are frail older people less exposed to abuse in nursing homes as compared to community-based settings? Statistical analysis of Slovenian data. Archives of Gerontology and Geriatrics,2012,54(3):261-270.

van der Putten GJ,De Visschere L,van der Maarel-Wierink C,et al. The importance of oral health in(frail)elderly people—a review. European Geriatric Medicine,2013,4(5): 339-344.

阿图·葛文德.最好的告别.王一方,主编.彭小华,译.杭州:浙江人民出版社,2015.

安秋玲.老年社会工作实务研究.上海:华东理工大学出版社,2015.

北京市社会福利管理处,北京市养老服务职业技能培训中心.老年人照护.北京:科学技术文献出版社,2006.

蔡林海.老化预防、老年康复与居家养老:日本社会养老服务体系的成功经验与启示.上海:上海科技教育出版社,2012.

曹伟新,李乐之.外科护理学.北京:人民卫生出版社,2006.

陈雪萍,姚蕴伍,杜丽萍.养老机构老年护理服务规范和评价标准.杭州:浙江大学出版社,2011.

大田仁史,三好春树.完全图解现代照护.赵红,周宇彤,李玉玲,译.北京:科学出版社,2007.

冯志仙,赵雪红.护理技术操作程序与质量管理标准.杭州:浙江大学出版社,2018.

福井圀彦.老年康复医学.王世良,等译.北京:人民卫生出版社,1989.

高素荣.失语症.2版.北京:北京大学医学出版社,2010.

郭宏,尹安春.老年护理学.北京:科学出版社,2018.

郭伟疆,曾星,崔玲和.临床诊疗指南(临床营养科分册).北京:人民军医出版社,2011.

胡秀英,肖惠敏.老年护理学.5 版.北京:人民卫生出版社,2021.

黄剑琴,彭嘉琳.老年人照护技术操作与评价.北京:科学技术文献出版社,2007.

黄剑琴,彭嘉琳.老年人照护技术操作与评价.北京:科学技术文献出版社,2007.

霍孝蓉,朱娅萍.医疗机构消毒供应中心(室)消毒员岗位培训教程.南京:东南大学出版社,2016.

姜安丽.护理学基础.3 版.北京:人民卫生出版社,2012.

焦广宇,蒋卓勤.临床医学.3 版.北京:人民卫生出版社,2015.

李福胜,张婷,曾西.言语治疗技术.武汉:华中科技大学出版社,2012.

李小寒,尚少梅.基础护理学.5 版.北京:人民卫生出版社,2014.

刘利君.老年人权益的法律保障.北京:北京大学出版社,2013.

卢桂珍.老年健康照护.天津:天津大学出版社,2008.

宁小红,曲璇.安宁缓和医疗症状处理手册.北京:中国协和医科大学出版社,2018.

潘瑞红,揭海霞,王青,等.基础护理技术操作规范.武汉:华中科技大学出版社,2015.

彭艾莉,刘立亚.社区老年人安全用药情况调查与建议.解放军护理杂志,2009,26(1):19-21.

全国卫生专业技术资格考试用书编写专家委员会.全国卫生专业技术资格考试指导:营养学.北京:人民卫生出版社,2016.

施永信,黄长富.老年护理理论与现代老年护理院实践.上海:上海交通大学出版社,2012.

世界卫生组织.ICD-10 精神与行为障碍分类:临床描述与诊断要点.范肖冬,汪向东,于欣,等译.北京:人民卫生出版社,1993.

孙建萍,张先庚.老年护理学.4 版.北京:人民卫生出版社,2018.

万家豫,袁为群,沈珣.老年护理.西安:第四军医大学出版社,2015.

王安民.康复功能评定学.上海:复旦大学出版社,2009.

王惠琴,金静芬.护理技术规范与风险防范流程.杭州:浙江大学出版社,2010.

王丽华,鲁红,李相中.实用老年护理.北京:中国科学技术出版社,2017.

王小同,诸葛毅,俎德玲.老年健康管理.杭州:浙江大学出版社,2021.

王秀华.老年护理学学习指导.长沙:中南大学出版社,2009.

王玉龙.康复功能评定学.北京:人民卫生出版社,2008.

王玉琦,叶建荣.血管外科治疗学.上海:上海科学技术出版社,2003.

王志红.老年护理学.上海:上海科学技术出版社,2011.

吴海明,孟艳,赵淑凤,等.医院消毒实用教程.石家庄:河北科学技术出版社,2012.

吴华,张韧韧.老年社会工作.北京:北京大学出版社,2011.

伍小兰,曲嘉瑶.台湾老年人的长期照护.北京:中国社会出版社,2010.

肖云,邓睿,刘昕.城乡失能老人社区居家照护服务的差异及对策.社会保障研究,2014,7(5):24-31.

谢琳娜,江秋玲,孟凤英.社区老年护理.北京:军事医学科学出版社,2008.

熊仿杰,袁惠章.老年介护教程.上海:复旦大学出版社,2006.

许虹.急危重症护理学.北京:人民卫生出版社,2011.

杨根来,张雪英,侯惠如,等.失智老年人照护职业技能教材(中级)(全4册).2版.北京:中国财富出版社有限公司,2022.

杨华明,易滨.现代医学消毒学.3版.北京:人民军医出版社,2013.

杨艳杰,曹凤林.护理心理学.4版.北京:人民卫生出版社,2017.

姚慧.全方位养老照护指南.宁波:宁波出版社,2011.

尤黎明,吴瑛.内科护理学.5版.北京:人民卫生出版社,2015.

游国雄,张可经,竺士秀.失眠与睡眠障碍性疾病.北京:人民军医出版社,2000.

于健春.特殊医学用途配方食品临床应用指导.北京:中华医学电子音像出版社,2015.

于普林.老年医学.2版.北京:人民卫生出版社,2017.

余瑾,刘夕东.康复工程学.上海:上海科学技术出版社,2009.

岳荣春,冯继贞.医院消毒技术与应用.北京:人民军医出版社,2013.

臧少敏,陈刚.老年健康照护技术.北京:北京大学出版社,2013.

张建超,刘长娟.老年康复护理手册.石家庄:河北科学技术出版社,2015.

张流波,杨华明.医学消毒学最新进展.北京:人民军医出版社,2015.

张晓培,张继萍,孙玲,等.老年病防治与护理.上海:上海交通大学出版社,2014.

章晓幸,余昌妹.护理学基础.杭州:浙江科学技术出版社,2006.

赵德伟,吴之明.护理管理学.上海:同济大学出版社,2014.

浙江省红十字会.应急救护培训手册.杭州:浙江科学技术出版社,2014.

中国老年保健医学研究会老年内分泌与代谢病分会,中国毒理学会临床毒理学专业委员会.老年人多重用药安全管理专家共识.中国全科医学,2018,21(29):3533-3544.

中国营养学会.中国居民膳食指南(2022).北京:人民卫生出版社,2022.

周立峰,杨毅.康复评定技术.武汉:华中科技大学出版社,2012.

周立平,杨雪琴,冷育清.老年护理.武汉:华中科技大学出版社,2015.

诸葛毅,王小同,俎德玲.慢性阻塞性肺疾病社区管理实务.杭州:浙江大学出版社,2017.

诸葛毅,王小同.老年护理技术.杭州:浙江大学出版社,2011.

诸葛毅,王小同.老年护理技术实践教程.杭州:浙江大学出版社,2012.

诸葛毅,王小同.失能老年人护理.北京:中国协和医科大学出版社,2020.

诸葛毅.健康评估.杭州:浙江大学出版社,2015.

诸毅晖.康复评定学.上海:上海科学技术出版社,2008.

邹震,庞大春,李庆堂.家庭服务员培训教材.北京:中国工人出版社,2011.

邹震,庞大春,李庆堂.家庭养老护理.北京:中国工人出版社,2011.